Benedict M. Glover
Pedro Brugada

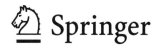 Springer

临床心脏电生理手册
Clinical Handbook of Cardiac Electrophysiology

编　著　〔加〕本尼迪克・M.格洛弗
　　　　〔比〕佩德罗・布鲁加达
主　译　罗　涛
副主译　王永智　徐　绸　史文举　郭　峰
主　审　万　征　浦　奎　张　雷

天津出版传媒集团
天津科技翻译出版有限公司

著作权合同登记号：图字：02－2017－255

图书在版编目（CIP）数据

临床心脏电生理手册／（加）本尼迪克·M.格洛弗（Benedict M. Glover），（比）佩德罗·布鲁加达（Pedro Brugada）主编；罗涛主译.—天津：天津科技翻译出版有限公司，2019.3
书名原文：Clinical Handbook of Cardiac Electrophysiology
ISBN 978－7－5433－3902－6

Ⅰ.①临… Ⅱ.①本… ②佩… ③罗… Ⅲ.①心脏－电生理学－诊疗－手册 Ⅳ.①R541－62

中国版本图书馆 CIP 数据核字（2018）第 284642 号

Translation from the English Language Edition：
Clinical Handbook of Cardiac Electrophysiology
Edited by Benedict M. Glover and Pedro Brugada
Copyright © Springer International Publishing Switzerland 2016
This Springer Imprint is Published by Springer Nature
The Registered Company is Springer International Publishing AG
All Rights Reserved.

中文简体字版权属天津科技翻译出版有限公司。

授权单位：Springer-Verlag GmbH
出　　版：天津科技翻译出版有限公司
出 版 人：刘 庆
地　　址：天津市南开区白堤路 244 号
邮政编码：300192
电　　话：(022)87894896
传　　真：(022)87895650
网　　址：www.tsttpc.com
印　　刷：高教社（天津）印务有限公司
发　　行：全国新华书店
版本记录：787×1092　16 开本　14.5 印张　250 千字
　　　　　2019 年 3 月第 1 版　2019 年 3 月第 1 次印刷
　　　　　定价：78.00 元

译者名单

主 译

罗　涛(中国人民解放军联勤保障部队第九八三医院)

副主译

王永智(中国人民解放军联勤保障部队第九八三医院)

徐　绸(中国人民解放军联勤保障部队第九八三医院)

史文举(中国人民解放军联勤保障部队第九八三医院)

郭　峰(中国人民解放军联勤保障部队第九八三医院)

主 审

万　征(天津医科大学总医院)

浦　奎(中国人民解放军联勤保障部队第九八三医院)

张　雷(中国人民解放军联勤保障部队第九八三医院)

译　者(按姓氏汉语拼音排序)

陈炳伟(天津市胸科医院)

程艳慧(中国人民解放军联勤保障部队第九八三医院)

崔　勇(中国人民解放军联勤保障部队第九八三医院)

邓旭波(中国人民解放军联勤保障部队第九八三医院)

范孝英(天津市红桥区铃铛阁街社区卫生服务中心)

李静梅(中国人民解放军联勤保障部队第九八三医院)

梅兴明(中国人民解放军联勤保障部队第九八三医院)

史成龙(中国人民解放军联勤保障部队第九八三医院)

田云朋(天津市第一中心医院)

王　昊(中国人民解放军联勤保障部队第九八三医院)

王　鑫(中国人民解放军联勤保障部队第九八三医院)

王宏宇(中国人民解放军联勤保障部队第九八三医院)

王永刚(天津市北辰医院)

魏屹晗(天津医科大学)

许　巍(中国人民解放军联勤保障部队第九八三医院)

张　会(中国人民解放军联勤保障部队第九八三医院)

张　亭(中国人民解放军联勤保障部队第九八三医院)

张建功(中国人民解放军联勤保障部队第九八三医院)

赵琳燕(中国人民解放军联勤保障部队第九八三医院)

周　敏(中国人民解放军联勤保障部队第九八三医院)

编者名单

Pedro Brugada, MD, PhD Cardiovascular Division, Free University of Brussels, UZ Brussel-VUB, Brussels, Belgium

GVM Group, Cotignola, Italy

CEO Medisch Centrum Prof. Dr. P. Brugada, Aalst, Belgium

Clinical Electrophysiology Program, Hospiten Estepona, Marbella, Spain

Orla Buckley Department of Radiology, Adelaide and Meath Hospital, Dublin, Ireland

Paul Dorian Division of Cardiology, University of Toronto, Toronto, ON, Canada

Cardiac Electrophysiologist at St. Michael's Hospital, Toronto, ON, Canada

Benedict M. Glover Department of Cardiac Electrophysiology, Queens University, Kingston, ON, Canada

Siew Yen Ho National Heart and Lung Institute, Imperial College, and Royal Brompton and Harefield Hospitals, London, UK

Damian Sanchez-Quintana Department of Anatomy and Cell Biology, Faculty of Medicine, University of Extremadura, Badajoz, Spain

中文版序言

　　《临床心脏电生理手册》(2016年第1版)由加拿大皇后大学 Benedict M. Glover 教授和比利时布鲁塞尔大学 Pedro Brugada 教授共同编著。书的前三章主要介绍了心脏解剖、心电生理检查和心内标测以及消融术的基础知识和原理,之后的章节对各种心律失常的诊疗进行了系统的讲述,涵盖了心电生理学所有重要的方面,以及作者所在医学中心的临床总结。全书图文并茂,文笔流畅,十分珍贵。全书包括近170幅图,20余万字,作为一本手册,使读者能够方便地查阅到相关心律失常的病因、分类、临床表现、机制及消融策略,尤其是对消融时遇到的困难病例和解决方法进行了详细的阐述。

　　本书有幸与国内读者见面,得益于中国人民解放军联勤保障部队第九八三医院心内科罗涛博士在心电生理学工作和论著翻译上所做的不懈努力。罗涛博士是天津市心脏学会心电生理学青年专家之一,是活跃在天津市心脏学会青年心律沙龙的骨干大夫。他2016年在美国 Oklahoma 大学 Jackman 临床心电生理中心学习期间,师从 Jackman 教授和 Sunny Po 教授,悉心学习,收获颇丰。回国后他积极推介并主译了这本著作,由中国人民解放军联勤保障部队第九八三医院心内科浦奎主任及该院张雷副院长担任主审,并经诸同仁的通力支持,终斩获成果。

　　乐之为序。

天津医科大学总医院心内科教授
天津市心脏学会会长
万　征
2018.6.13

序　言

　　由 Benedict M. Glover 和 Pedro Brugada 教授所著的《临床心脏电生理手册》是一本独一无二的书。正如作者在前言中所提到的,目前已经有很多心律失常领域精彩的图书出版。但是,在本书中 Glover 教授和 Brugada 教授从其临床实践的角度,将基础生理学、解剖学和药理学完美地结合在一起,这是其他著作中少见的。本书所尝试的写作方式是令人钦佩的,不仅在基础研究者和临床初学者之间架起了桥梁,更对心脏电生理进修医生、住院医生及相关人员大有裨益。本书的前三章作为全书的基础部分,内容包括心脏解剖和电生理(第 1 章),心脏电生理检查、诊断方法和消融(第 2 章),电解剖标测(第 3 章)。然后,本书引领读者进入了一个奇妙的心律失常诊疗世界,内容包括:房室结折返性心动过速(第 4 章)、旁道传导(第 5 章)、房性心动过速(第 6 章)、心房扑动(第 7 章)、心房颤动(第 8 章)、室性心动过速(第 9 章)和抗心律失常药物(第 10 章)。

　　本书内容非常权威,主要优点是能够帮助电生理初学者快速进入电生理世界中,并深入理解。书中包含很多精彩的专业插图,对于读者理解电生理的基本概念和操作方法大有裨益。本书将为那些想进一步钻研电生理的青年才俊提供一个很好的"垫脚石",深入探索心律失常的奥秘,或是为已经理解的基本理论知识找到临床实践的落脚点。无论是哪种方式,《临床心脏电生理手册》都为学习者做出了重要贡献。鉴于此,乐意为之序。

美国印第安纳大学医学院

克兰内特心脏病研究所

Douglas P. Zipes, MD

前　言

心律失常的临床治疗已经快速进展到非常广阔的领域。导管消融技术的发展已经改变了很多心律失常传统的治疗方法，对绝大多数快速性心律失常提供了更为有效的治疗手段。而且，抗心律失常药物和抗凝药物的研发也取得巨大进展。但不容忽视的是，我们仍需深入理解心律失常相关机制的基本原理，以帮助我们更好地明确诊断并选择合适的治疗策略。

在心律失常领域，目前已经出版了很多精彩的、内容详尽的电生理著作，但很少有著作能够将临床实践中的经验和基本电生理、解剖、药理学作用以及导管消融策略完美结合，从而使临床医生更为全面细致地评估每一个复杂心律失常患者。

本书覆盖了心脏电生理所有重要的方面，呈现给读者一个"即学即用"的模式。对于每一种心律失常，其病因学、分类、临床表现、相关机制、消融策略（包括精确设置标测和消融的参数），以及遇到的困难等均有阐述，并通过示意图、影像学图片、心电图和腔内电图呈现给读者。

本书的主旨是对心律失常的临床治疗提供一个逻辑性、实践性的平台。我们希望本书的出版，可提供有益的参考资料，更重要的是提高临床电生理的诊治水平，并促进相关专业的深入发展。

本书所面对的读者包括心脏电生理专家、心脏电生理进修医生、心脏专家、内科医生、家庭医生、心脏基础培训人员、医学生及其他相关专业人员和护士。本书对临床电生理的各个领域进行了系统性总结，希望其能在各个临床电生理中心作为有用的参考书。我们更希望本书能够在国际领域帮助各国的临床电生理医生，并作为他们通过心律学相关考试的重要参考。

加拿大安大略省金斯顿

Benedict M. Glover

比利时布鲁塞尔

Pedro Brugada

目　录

第 1 章
心脏解剖和电生理

Benedict M. Glover、Orla Buckley、Siew Yen Ho、Damian Sanchez-Quintana、Pedro Brugada

要点

　　心脏电生理已经从标测与消融房室旁道和异位节律快速转变到更广泛的标测和基质改良。电生理学的培训,需要更为深入地理解心脏解剖学及心脏生理学的相关知识。为了更好地理解心脏电生理的基础,需要充分学习多方面的细节知识,如心肌细胞动作电位的不同时相、心脏整体动作电位的时程及形态学多样性、最重要的离子通道及心肌细胞除极和复极过程中不同离子流的迁移变化等。此外,心脏各腔室及其毗邻结构的解剖学也是心脏电生理学的重要基础,同时也是全面理解 X 线透视、超声心动图、CT、MRI 和三维心脏标测系统中心脏结构的基石。

心脏动作电位

　　窦房结(sinus node, SN)内细胞的自动化除极产生的激动传导至右房(right atrium, RA)和左房(left atrium, LA)中的邻近细胞。电激动经房室结传导至希氏束,再经浦肯野纤维网传导至心室肌组织。激动首先传导至室间隔,然后播散传导通过心内膜、中层心肌,最终到达心外膜心肌组织。

　　每一个心肌细胞都经历了除极化和复极化的过程。记录整个心肌细胞膜的动作电位,主要是通过跨心肌细胞膜的相对离子浓度(主要是钾离子、钠离子和钙离子)和跨膜静电力形成。如图 1.1 所示,心房和心室肌细胞由 5 种时相组成,而窦房结和房室结由 3 种时相组成。体表心电图的 QTc 大致为心室肌细胞动作电位的平均时程。

　　动作电位的 IV 期为静息膜电位期。在心房、浦肯野纤维和心室肌细胞中,静息膜电位为-80~-90mV。心室肌细胞膜电位较心房肌细胞静息膜电位稍负。窦房结细胞静息膜电位为-50~-60mV,房室结为-60~-70mV。窦房结和房室结细胞发生舒张期缓慢性自动除极,与动作电位 0 相融合导致自发的自律性,而其他心肌细胞的动作电位 IV 期则较为平坦。

随后为动作电位 0 期,此时膜电位变为正向,因此也称为快速除极期。

动作电位 I 期中,心房和心室肌细胞发生快速复极,但窦房结和房室结细胞不发生快速复极。浦肯野纤维和心外膜细胞快速复极化更明显。

动作电位 II 期为平台期,此时动作电位曲线相对平坦,但在窦房结和房室结细胞中同样不存在动作电位 II 期。随后是动作电位 III 期,为快速复极化期,膜电位迅速恢复到静息电位水平。

IV 期(静息期)

在心房和心室肌细胞中,静息期主要是钾离子跨膜移动的平衡所产生,此期曲线相对平坦,仅存在轻度的斜坡。

钾离子在细胞内的浓度明显高于细胞外,因此,在基线水平,钾离子跨膜外流,在细胞内主要是净电位为负的阳离子。

这种基线水平的净电位负值可以通过内向整流钾电流(inward rectifying current,

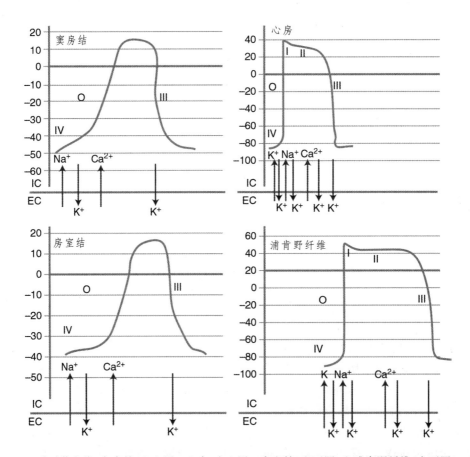

图 1.1 心脏动作电位:窦房结(左上图)、心房(右上图)、房室结(左下图)和浦肯野纤维(右下图)。图中还可见负责膜电位的相关离子流的明显变化。IC,细胞内;EC,细胞外;Na^+,钠离子;Ca^{2+},钙离子;K^+,钾离子。

IK1)来拮抗。通常情况下,整流电流以优先的方向传递电流,以 IK1 电流为例,跨膜电流通道允许在更负的膜电位下内向移动钾离子,而在更正的膜电位下外向移动较少的钾离子[1]。当细胞膜电位不太负时,曲线上升非常轻微。

窦房结和房室结的静息期与心房和心室肌的静息期不同。在不太负的膜电位时,存在一个持续缓慢的舒张期自动除极,这与 funny 电流(If)的重要作用相关,If 电流与 IK1 电流方向相反。If 电流主要在舒张期激活,是一个缓慢的、稳定的内向钠电流(INa),而心房肌和心室肌的 If 电流主要发生在除极期。同时还存在一个缓慢的外向钾电流,因此总体的净效应为不太负的膜电位。

0 相期(除极期)

在心房和心室中,邻近心肌细胞的电激动会引起一个快速内向的钠电流(INa^+),导致初始动作电位突然上升,称为 0 相。

钠离子有两种模式负责除极化:激活门和失活门。除极开始时,激活门关闭,失活门开放。随着动作电位负值减小,钠离子通道激活门则快速开放,钠离子内流,失活门则缓慢关闭。这种模式转变持续直至膜电压变为 0,此时钠离子内流逐渐减慢。随着钠离子通道的失活门关闭,快速钠通道变为去激活状态。快速钠通道的去激活状态直至动作电位的Ⅲ期。

窦房结和房室结的除极并不是钠通道电流内流的结果,而是钙离子通过 L 型钙通道(L-type calcium channels, ICaL)和 T 型钙通道(T-type calcium channels, ICaT)内流的结果。

I 相期(早期复极期)

随着大量的内向电流失活, 快速的瞬时外向钾电流 (transient outward potassium current, Ito)引起快速的早期复极化。浦肯野纤维和心外膜心肌细胞 I 相期更明显,但窦房结或房室结无动作电位 I 相期。

Ⅱ 相期(平台期)

在心房和心室肌细胞中,平台期主要由钙离子内流(ICaL)和钾离子外流(IKs、IKr 和 IKUr)共同作用产生。随着除极过程中电压负值变小,ICaL 和 ICaT 通道被激活。

ICaL 通道是心肌细胞中的主要表型,在电压达到 −30mV 时被激活。ICaT 通道则在心肌细胞中不常见,通常在更负的电压下被激活。

总体而言,在除极晚期,ICaL 通道开始激活。细胞外的 Ca^{2+} 离子跨细胞膜顺浓度差进入细胞内。

K^+ 离子的迁移也部分参与平台期。细胞膜内外钾离子的平衡与静息期时细胞内外钾离子的平衡类似,但此时电压为正值而不是负值,引起钾离子外流。钙离子内流和钾离子外流的总体净值导致平台期的产生。心房肌细胞中,Ito 的表达比心室肌多。因此,与心房肌细胞钙离子内流相比,钾离子外流更多,引起平台期缩短。

窦房结或房室结细胞并不出现平台期。

Ⅲ相期(复极期)

随着钾离子外流超过钙离子内流,膜电压变得更负,进而引起复极。除极时,延迟整流电流 IKr 和 IKs 被激活,但它们的作用相对延迟并在平台期逐渐增加。除了 Ito 电流,内向整流钾电流(IK1)也参与了复极化,随着膜电压负值变小,IK1 活性更强,此时在动作电位复极期曲线可见小的凸起切迹。

所有这些钾离子通道均参与了钾离子平衡的恢复。除极时进入细胞内的钠离子被 Na⁺/K⁺ ATP 酶移至细胞外, 而在平台期进入细胞内的钙离子被 Na⁺/Ca²⁺ 交换体移至细胞外。

窦房结复极化时,钾离子快速外流,同时钙离子内流失活,导致细胞膜电位更负。

不应期

不应期是指,心肌动作电位 0 期以后,刺激不能产生新的除极间期。

不应期(RP)包括 3 种类型:相对不应期、绝对不应期和有效不应期。

相对不应期是导致局部夺获的最长偶联间期,标志着不应期的结束。

绝对不应期是不能导致局部夺获的最长偶联间期。绝对不应期和相对不应期的具体描述见图 1.2。

有效不应期是冲动不能传播至远处组织的最长偶联间期。

在临床电生理研究室中,可通过期外刺激试验测量不应期。需要先测量舒张期阈值,以固定频率起搏,逐渐递减直至起搏刺激不能夺获,此时的起搏刺激强度为阈值。

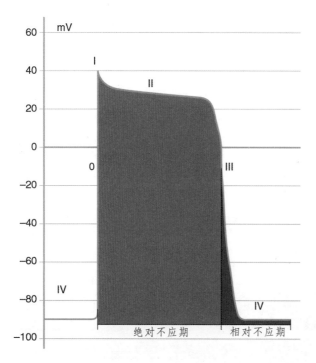

图 1.2　图示为心脏动作电位的绝对不应期和相对不应期。绝对不应期从动作电位 0 相开始,直至动作电位Ⅲ相期的跨膜电位达到−60mV。此时,起搏刺激不能除极。相对不应期在绝对不应期之后,高能量的起搏刺激可能会导致下一次除极。

在 8 次固定频率的起搏刺激(建立稳定心率)后,以 2 倍起搏阈值进行单次期前起搏刺激,偶联间期逐渐递减,直至不能夺获。如图 1.3 所示,高位右房起搏,以 600ms 周长连续 8 次起搏(驱动刺激)以获得稳定心率,随后给予偶联间期逐渐递减的期前刺激。在这个病例中,左侧的第一个心搏为最后一次驱动刺激。以偶联间期 280ms 的期前刺激能夺获心房,但激动不能通过房室结,考虑此时为房室结有效不应期。

心律失常相关机制

心律失常相关机制可分为大折返或局灶性。局灶性心律失常相关机制包括微折返、自律性增强或触发活动。

折返

折返是临床心律失常非常常见的一种机制。折返时,激动波围绕一个环进行传导,折返环路可以是解剖学相关的,或功能相关的,或两者兼而有之。预激综合征(Wolf-Parkinson-White, WPW)患者出现环状传导的心动过速时,对大折返环路的电生理特性更容易理解(图 1.4)。

折返的形成需要满足以下几个条件:

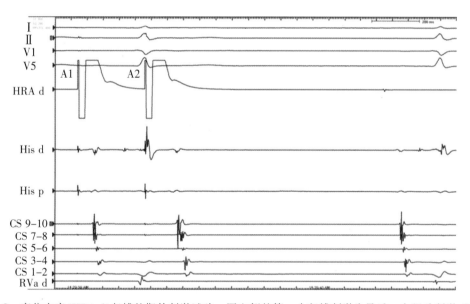

图 1.3 高位右房(HRA d)起搏的期外刺激试验。图左侧的第一个起搏刺激为最后一个驱动刺激,驱动刺激的周长为 600ms(A1)。最后一个驱动刺激可以通过房室结经希氏束传至心室。随后是一个期外刺激,以逐渐缩短的偶联间期进行起搏。本例中,期外刺激偶联间期为 280ms(A2)。高位右房夺获(HRA d),冠状窦(CS)夺获,但无房室结传导。此时代表房室结不应期。CS 9-10,冠状窦近端电极;CS 1-2,冠状窦远端电极;His d,希氏束远端电极;His p,希氏束近端电极;RVa d,右室心尖部电极。

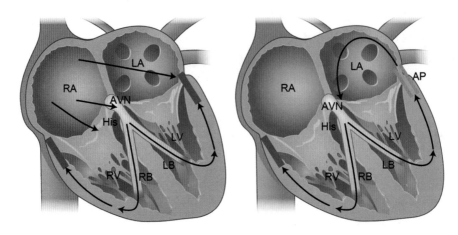

图1.4 图示 WPW 综合征患者环状传导心动过速(CMT)的发作。左图显示,激动经房室结前向传导,但逆传阻滞,表明没有旁道存在。右图显示,折返性心动过速利用房室结作为前传支,而旁道作为逆传支。箭头示出主要的传导方向。红线表示传导阻滞,不能发生折返性环路传导,绿线表示激动通过旁道逆向传导。LA,左房;RA,右房;AVN,房室结;LV,左室;RV,右室;LB,左束支;RB,右束支;AP,旁道。

1.有两条或两条以上的传导通路(如 WPW 综合征中的房室结和旁道)。

2.一条通路发生单向传导阻滞。

3.另一条通路上的传导要有足够的延迟,使激动可以经之前单向传导阻滞的通路逆传。

折返的维持,需要环路的长度≥传导速率×不应期,称为环路的波长。参与折返环路形成的传导通路需有不同的传导特性和不应期。一个缓慢的传导通路确保除极波激动无法传导通过处于不应期的组织,导致心律失常终止。

折返形成的另一个条件是局部传导阻滞,可以是解剖相关的,也可是功能相关的。解剖学阻滞可以是结构性的, 如房室结折返性心动过速 (AV nodal re-entry tachycardia, AVNRT)中的快慢径路,或缺血性室性心动过速的瘢痕组织;还可以是功能性的,如典型的心房扑动。功能性阻滞发生于子波之间的相互碰撞,导致折返环的前端区域处于组织刺激不应期,进而终止心动过速。大部分折返环,既存在解剖学阻滞,也存在功能性阻滞。折返环的示意图见图1.5。

折返环的波长=传导速率×不应期。

自律性

自律性由动作电位 IV 期的自动除极产生。自律性是窦房结、房室结、希氏束和浦肯野细胞等自律细胞的特征,但如果发生在其他细胞,则考虑为异常(异位节律)。

正常情况下,心房和心室肌细胞无自律性,但如果存在各种生理或病理改变时,也会出现自律性,相关机制可能为心肌细胞的 IK1 电流通道表达减少或功能降低[2]。

潜在自律性细胞正常时被窦房结活性所抑制,如果窦房结频率低于这些潜在自发放电的细胞时,这些潜在自律性细胞将发挥功能。某些自律性强的细胞不受窦房结所抑制,

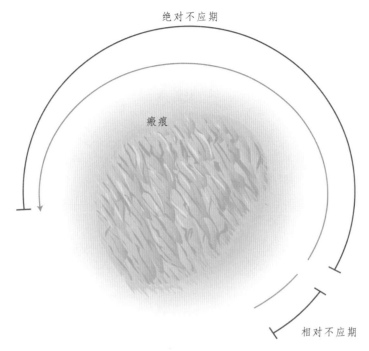

绝对不应期

瘢痕

相对不应期

图 1.5　图示折返环围绕着瘢痕障碍区进行环状传导。波前传播的组织区域处于绝对不应期,波尾对应组织区域处于相对不应期。

因此能以自主心律传出激动。已经证明这些细胞存在传入阻滞,而激动传出不受影响,称为并行收缩灶,可产生偶联间期不等的异位节律[2]。如果传入阻滞不完全,则以固有的频率对局灶位点进行拖带和重整,进而产生偶联间期固定的异位节律。

自律性增强的典型特征之一是,能以略快于心动过速周长的频率进行超速起搏。相关的机制为:Na+/K+ ATP 酶泵活性增强,产生超极化电流,抑制动作电位 IV 期[3]。

后除极和触发活动

后除极的定义是心肌动作电位 0 期之后的除极,可引发自发动作电位,也称为触发反应。可分为早期后除极 (early afterdepolarization, EAD) 和延迟后除极 (delayed afterdepolarization, DAD)。示意图见图 1.6。

EAD 发生在动作电位 II 期和 III 期,而 DAD 发生在心肌动作电位结束之后。EAD 通常在动作电位平台期阳离子内流增加时出现。

DAD 是由钙离子内流增加产生,可发生于地高辛中毒时,或儿茶酚胺诱发的多形性室性心动过速(catecholamine induced polymorphic ventricular tachycardia, CPVT)。

心脏各腔室的解剖

复杂消融手术前,可通过计算机断层扫描(computed tomography, CT)和磁共振成像(magnetic resonance imaging, MRI)显示出心脏各腔室结构,或消融手术中,可用荧光透

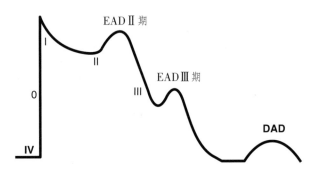

图 1.6　图示动作电位 II 期和 III 期出现的心房早期后除极(EAD),心脏动作电位结束后出现的心房延迟后除极(DAD)。

视、超声心动图或电解剖标测(electro-anatomic mapping, EAM)实时显示心脏各腔室结构,用于指导消融。大部分的消融需要一定数量的 X 线影像,此外,我们对解剖学的理解经常有助于导管在不同体位下的放置。在电生理研究中,最常用的体位是右前斜位(right anterior oblique, RAO)、左前斜位(left anterior oblique, LAO)、后前位(posterior-anterior, PA)和左侧位(left lateral, LL)。这些体位见图 1.7。

　　RAO 位有助于显示后前位时导管在心脏各腔室的定位, 显示房室间沟比后前位更清晰。RAO 位下,脊柱在左侧,向右侧移动导管则导管方向更朝前,向左侧移动导管则导管方向更朝后。心脏左侧边界为右室流出道(RV outflow tract, RVOT),上部为右室上壁,下部为右室下壁,心尖部为左室心尖。RAO 角度越大,则右室显示更多,左室显示更少。右室下壁形成图像的基底部,心脏右侧边界为右房后壁和左房后壁。RAO 位下,房室瓣环脂肪条带显示最清楚。此脂肪条带在影像上显示为 1cm 粗的白线,是由三尖瓣环的右前侧、间隔侧和左后侧的环状脂肪条重叠形成,可以标记冠状窦(coronary sinus, CS)的走行,或标记稍靠近心室侧。任何导管如果位于脂肪条带后侧,则表明导管位于心房;如果位于脂肪条带前侧,则表明导管位于心室。

　　LAO 下,房室瓣环在影像中是平行的。此时,心脏左侧边界上部为左心房,下部为左室侧壁。LAO 角度越大,则左心房显示更多,左心室显示更少。心脏右侧边界上部为右心耳,下部为右室游离壁。LAO 位下,脊柱在影像的右侧。LAO 位时,靠前即靠左,靠后即靠后。

　　PA 位下,心脏左侧边界上部为左心耳(left atrial appendage, LAA)的顶端,下部为左心室前壁,心尖部为左室心尖。心脏右侧边界上部为上腔静脉(superior vena cava, SVC)至右房的交界处,下部为右房侧壁。基底部为右室的下侧壁。

　　LL 位非常有助于导管的前后定位,在房间隔穿刺时或经心外膜进行室性心动过速(VT)消融时经常应用。

右心房

　　右心房位于左房的右前下侧方,由静脉窦部、心耳和前庭组成。右心房的解剖图见图 1.8。

　　上下腔静脉收集全身的血液汇入右房后部内壁光滑的静脉窦部。冠状静脉的血流经冠状窦,通过位于下腔静脉(IVC)和三尖瓣瓣环(TA)之间的冠状窦口进入右房。冠状窦

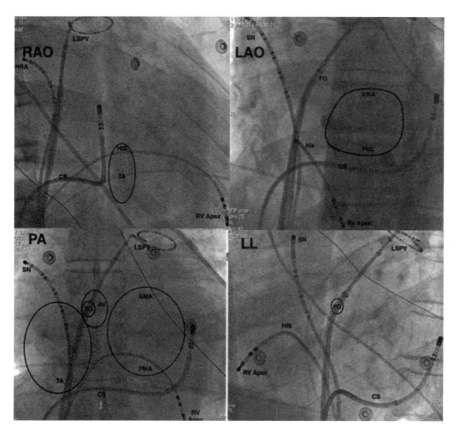

图 1.7 电生理研究中常用的影像体位。所有影像均显示导管置于冠状窦(CS)、右室心尖部、高位右房(HRA)靠近窦房结(SN),一根导管通过卵圆窝(FO)到达左上肺静脉(LSPV)。His 束导管的位置有重叠。三尖瓣环(TA)、二尖瓣环(MA)[包括二尖瓣环前侧(AMA)和二尖瓣环后侧(PMA)],以及主动脉瓣(AV)在 4 张影像图中重叠。左上图为右前斜位(RAO),右上图为左前斜位(LAO),左下图为后前位(PA),右下图为左侧位(LL)。

口被附着于其后下后缘的 Thebesian 瓣覆盖,Thebesian 瓣为一薄的新月形结构。其覆盖冠状窦口的程度不同,在有些个体覆盖程度最高可达 25%[4]。

右心耳为宽底样三角形结构,由起源于界嵴的梳状肌所构成,通常为心房起搏电极稳定放置的位置。界嵴(CT)是局灶性房性心动过速发生最常见的区域,同时也是典型心房房扑的功能性传导障碍区。界嵴是梳状肌心耳和心房体静脉窦(或腔间区)的分界。心房体静脉窦位于心房的后部,而环绕右房静脉出口的前庭部位于右房的前部,朝向三尖瓣。

窦房结

窦房结是结细胞的集合体,由致密的结缔组织所包裹,位于心外膜下,通过一层心房肌细胞与心内膜相隔。窦房结位于上腔静脉和右心房的交界处,由界嵴标记的前外侧象限中(图 1.8),统计学测量中窦房结长为 10~20mm、宽为 3mm、厚为 1mm,但个体之间的解剖变异极大[5]。窦房结细胞通常比心房肌细胞小 5~10μm。典型的窦房结细胞称为 P 细

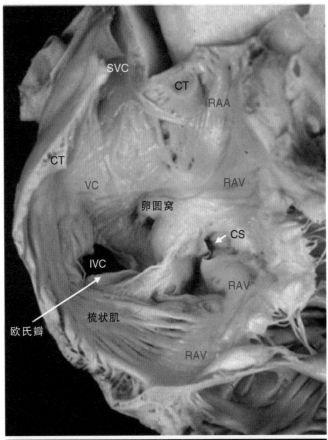

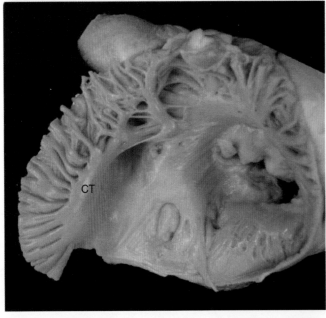

图 1.8 右房的解剖图(上图)和界峰的解剖图(下图)。右心房位于左心房的前下方,由静脉窦(VC)、右心耳(RAA)和右房前庭(RAV)组成。上腔静脉 (SVC) 和下腔静脉(IVC)与右房前庭(RAV)相连续。右心耳位于右房前部,由界峰(CT)起源的梳状肌构成。冠状窦(CS)靠下靠后。房间隔的偏后上部为卵圆窝。下图中可见界峰与放射状的梳状肌相延续。

胞,位于窦房结的中心,通常由排列较混乱的肌原纤维所组成。窦房结中包括成纤维细胞和胶原纤维。窦房结细胞逐渐过渡为心房肌细胞,因此传导速度存在较大离散,心房细胞的除极会抑制窦房结细胞的除极[6]。

窦房结细胞 IV 舒张期自动除极在膜电位−65mV 时开始,直到激活阈值达到−40mV,引发快速除极。窦房结细胞的动作电位,与浦肯野细胞相比上升支较缓,而且没有平台期。舒张期自动除极是 If 电流激活的结果。引发 If 电流激活的电压比中央型起搏细胞(P细胞)正常起搏阈值电压更负(<−45mV)。因此,在超极化期,If 电流活性最强,且逐渐抵消复极,直至触发舒张期除极[7]。

窦房结细胞的舒张期除极速率受交感肾上腺素效应和副交感毒蕈碱效应的双重调节,主要通过 If 电流通道产生作用。

交感肾上腺素效应导致舒张期除极斜率和时程增加,但对整体动作电位影响很小[8]。这是因为随着细胞内 cAMP 增加,If 电流的电压激活曲线更正,但 If 电流通道的电导无明显变化[9]。

副交感毒蕈碱效应可逆转上述过程[10]。缓慢内流钙通道参与了舒张期除极的晚期[8]和动作电位上升支的形成。瞬时 T 型钙通道在更负的电压下被激活开放,随后长程 L 型钙通道被激活开放,形成动作电位的上升支[8]。

延迟整流 IK 电流通道是窦房结中的主要钾离子通道,负责窦房结细胞的复极化,并参与随后除极的触发。

呼吸性窦性心律不齐是吸气时出现 PP 间期的缩短,而呼气时出现 PP 间期的延长。最长的 PP 间期和最短 PP 间期的距离应<160ms。这种现象随年龄的增加而减少。

室相性窦性心律不齐与Ⅲ度房室传导阻滞有关,含有 QRS 波的 PP 间期短于不含QRS 波的 PP 间期。

窦房结功能紊乱包括窦性心动过缓、窦性停搏、窦房传出阻滞、变时性功能不全和不适当窦性心动过速。

窦性心动过缓常见,如果没有相关症状则没有临床意义。窦性停搏定义为缺乏 P 波的时间≥2s(通常认为没有临床意义,但停搏时间在清醒时≥3s,睡眠时≥5s,则考虑有临床意义)。如果窦性停搏的时间是 PP 间期的整数倍,则应考虑窦房传出阻滞。变时性功能不全定义为:在运动平板试验中,不能达到最大预测心率的 70%~80%(最大预测心率=220−年龄)。

不适当窦性心动过速是指无明显诱因下,静息心率持续高于 100 次/分。极小的活动量即可引起窦性心率的急剧增加,而在睡眠中窦性心率恢复正常或减慢。P 波的形态和电轴不变。

诊断不适当窦性心动过速,需要排除所有潜在的原因,以及其他的心律失常,如接近窦房结的右房心动过速或窦房结折返性心动过速。不适当窦性心动过速很可能是多种因素导致的窦房结整体自律功能的改变,包括抗胆碱能效应的敏感性减低或肾上腺素能敏感性增强[11]。不适当窦性心动过速的药物治疗包括 β 肾上腺素能受体阻滞剂、非二氢吡啶类钙离子通道阻滞剂和选择性 If 通道抑制剂伊伐布雷定。伊伐布雷定有选择性阻断 If 通道的特性,因此对于 β 肾上腺素能受体阻滞剂、钙离子通道阻滞剂疗效不佳的症状性不适当窦性心动过速患者,可以选用伊伐布雷定治疗[12]。但伊伐布雷定是否可以作为不适当窦性心动过速的一线治疗药物,目前证据不足。

对某些不适当窦性心动过速的患者,窦房结改良导管消融是一个可供选择的治疗方法。窦房结通常很难从右房心内膜面进行改良,主要的原因是窦房结和右房之间存在很多早激动的连接组织。此外,大部分窦房结组织位于心外膜下,周围有大量的结缔组织包绕,经常由界嵴的厚肌层所覆盖,而且窦房结动脉对消融导管能量释放有明显的冷却效应。通常,消融靶点可定位于界嵴的中上部,心内电图发现局部激动较体表心电图 P 波提前 15~60ms 作为消融靶点,消融后可观察窦性心率是否<90 次/分,同时异丙肾上腺素应用的情况下最大窦性心率是否下降 20%~25%[13]。在急性期操作效果较好,但远期效果欠佳。消融时,在靶点附近需要进行高能量输出起搏,避免损伤膈神经。通常不需要植入永久性心脏起搏器,但不适当窦性心动过速的消融仍然会出现潜在的并发症。

界嵴(Crista Terminalis, CT)

如图 1.8 所示,界嵴为"C"形结构,其从右房上部的间隔侧开始走行,在更靠前的位置跨过右房与上腔静脉的连接组织,然后向后向下沿右房游离壁走行,直至下腔静脉与右房的交界处[15]。界嵴发出梳状肌形成右心耳。约 2/3 局灶性房性心律失常发生于界嵴附近[16]。

右房传导

窦性激动从窦房结发出后,经右房游离壁的肌束样结构下传,肌束中的工作心肌细胞排列良好,窦性激动可以优先经过肌束样结构下传[17]。三条特殊的结间束的概念存在争议,因为在组织学上,类似于绝缘心室传导束的结间束从未在解剖学上得到证实。

Bachmann 束,也称为前结间束,负责将右房的激动传导到左房。它不是一个离散的条束,也没有纤维鞘绝缘。相反,它是一束心肌细胞排列良好的肌束,横卧于前房间沟内。它的右侧延伸向上到达窦房结区域,向下到达右房前庭部。一般来说,Bachmann 束是传导最具优势的房间束[18]。

下腔静脉–三尖瓣关键峡部(Cavotricuspid Isthmus, CTI)

下腔静脉–三尖瓣关键峡部是典型心房扑动的慢传导区, 前侧以三尖瓣环间隔部为界,后侧以欧氏瓣(Eustachian valve, EV)和下腔静脉为界(图 1.9)。该区域心肌细胞纵横交错的排列、界嵴远端梳状肌分支的侵入,导致该区域传导缓慢,而右房静脉前庭部延伸至三尖瓣的心肌细胞呈相对更好的环状排列,传导更快[19]。

LAO 位下,消融导管通常置于峡部的中间,三尖瓣环 6 点钟方位。RAO 位下,保持导管方向朝下,从右向左移动。右房下前庭部与下腔静脉以欧氏瓣为界。欧氏瓣位于卵圆窝和冠状窦之间,此部位组织隆起与欧氏瓣的插入点相延续。Todaro 腱沿欧氏嵴走行指向房室结[18]。

左心房

左心房位于右心房的左侧上后部。PA 位下,左心耳的顶部构成了心脏影像的左侧。

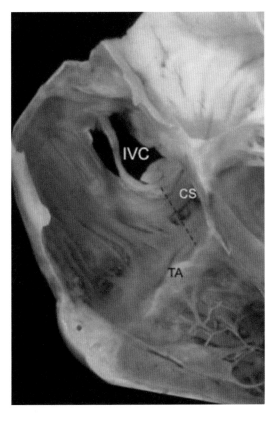

图 1.9　下腔静脉–三尖瓣关键峡部(CTI)的解剖图。关键峡部走行于三尖瓣环(TA)和下腔静脉(IVC)之间。虚线代表三尖瓣部的间隔侧,靠近冠状窦 (CS),可作为导管消融阻断峡部的消融线。

左心房的组织结构较右心房更为平滑,从左上部发出小管样心肌组织构成左心耳。如图 1.10 所示,四条肺静脉(pulmonary veins, PV)汇入平滑内壁后象限区域,实际上,这是心脏最靠后的区域。

　　LAO 下,观察左侧肺静脉最清楚,相对于左心耳靠后。RAO 位下,右肺静脉显示最清楚,右肺静脉相对于右房和上腔静脉的连接处靠后。

　　左房肌纤维组织不同程度地延伸至肺静脉内。这些交错的延伸肌纤维组织通常作为

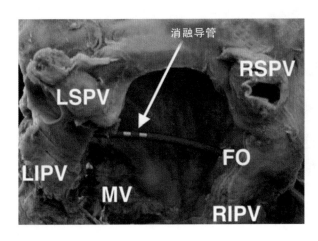

图 1.10　后面观左心房的解剖图。图中可见消融导管穿过房间隔部的卵圆窝(FO)。左上肺静脉(LSPV)、左下肺静脉(LIPV)、右上肺静脉(RSPV)和右下肺静脉(RIPV)均位于左心房的后部。二尖瓣瓣环(MA)位于左下肺静脉的下方。

肺静脉隔离的靶点。

左心房壁通常较薄,在此区域操控导管需要值得警惕。从尸体心脏标本上测量,左房侧壁厚度约为 3.9±0.7mm,后壁厚度约为 4.1±0.7mm,前壁厚度约为 3.3±1.2mm,顶部厚度约为 4.5±0.6mm[19]。

左心房在食管的前方,这个解剖关系对于左房后壁消融非常重要。食管相对于左心房的走行变异较大,且食管与左心房之间的纤维脂肪组织厚度大小不一。临床实践中,在左房后壁通常采用较低的能量(25~30W)进行消融,消融损伤时间尽量缩短,尽可能地减低食管损伤的概率。

左心房的前部为升主动脉,在进行房间隔穿刺时需要小心,避免穿刺针进入升主动脉。

房室交界区(Atrio-Ventricular Junction)

致密房室结是特殊的房室交界区的心房部分, 位于冠状窦口和三尖瓣隔瓣之间, Koch 三角之内。

房室结约 5mm 长,组织结构相当复杂,其周围没有结缔组织包绕,因此在射频消融手术中易被损伤。致密房室结的下延伸走行于 Koch 三角内,下延伸的右延伸(快径路)与三尖瓣平行,下延伸的左延伸(慢径路)指向冠状窦。这些外延伸位于房室结动脉的两侧,均为非保护的组织结构。这些延伸的组织学表现与致密房室结类似,均参与 AVNRT 的折返环[20]。解剖标本上 Koch 三角的边界见图 1.11。

希氏束

希氏束为致密房室结的延续,具有和致密房室结类似的特殊细胞,但细胞的排列更平行[21]。希氏束的绝缘性强于房室结,因此在射频消融手术中不易受损,但有时也可受损。希氏束的近端从房室结远端发出,走行进入中央纤维体的纤维组织中,称为贯穿部分。随后其延续行于中央纤维体的心室侧,在室间隔膜部和肌部之间,类似于"三明治夹

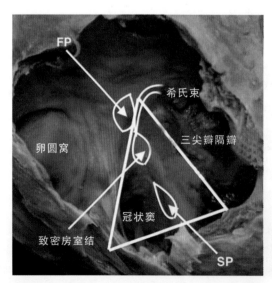

图 1.11　解剖标本上显示叠加的 Koch 三角边界。边界主要包括冠状窦、下部的三尖瓣隔瓣和前上侧的 Todaro 腱。图中可见一根导管经下腔静脉进入冠状窦,还显示卵圆窝、慢径路(SP)、致密房室结、快径路(FP)和希氏束的大概位置。

心"。最初是在左侧室间隔走行，然后分成右束支（right bundle, RB）和左束支（left bundle, LB），仍由纤维组织鞘绝缘。右束支在室间隔膜部更靠前的部位走行。

冠状窦

冠状窦为一管状结构，起源于 Vieussens 瓣；在 Vieussens 瓣缺如时起源于 Marshall 静脉/韧带的入口处，走行至冠状窦口进入右房。通常约为 7cm 长[22]，直径为 6~16mm[23]。

如图 1.12 所示，冠状窦接受心大静脉及其分支的血液，心大静脉分支包括：前室间

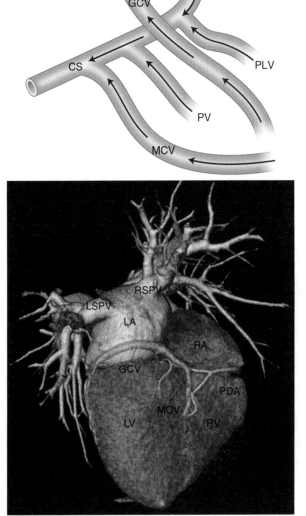

图 1.12　图示冠状窦及其分支。上图显示 LAO 位下，冠状窦（CS）及其主要的分支，包括：心大静脉（GCV）、心中静脉（MCV）、后静脉（PV）和后侧静脉（PLV）。下图 CT 成像显示冠状窦及其分支心大静脉（GCV）沿左房（LA）下壁走行。心中静脉（MCV）走行于左心室（LV）和右心室（RV）之间。冠状动脉后降支（PDA）走行于右房（RA）和右室（RV）之间。图中还显示左上肺静脉（LSPV）和右上肺静脉（RSPV）。

静脉、心中静脉、左钝缘静脉、右冠状静脉、右房静脉,其中最重要的是 Marshall 静脉。冠状窦通常由发自右心房和左心房壁的心肌组织所包绕[24],这些心肌组织沿心大静脉可延伸至更远的距离,为 2~11mm[25]。冠状窦远端的静脉壁没有被心肌组织所包绕,因此,导管置入时,冠状窦远端静脉壁易被导管穿破。

Vieussens 瓣一般不会阻碍导管的进入,但导管从冠状窦口进入时急性打弯或在冠状窦分支内行进时常会造成导管行进困难。因此,需要操控导管缓慢后撤并旋转,而不是尝试用力深插。

前室间静脉丛自左室心尖部附近发出,延续进入心大静脉,心大静脉位于左心耳下方的左侧房室沟内[26]。远端心大静脉接受来自左房静脉的血液,包括 Marshall 静脉,近端接受来自右心室、左心室和室间隔前的心室静脉的血液。

心中静脉在冠状窦口附近汇入冠状窦,有时也可直接汇入右房。心中静脉走行于左心室和右心室的隔面,与右冠状动脉走行毗邻,特别是非常邻近右冠状动脉的房室结分支。有时,需要在这个金字塔形的空间内通过心中静脉标测旁道的位置。

左心室传导系统

房室传导束从中心纤维体发出后,通过主动脉根部右冠窦和无冠窦尖端的下方,继续延伸进入房室传导束,形成左束支和右束支。左束支沿左室间隔面走行,分成三个分支(图 1.13)。左前分支在上方走行于前上乳头肌的基底部;左后分支在下方走行于后下乳头肌,有 60% 的个体出现中央或间隔分支,走行于中间隔,其余 40% 的个体中间隔部由左前分支和左后分支共同支配。

大部分个体存在三分支,因此,名词"半阻滞"表述不精确,应表述为"分支阻滞"更合适。

左前分支阻滞比左后分支阻滞更常见,心电图表现为电轴左偏,V1–V3 导联为小 r,

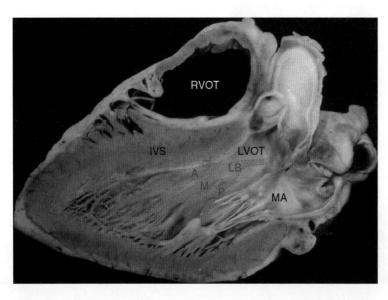

图 1.13 左心室的解剖图,显示左室内壁、室间隔(IVS)、二尖瓣环(MA)、左室流出道(LVOT)。绘制图重叠于此解剖图上,可见传导系统的大概位置:左束支(LB)、左前分支(AF)、左后分支(PF)和浦肯野纤维系统。

Ⅱ、Ⅲ、aVF 导联 QRS 波主波方向向下,I 导联 QRS 波主波方向向上,同时 aVL 导联和 aVR 导联 R 波高大,但 QRS 波不宽。

由于左后分支短而宽,左后分支阻滞并不常见。心电图表现为 QRS 电轴>100°,I 导联和 aVL 导联 QRS 波呈 rS 型,Ⅱ、Ⅲ、aVF 导联 QRS 波呈 qR 型,同样 QRS 波不宽。左前分支阻滞和左后分支阻滞的示意图见图 1.14。

间隔分支阻滞是临床中对所有分支阻滞类型中描述最少的,可能的原因是此处为心室间隔部,存在多种分支的相互连接,导致中间隔分支很难被完全阻滞[27]。心电图表现也各不相同,一般心电图表现为 V1 和 V2 导联 Q 波形成,主要的原因是前间隔部直接由右室除极激动[28]。

间隔分支阻滞时,V1 和 V2 导联 QRS 波可呈 qrS 型,也可能出现 V5、V6 和 I 导联 q 波消失,这是由于左向右室间隔激动的消失或反向造成的。QRS 波没有明显增宽,是由于左室游离壁和心尖部的激动经左前上分支和左后下分支传导。

完全性束支传导阻滞是由于左右束支其中的一条束支部分或完全性结构或功能性的阻滞,心电图表现为 QRS 波增宽>120ms,形态也发生改变,反映经对侧束支传导,并完成第二次复极。

左束支传导阻滞(left bundle branch block, LBBB)中,初始激动向右向前,因此在心电图上表现为 I、aVL、V6 导联出现小 q 波,V2 导联 QRS 波呈 rS 型。随后除极从心尖部传至基底部再到右室游离壁和心尖,在这个过程中,间隔激动先占优势,因此向量向前向左,导致 I、aVL 和 V6 导联表现为宽的有切迹的 QRS 波(图 1.15)。除极继续向左向后逐渐激动左室心肌,左室前壁最后除极。

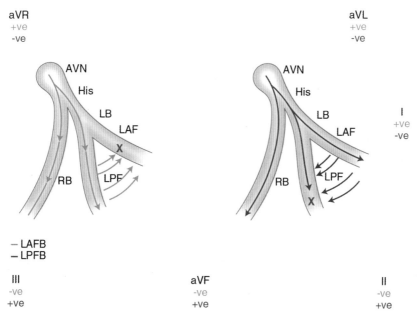

图 1.14 左图显示左前分支阻滞 (LAFB),激动阻滞位置用橙色 X 表示, 右图显示左后分支阻滞 (LPFB),激动阻滞位置用红色 X 表示。可见左前分支阻滞和左后分支阻滞时,心电图各导联的表现。

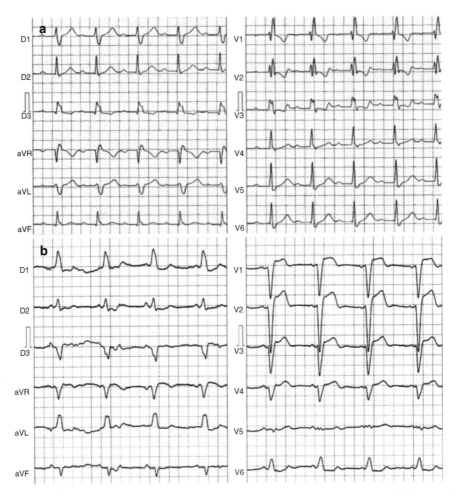

图 1.15　12 导联心电图显示右束支阻滞(a),左束支阻滞(b)。(a)心电图显示右束支阻滞合并 I 度房室传导阻滞(PR 间期为 280ms)。QRS 波宽度 120ms,V1 和 V2 导联呈 rsR 型。(b)心电图显示左束支阻滞,QRS 波宽度 165ms。V1 和 V2 导联 QRS 波呈 rS 型,I、aVL 和 V6 导联 R 波高大。(待续)

右心室传导系统

　　右心室位于左心室的前方,如图 1.16 所示。右束支是一束绝缘的特殊心肌细胞,为房室传导束的直接延续,距离左束支起源较远。右束支侵入室间隔心肌组织中,直至中间隔移行为心内膜下沿着间隔带的后缘走行。走行至心尖部附近时开始分支,其中一个分支穿过节制索进入前乳头肌基底部,然后到达右室游离壁。右束支分出间隔分支,在左室激动后几乎同时激动室间隔。间隔的激动通常在 35ms 内完成,终止于心尖部的浦肯野纤维网。

　　右束支传导阻滞（right bundle branch block, RBBB） 比左束支传导阻滞多见, 如图 1.15 所示,室间隔先激动,随后是左室除极,心电图表现为 I、aVL 和 V6 导联形成 R 波,然后,右室游离壁和间隔部除极,心电图表现为 I、aVL 和 V6 导联形成 S 波。总体而言,

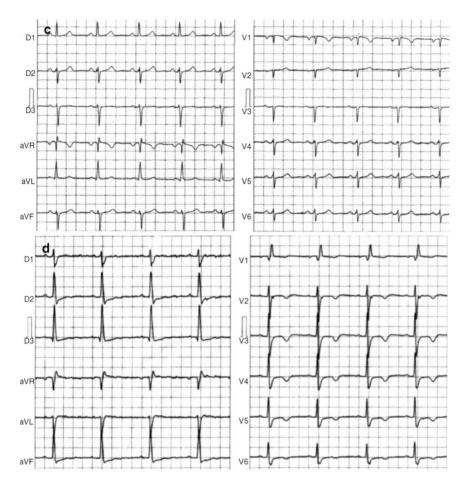

图 1.15(续)　12 导联心电图显示左前分支阻滞(c)和左后分支阻滞(d)。(c)心电图显示左前分支阻滞。QRS 波宽度在正常范围,电轴左偏,V1–V3 导联为小 r 波形,Ⅱ、Ⅲ、aVF 导联 QRS 波主波方向向下,I 导联 QRS 波主波方向向上,在 aVF 导联中还有一个高大 R 波。(d)心电图显示左后分支阻滞,电轴右偏,aVL 导联 QRS 波呈 rS 型,Ⅲ导联可见小 q 波,Ⅱ、Ⅲ、aVF 导联 R 波高大,其中Ⅲ导联 R 波振幅高于Ⅱ导联 R 波振幅。

成年人心电图表现为:QRS 宽度≥120ms,V1 导联或 V2 导联 QRS 波呈 rsr 型、rsR 型或 rSR 型。通常,R 或 r 波比起始的 R 波宽,ST 段偏移的方向与 QRS 向量方向不一致。

室内差异性传导

　　室内差异性传导发生于室上性激动快速传导至希-浦系统,这时其中一个束支正处于不应期,而除极了另一个束支,形成增宽的 QRS 波群。

　　室内差异性传导有四种类型。

　　1.Ⅲ相依赖型(Ashman 现象)

　　Ⅲ相依赖型室内差异性传导表现为一个更长的 RR 间期后紧随一个短的 RR 间期。更长的 RR 间期导致希氏束和束支的动作电位时程延长。右束支动作电位较左束支动作

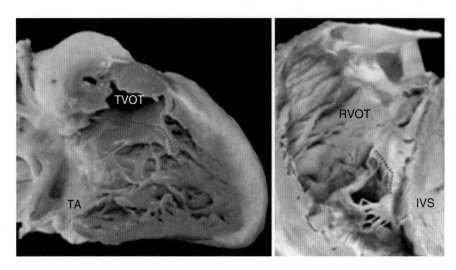

图1.16 右室的解剖图,RAO 位(左图)和 LAO 位(右图),显示右室内壁、室间隔(IVS)、三尖瓣(TA)和右室流出道(RVOT)。

电位时程更长,随后出现更短的 RR 间期时,右束支还处于不应期,传动经左束支下传,心电图表现为 RBBB 形态(图 1.17)。这种现象,主要见于房颤发作时,心动周期多变,常被误认为是室性早搏。

2.加速依赖型

加速依赖型室内差异性传导通常发生于心率轻度加快(<5ms),此时心动周期处于正常范围的临界值。此类型更常见于左束支,心电图表现为 LBBB 形态(图1.18)。值得注意的是,随着心率增快,差异性传导逐渐缓解,主要是由于束支的动作电位时程缩短的程度大于房室结动作电位缩短的程度。此外,分支的动作电位时程以时间依赖性的方式缩短,也

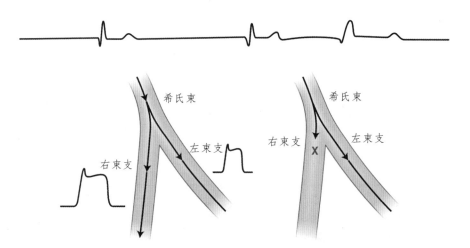

图1.17 图示Ⅲ相依赖型室内差异性传导阻滞。心房颤动时,左侧更长的 RR 间期导致右束支动作电位时程延长,左束支动作电位时程轻度延长。动作电位Ⅲ期,右束支还处于不应期,一个早激动来临时,通过左束支下传,心电图表现为 RBBB 形态。

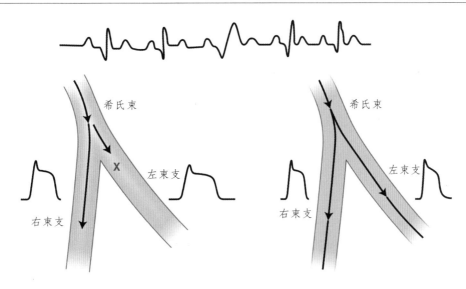

图 1.18　非常轻微的 RR 间期加速,导致左束支前向传导阻滞。随后心率进一步加快,导致动作电位时程缩短,体表心电图 QRS 波形恢复正常。

称为恢复。

　　3.减速依赖型

　　减速依赖型室内差异性传导通常发生于长时间的停搏,此时房性期前激动传导至心室,出现束支阻滞的表现(图 1.19)。这是由于束支动作电位的 IV 期除极缓慢,导致房性期前激动来临时,其中一个束支仍处于不应期,心电图表现为 RBBB 形态或 LBBB 形态。

　　减速依赖型室内差异性传导的病例见图 1.20。导管位于希氏束,希氏束导管近端电极记录希氏束电位,导管远端电极记录右束支电位。第一次心搏腔内图显示,导管近端电极记录了希氏束电位,远端电极记录了右束支电位,随后是心室激动电位。高位右房导管电极给予一个心房早搏刺激(箭头),随后的心搏腔内图显示导管近端电极记录了希氏束电位,而导管远端电极右束支电位消失,体表心电图表现为特征性的 RBBB 形态。

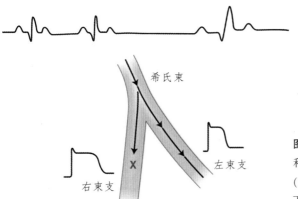

图 1.19　缓慢的心率伴长间歇导致左束支和右束支动作电位时程延长。房性早搏(PAC)经希氏束在右束支处阻滞,沿左束支下传。

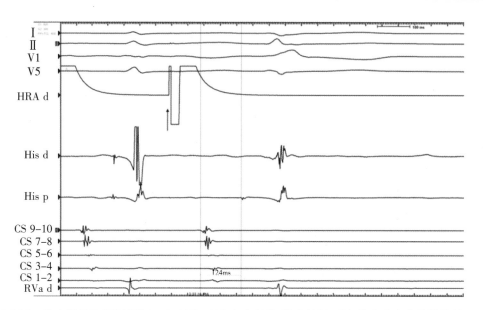

图 1.20　腔内图显示房性早搏(PAC)刺激(高位右房起搏,箭头标识)引起的右束支差异性传导。HIS d 置于右束支近端,HIS p 置于希氏束。房性早搏通过希氏束向下传导,但并未通过右束支下传(HIS d 电图显示第二次心搏没有右束支电位),心电图表现为 RBBB 形态。CS 9-10,冠状窦近端电极;CS 1-2,冠状窦远端电极;RV a,右室心尖部电极。

4.隐匿性逆向传导

这种情况见于室性早搏沿某一束支逆传,下一次前传的激动正好处于束支不应期内而受阻。束支从不应期中恢复时,激动已经沿对侧束支下传,并再次经束支逆向传导(图 1.21)。这种现象一直持续,直至另一个不同的室性早搏改变束支的逆传激动顺序为止。这是室上性心动过速伴差异性传导相对常见的原因。

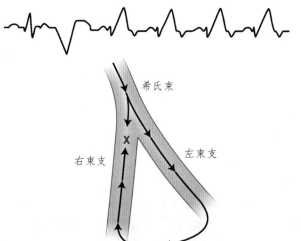

图 1.21　第一次窦性心搏后,室性早搏经右束支逆传后右束支处于不应期,前传激动不能通过右束支下传,仅通过左束支下传(从第三次心搏开始)。这些前传的激动再通过脱离不应期的右束支逆传。

心电图信号采集

心电图用于记录心脏动作电位时的电位变化。采用多个导联从不同角度记录,能更好地了解心脏的电活动。

标准 12 导联心电图包括 6 个单极胸前导联,其在前胸壁的定位如下。

V1 导联:胸骨右缘第 4 肋间。

V2 导联:胸骨左缘第 4 肋间。

V3 导联:V2 导联和 V4 导联连线的中点。

V4 导联:左锁骨中线于第 5 肋间交点。

V5 导联:左腋前线第 5 肋间水平。

V6 导联:左腋中线第 5 肋间水平。

各导联与心脏各腔室的相对空间定位,见图 1.22 所示。

各导联记录的是胸前导联电极和 Wilsons 中心端 (Wilsons central terminal, WCT)之间的电活动。它是一个理论上电位接近于零的位点,是右上肢电极、左上肢电极和左下肢电极之间综合向量的结果(图 1.23)。这些向量通过三个大的电阻器产生双极导联,包括 I 导联(右上肢到左上肢)、II 导联(右上肢到左下肢)和 III 导联(左上肢到左下肢)。这三

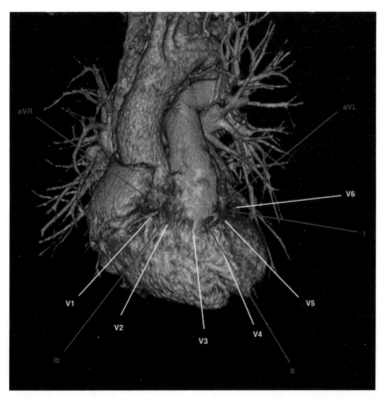

图 1.22　CT 胸部成像显示体表心电图各导联相对于心脏各腔室的位置。图中可见胸前导联 V1–V6,加压肢体导联 aVR、aVL、II、III 和 aVF。

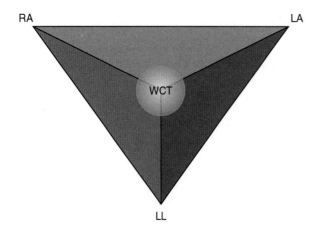

图 1.23 图示心电图右上肢导联(RA)、左上肢导联 (LA)、左下肢导联 (LL)和 Wilsons 中心端(WCT)的心电向量。

个导联之间的电活动相互抵消可形成接近零的电位,即 Wilsons 中心端(WCT)。其余的三个 aVR、aVL、aVF 导联为加压肢体单极导联,是相对于 Goldberger 中心端(Goldberger's central terminal, GCT)的电活动,而不是相对于 WCT 的电激动。GCT 是三个加压单极导联中两个导联综合向量的结果。aVR 导联记录时,GCT 为左上肢和左下肢导联综合向量的结果,此时,aVL 导联记录右上肢到左下肢的电活动,aVF 导联记录右上肢到左上肢的电活动。

右下肢导联引入电流以保持与放大器的电压相等,这样就抵消了潜在的低频电流信号的干扰,如果断开这个导联,干扰将增加。

QRS 电轴代表心室激动在额面的平均方向。计算 QRS 电轴,第一步是确定肢体导联 QRS 波群的等电位线。理论上,电激动的总体方向应该垂直于等电位线。由于存在两种可能的垂直方向,等电位线导联的两侧均应进行检查,电轴的方向为电位更正的导联方向。例如,如果 I 导联的 QRS 波在等电位线,Ⅱ导联 QRS 波为正向,则 QRS 波的额面电轴为+90。一般情况下,QRS 电轴偏移有几个原因。如果存在心室肥大,则 QRS 电轴向肥大心室方向偏移,因为电激动在这个方向上占比最大;存在束支阻滞时,电激动从对侧传导至阻滞侧,因此电轴应该在同一方向。如果存在心肌梗死,则电轴向梗死心肌相反的方向偏移,远离梗死心肌组织。

心脏的自主神经支配

支配心脏的自主神经系统有两个主要成分:交感神经(肾上腺素能)和副交感神经(迷走神经),这两者之间存在着持续的平衡。

交感神经的传出神经支配窦房结、心房、房室结和心室,主要作用于 β 肾上腺素能受体。交感神经活性增加,会导致正性肌力、正性变时和正性变传导作用。

神经节作用下的副交感神经(迷走神经)突触作用于心脏毒蕈碱受体。一般来说,右侧迷走神经支配窦房结,左侧迷走神经支配房室结。迷走神经对心房的支配程度较小,对心室的支配程度最小。迷走神经刺激增加会导致负性变时和负性变传导作用。由于心室缺乏迷走神经支配,因此负性肌力效应最小。

评估心脏自主神经活性有多种方法,包括 Valsalva 动作和倾斜测试。

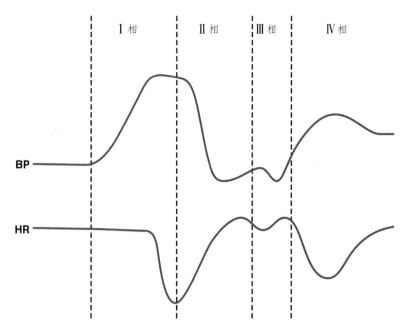

图 1.24 Valsalva 动作的各个时相。最初胸腔内压力的升高导致血压升高(Ⅰ相),此时心率稳定且代偿性下降。随着主动脉压力升高,前负荷降低,导致血压下降,但心率增快(Ⅱ相)。Valsalva 动作结束时,主动脉压力下降,血压暂时性下降,心率增快(Ⅲ相)。随着心脏输出较正常时增加,血压再次升高,心率代偿性下降(Ⅳ相)。

Valsalva 动作通过关闭声门 10s,增加胸腔内压力。Valsalva 动作有四个时相,见图 1.24。

Ⅰ相:心室和主动脉受压导致血压暂时性升高,但心率没有变化。

Ⅱ相:胸腔内压力升高导致静脉回心血量减少,使血压明显降低或稳定。这时交感神经系统作用于压力感受器,间接导致了心率的增快。

Ⅲ相:随着 Valsalva 动作的停止,胸腔内压力恢复到正常,与Ⅰ相相反,此时左心室输出量减少,而随着静脉回流的增加,右心室输出量增加。

Ⅳ相:随着静脉回流的增加,心输出量和血压进一步增加,刺激压力感受器,使副交感神经活性增强,导致心率下降。

倾斜测试可能对一些患者有用,如先兆晕厥、晕厥或体位性症状如心悸,这些患者均应首先排除结构性心脏病。倾斜测试中,将患者固定在一个特殊的试验台上,试验台倾斜角度为 60°~70°。持续进行心电图和非侵入性血压监测。由于担心迷走神经的潜在效应,一些试验室没有进行静脉注射药物,但最好通过静脉注射药物并等待 15 分钟的方法再进行测试。

患者于平卧位监测 5 分钟,然后将试验台倾斜 60°~70°开始测试。每隔 5 分钟监测一次血压和心率,总时间为 45 分钟。如果出现血压急性下降或意识丧失,则应立即恢复到平卧位。一些中心在测试的最后 5 分钟内给予患者 300~400μg 的硝酸酯类药物舌下含服,而另一些中心则对测试阴性的患者以 1~3μg/min 的速度静滴异丙肾上腺素,将患者基础心率提高 25%,再重复测试。使用异丙肾上腺素的患者血压出现轻度下降,并不罕见。因此，如果发生晕厥，则通常仅考虑测试结果阳性。按摩颈动脉窦可以在平卧位或直立位下进行，但直立位下操作更普遍。

颈动脉窦超敏反应定义为心室停搏时间≥3s，伴或不伴收缩压下降≥50mmHg（1mmHg=0.133kPa）。如果此时出现晕厥的相关症状，则定义为颈动脉窦综合征。颈动脉窦超敏反应在老年人和男性患者中更为常见，在40岁以下的人群中极为罕见。如果患者有短暂性脑缺血发作病史或卒中发作在3个月内，或有颈动脉杂音的患者，均不应进行颈动脉窦按摩，除非已经通过颈动脉多普勒彩超明确排除了颈动脉疾病。硝酸酯类药物、异丙肾上腺素均会增加倾斜测试的敏感性，但降低了倾斜测试的特异性。

如果晕厥与心动过缓或反射性低血压相关，则诊断为神经心源性晕厥。如果以心动过缓为主要表现，称为心脏抑制型，如果以低血压为主要表现，则称为血管抑制型。

体位性心动过速综合征（postural orthostatic tachycardia syndrome, POTS）定义为，在从平卧位转为直立位的前10分钟，出现心率增加≥30次/分，或心率≥120次/分时伴有相关的症状[29]。需要排除其他可能的原因，如药物或长期卧床休息引起的血管张力改变，才能明确诊断。

体位性心动过速综合征可分为两种类型：部分自主神经功能障碍型或高肾上腺素型。

部分自主神经功能障碍型：心率增加的原因部分是由于血管张力的改变，导致下肢血液淤积所致。

高肾上腺素型：血压升高通常与心率增快相关。

倾斜测试的结果取决于患者的年龄，较年轻的患者更可能发生心脏抑制型神经心源性晕厥，而老年患者更可能发生血管抑制型神经心源性晕厥。

重要知识点

1.心脏动作电位分为5个期。

Ⅳ期（静息膜电位期）：在心房、浦肯野纤维和心室肌细胞中，静息膜电位为-80~-90mV。窦房结细胞静息膜电位为-50~-60mV，房室结为-60~-70mV。窦房结和房室结细胞发生舒张期缓慢性自动除极，与动作电位0相融合导致自发的自律性，而其他心肌细胞的动作电位Ⅳ期则较为平坦。

0期（快速除极期）：此时膜电位变为正向。

Ⅰ期（快速复极期）：心房和心室肌细胞发生快速复极，但窦房结和房室结细胞不发生快速复极。浦肯野纤维和心外膜细胞快速复极化更明显。

Ⅱ期（平台期）：动作电位曲线相对平坦，但在窦房结和房室结细胞中同样不存在动作电位Ⅱ期。

Ⅲ期（快速复极期）：膜电位恢复到静息电位水平。

2.不应期（RP）是指，心肌动作电位0期以后，刺激不能产生新的除极的间期。不应期包括3种类型：相对不应期、绝对不应期和有效不应期。

相对不应期是导致局部夺获的最长偶联间期，标志着不应期的结束。

绝对不应期是不能导致局部夺获的最长偶联间期。

有效不应期是冲动不能传播至远处组织的最长偶联间期。

3.折返时,激动波围绕一个环进行传导,折返环路可以是解剖学相关的、功能相关的,或两者兼而有之。折返的形成需要满足以下几个条件:

有两条或两条以上的传导通路;

一条通路发生单向传导阻滞;

另一条通路上的传导要有足够的延迟,使激动可以经之前单向传导阻滞的通路逆传。

4.自律性由动作电位 IV 期的自动除极产生。

5.后除极的定义是心肌动作电位 0 期之后的除极,可引发自发动作电位,也称为触发反应。可分为早期后除极 (early afterdepolarization, EAD) 和延迟后除极 (delayed afterdepolarization, DAD)。

EAD 发生在动作电位 II 期和 III 期, 而 DAD 发生在心肌动作电位结束之后。EAD 通常在动作电位平台期阳离子内流增加时出现。

DAD 是由钙离子内流增加产生,可发生于地高辛中毒时,或儿茶酚胺诱发的多形性室性心动过速 (catecholamine induced polymorphic ventricular tachycardia, CPVT)。

6.RAO 位有助于显示后前位(PA)时导管在心脏各腔室的定位,显示房室间沟比后前位更清晰。RAO 位下,脊柱在左侧。

7.LAO 下,房室瓣环在影像中是平行的。此时,心脏左侧边界上部为左心房,下部为左室侧壁。

8.激动在窦房结发出后通过特定排列的肌束传遍右房。从右房传导至左房,Bachmann 束为优势传导通路。

9.通过房室交界区进行房室传导,房室交界区的心房成分称为房室结,位于冠状窦口和三尖瓣隔瓣之间。

10.希氏束为致密房室结的延续。尽管希氏束有和致密房室结类似的特殊细胞,但希氏束的绝缘性强于房室结,因此在射频消融手术中不易受损。希氏束的近端从房室结远端发出,走行进入中央纤维体的纤维组织中,称为贯穿部分。随后在三尖瓣隔瓣水平,分成右束支(right bundle, RB)和左束支(left bundle, LB)。右束支起源部位较左束支更靠前。

11.左束支起源部位位于主动脉根部右冠窦和无冠窦下方,沿左室间隔面走行。分为两或三个分支。左前分支在上方走行于前上乳头肌的基底部,左后分支在下方走行于后下乳头肌,有 60% 的个体出现中央或间隔分支,走行于中间隔,其余 40% 的个体中间隔部由左前分支和左后分支共同支配。

12.完全性左束支传导阻滞中,初始激动向右向前,因此在心电图上表现为 I、aVL、V6 导联出现小 q 波,V2 导联 QRS 波呈 rS 型。随后除极从心尖部传至基底部再到右室游离壁和心尖。在这个过程中,间隔激动先占优势,因此向量向前向左,导致 I、aVL 和 V6 导联表现为宽的有切迹的 QRS 波。除极继续向左向后逐渐激动左室心肌,左室前壁最后除极。

13.左前分支阻滞心电图表现为电轴左偏,V1~V3 导联为小 r,II、III、aVF 导联 QRS 波主波方向向下,I 导联 QRS 波主波方向向上,同时 aVL 导联和 aVR 导联 R 波高大,但 QRS 波不宽。

14.左后分支阻滞心电图表现为 QRS 电轴>100°,I 导联和 aVL 导联 QRS 波呈 rS 型,II、III、aVF 导联 QRS 波呈 qR 型,同样 QRS 波不宽。

15.间隔分支阻滞心电图表现变异较大。心电图一般表现为 V1 和 V2 导联 Q 波形成,主要的原因是前间隔部直接由右室除极激动。V1 和 V2 导联 QRS 波可呈 qrS 型,也可能出现 V5、V6 和 I 导联 q 波消失,这是由于左向右室间隔激动的消失或反向造成的。QRS 波没有明显增宽,是由于左室游离壁和心尖部的激动经左前上分支和左后下分支传导。

16.右束支是一束绝缘的特殊心肌细胞,为房室传导束的贯穿支的直接延续。右束支沿室间隔右侧向心尖部走行,直至中间隔移行为心内膜下沿着间隔带的后缘走行,穿过节制索进入前乳头肌基底部,然后到达右室游离壁。右束支分出间隔分支,在左室激动后几乎同时激动室间隔。间隔的激动通常在 35ms 内完成,终止于心尖部的浦肯野纤维网。

17.完全性右束支传导阻滞时,室间隔先激动,随后是左室除极,心电图表现为 I、aVL 和 V6 导联形成 R 波,然后,右室游离壁和间隔部除极,心电图表现为 I、aVL 和 V6 导联形成 S 波。总体而言,成年人心电图表现为:QRS 宽度≥120ms,V1 导联或 V2 导联 QRS 波呈 rsr 型、rsR 型或 rSR 型。通常,R 或 r 波比起始的 R 波宽,ST 段偏移的方向与 QRS 向量方向不一致。

18.III 相依赖型室内差异性传导,也称为 Ashman 现象,表现为一个更长的 RR 间期后紧随一个短的 RR 间期。更长的 RR 间期导致希氏束和束支的动作电位时程延长。右束支动作电位较左束支动作电位时程更长,随后出现更短的 RR 间期时,右束支还处于不应期,激动经左束支下传,心电图表现为 RBBB 形态。

19.加速依赖型室内差异性传导通常发生于心率轻度加快(周长变化<5ms),此时心动周期处于正常范围的临界值。此类型更常见于左束支,心电图表现为 LBBB 形态。

20.减速依赖型室内差异性传导通常发生于长时间的停搏,此时房性期前激动传导至心室,出现束支阻滞的表现。

21.隐匿性逆向传导导致的差异性传导,见于室性早搏沿某一束支逆传,下一次前传的激动正好处于束支不应期内而受阻。束支从不应期中恢复时,激动已经沿对侧束支下传,并再次经束支逆向传导。

参考文献

1. Dhamoon AS, Jalife J. The inward rectifier current (IK1) controls cardiac excitability and is involved in arrhythmogenesis. Heart Rhythm. 2005;2:316–24.
2. Antzelevitch C, Burashnikov A, et al. Overview of basic mechanisms of cardiac arrhythmia. Card Electrophysiol Clin. 2011;3:23–45.
3. Hellerstein HK, Orbison JL. Anatomic variations of the orifice of the human coronary sinus. Circulation. 1951;3:514–23.
4. Opthof T. The mammalian sinoatrial node. Cardiovasc Drugs Ther. 1988;1:573–97.
5. Boyett MR, Honjo H, Kodama I. The sinoatrial node, a heterogeneous pacemaker structure. Cardiovasc Res. 2000;47:658.
6. DiFrancesco D, Ojeda C. Properties of the current if in the sino-atrial node of the rabbit compared with those of the current IK2, in Purkinje fibres. J Physiol. 1980;308:353.
7. DiFrancesco D. The role of the funny current in pacemaker activity. Circ Res. 2010;106:434–46.
8. DiFrancesco D, Tortora P. Direct activation of cardiac pacemaker channels by intracellular cyclic AMP. Nature. 1991;351:145.
9. DiFrancesco D, Tromba C. Muscarinic control of the hyperpolarization-activated current (If) in rabbit sino-atrial node myocytes. J Physiol. 1988;405:493.
10. Verheijck EE, van Ginneken AC, Wilders R, Bouman LN. Contribution of L-type Ca^{2+} current to electrical activity in sinoatrial nodal myocytes of rabbits. Am J Physiol. 1999;276:1064–77.
11. Olshansky B, Sullivan RM. Inappropriate sinus tachycardia. J Am Coll Cardiol. 2013;61:793–801.
12. Cappato R, Castelvecchio S, Ricci C, et al. Clinical efficacy of ivabradine in patients with inappropriate sinus tachycardia: a prospective, randomized, placebo-controlled, double-blind, crossover evaluation. J Am Coll Cardiol. 2012;60:1323–9.
13. Man KC, Knight B, Tse HF, et al. Radiofrequency catheter ablation of inappropriate sinus tachycardia guided by activation mapping. J Am Coll Cardiol. 2000;35:451–7.
14. Sanchez-Quintana ARH, Cabrera JA, et al. The terminal crest: morphological features relevant to electrophysiology. Heart. 2002;88:406–11.
15. Ho SY, Sanchez-Quintana D. The importance of atrial structure and fibers. Clin Anat. 2009;22:52–63.
16. Kalman JM, Olgin JE, Karch MR, et al. "Cristal tachycardias": origin of right atrial tachycardias from the crista terminalis identified by intracardiac echocardiography. J Am Coll Cardiol. 1998;31:451–9.
17. Ho SY, Anderson RH, Sanchez-Quitana D. Atrial structures and fibers: morphological bases of atrial conduction. Cardiovasc Res. 2002;54:325–36.
18. Cabrera JA, Sanchez-Quintana D, Farre J, et al. The inferior right atrial isthmus: further architectural insights for surrent and coming ablation technologies. J Cardiovasc Electrophysiol. 2005;16:402–8.
19. James TN. The connecting pathways between the sinus node and the A–V node and the A–V node and the right and left atrium in the human heart. Am Heart J. 1963;66:498–508. James TN, Sherf L. Specialized tissues and preferential conduction in the atria of the heart. Am J Cardiol. 1971;23:371–427.
20. Ho SY, Sánchez-Quintana D, Cabrera JA, Anderson RH. Anatomy of the left atrium: implications for radiofrequency ablation of atrial fibrillation. J Cardiovasc Electrophysiol. 1999;10:1525–33.
21. Inoue S, Becker AE. Posterior extensions of the human compact atrioventricular node: a neglected anatomic feature of potential clinical significance. Circulation. 1998;97:188–93.
22. Sánchez-Quintana D, Yen HS. Anatomy of cardiac nodes and atrioventricular specialized conduction system. Rev Esp Cardiol. 2003;56:1085–92.
23. Chiang CE, Chen SA, Yang CR, et al. Major coronary sinus abnormalities (identification of occurrence and significance in radiofrequency ablation of supraventricular tachycardia). Am Heart J. 1994;127:1279–89.
24. Tschabitscher M. Anatomy of coronary veins (the coronary sinus). In: Mohl W, Wolner E,

Glogar D, editors. Proceedings of the 1st international symposium on Myocardial Protection via the Coronary Sinus. Darmstadt: Steinkopff Verlag; 1984. p. 8–25.

25. Chauvin M, Shah DC, Haissaguerre M, et al. The anatomic basis of connections between the coronary sinus musculature and the left atrium in humans. Circulation. 2000;101:647–52.

26. Lüdinghausen VM, Ohmachi N, Boot C. Myocardial coverage of the coronary sinus and related veins. Clin Anat. 1992;5:1–15.

27. Ho SY, Sanchez-Quintana D, Becker AE, et al. A review of the coronary venous system: a road less travelled. Heart Rhythm. 2004;1:107–12.

28. Nakaya Y, Hiraga T. Reassessment of the subdivision block of the left bundle branch. Jpn Circ J. 1981;45:503–16.

29. Grubb BP, Row P, Calkins H. Postural tachycardia, orthostatic intolerance and the chronic fatigue syndrome. In: Grubb BP, Olshansky B, editors. Syncope: mechanisms and management. 2nd ed. Malden: Blackwell/Future Press; 2005. p. 22.

第 2 章

心脏电生理检查、诊断方法和消融

Benedict M. Glover，Orla Buckley，Siew Yen Ho，Damian Sanchez-Quintana，Pedro Brugada

> **要点**
>
> 　　介入性电生理(electrophysiological,EP)检查能对已经诊断或怀疑心律失常的患者进行精确诊断,明确心律失常机制及基质,改善心律失常相关的症状及预后。对心律失常的理解和技术方面的巨大进步,使得电生理检查成为诊断心律失常的一线选择。本章讨论介入性电生理学检查的基本原理，为建立正确的诊断和消融策略提供必要的指导。

电生理检查和消融的适应证

　　是否进行电生理检查和消融,取决于潜在获益、备选治疗方案、风险和患者意愿之间的平衡。一般而言,对于有症状的室上性心律失常,应及早考虑电生理检查和射频消融,因为成功率很高,而药物治疗的结果通常效果较差。对房颤(atrial fibrillation,AF)和室性心动过速(ventricular tachycardia,VT)的患者进行介入性电生理检查和消融需要评估很多复杂的因素,同时要对患者的症状进行非常细心的检查并评估可能的并发症,权衡并发症与其他治疗方案之间的利弊关系。手术技巧和技术的进步推动了更多复杂的消融策略的实施,介入性策略的门槛已经大大降低。

室上性心律失常(supraventricular arrhythmias,SVT)

　　对于症状性 SVT, 如房室结折返性心动过速 (AV nodal re-entry tachycardia, AVNRT)、房室折返性心动过速(atrioventricular re-entry tachycardia,AVRT)和房性心动过速(atrial tachycardia,AT)(Ⅰ 类适应证,证据水平 B)[1],均应将消融作为一线治疗策略。在电生理检查的开始阶段能够诱发心动过速很理想,但并不是最关键的,如果心电图已经发现房室结双径路或旁道的相关解剖证据,进行消融是完全有必要的。

针对无症状心室预激的消融,相对有些复杂。从事飞行员、潜水员和校车司机等高危职业的患者建议进行消融治疗[1]。如果无症状患者能够被诱发出 AVRT,可以考虑进行消融,但这不是一个明确的治疗策略,需要依患者和医生的意愿,同时还需考虑旁道的特性。应对房颤时出现快速心室率的旁道进行消融。

心房起搏可以计算旁道的前传不应期,如果>250ms,则考虑为低危患者。最短预激 RR 间期(shortest pre-excited R-R interval,SPERRI)是一个更有用的测量指标,如果 RR 间期>250ms,则考虑为低危。上述这些指标的测量有助于指导旁道消融的策略。

典型心房扑动(typical atrial flutter)

下腔静脉–三尖瓣环峡部(cavo-tricuspid isthmus,CTI)依赖性的典型心房扑动在大部分病例中可以被成功消融。如果心房扑动仅发生一次(Ⅱa 类适应证,证据等级 B),或者再次发作房扑(I 类适应证,证据等级 B)[1],则考虑进行消融治疗。非典型心房扑动(Ⅱa 类适应证,证据等级 B)消融成功率不如典型心房扑动消融[1],但也相对较高,可考虑常规进行消融治疗,具体见图 2.1。

心房纤维性颤动(atrial fibrillation,AF)

当房颤的患者出现房颤的相关症状时,可考虑进行房颤的导管消融治疗。如果症状为非特异性,则需要进行电转复治疗,恢复窦性心律后重新进行评估。此外,所有考虑行房颤消融治疗的患者,必须至少在消融时或消融后能耐受抗凝治疗[2]。在房颤消融后或即刻消融成功后是否常规停用口服抗凝药,目前尚无足够证据支持,长期口服抗凝治疗应基于 CHADS2VASC 评分进行决策[2]。房颤消融术后的患者可能会继续出现无症状阵发性房颤,增加了血栓–栓塞的风险。

症状性阵发房颤的患者,如果至少服用过一种 I 类或 Ⅲ 类抗心律失常药物无效或耐受性差,则可考虑进行导管消融治疗(I 类适应证,证据等级 A)[2]。某些症状性阵发房颤的患者在开始一种 I 类或 Ⅲ 类抗心律失常药物治疗之前, 也可以考虑进行导管消融治疗

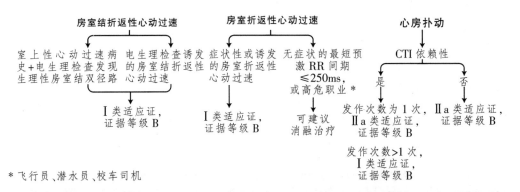

图 2.1 对房室结折返性心动过速(AVNRT)、房室折返性心动过速(AVRT)和心房扑动进行消融治疗的决策树。CTI,下腔静脉–三尖瓣环峡部。

（Ⅱa 类适应证，证据等级 B）[2]。

对于某些症状性持续发作房颤的患者，一种Ⅰ类或Ⅲ类抗心律失常药物治疗不能有效控制（Ⅱa 类适应证，证据等级 A），也可考虑导管消融治疗。

症状性持续发作房颤的患者，在Ⅰ类或Ⅲ类抗心律失常药物治疗之前进行导管消融治疗，其推荐等级和证据水平都不高（Ⅱb 类适应证，证据水平 C）[2]。对症状性长程持续性房颤（Ⅱb 类适应证，证据水平 B），也可进行导管消融治疗，但总体消融成功率并不高。对这些患者，在有条件的电生理中心，可行经胸腔镜杂交消融和左心耳封堵策略，远期效果可能更佳[3]（图 2.2）。

室性心律失常（ventricular arrhythmias，VA）

对于持续性单形性 VT 的患者，如抗心律失常药物无效或不能耐受需要 ICD 终止的 VT，或者不间断的 VT 控制，可建议进行导管消融治疗[4]。

抗心律失常药物尚且有效，但需要对胺碘酮治疗进行替代治疗的患者，可考虑导管消融。对于束支折返性 VT、分支性 VT、频发室早或非持续性 VT 导致左心功能不全的患者，也可建议进行导管消融治疗。对于无症状的室性早搏患者或非持续性 VT 未导致左室功能不全的患者，不推荐导管消融治疗（图 2.3）。

电生理检查和消融：患者准备

电生理检查前患者最需要进行的检查是心电图或心律失常的动态心电图，因其能够有效指导整个手术过程、腔室路径及评估消融的可靠性。

需要完成基线心电图、电解质和尿素、全血细胞计数测试。服用华法林的患者，还需

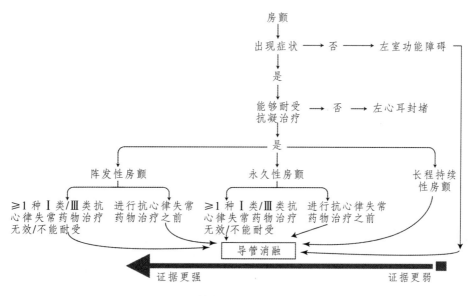

图 2.2　导管消融治疗房颤的决策树。

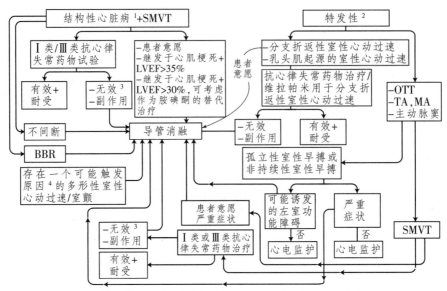

1. 既往心梗病史；扩张性心肌病；致右室发育不良心肌病；先天性心脏病。
2. 流出道心动过速；瓣环起源的心动过速；主动脉窦起源的心动过速；分支折返性室性心动过速；乳头肌起源的室性心动过速。
3. 应用至少 1 种抗心律失常药治疗，仍然发作 1 次以上的持续性单形性室性心动过速。
4. 对于结构性心脏病引起的室性心动过速或特发性室性心动过速。

图 2.3　室性心律失常消融治疗的决策树。LVEF，左室射血分数；SMVT，持续性单形性室性心动过速；BBR，束支折返；OTT，流出道心动过速；TA，三尖瓣环；MA，二尖瓣环。

明确国际标准化比值(international normalized ratio，INR)[5]。此外，需在术前两周内对所有育龄期女性进行妊娠试验检查[5]。

对于具有潜在高风险的手术，需要考虑提前进行单独或交叉配血。

通常，对于大部分诊断性检查的患者，抗心律失常药物需要停用至少 5 个半衰期。但进行消融的患者不需要停用抗心律失常药物，除非也同时进行电生理检查或转子标测。

电生理检查和消融：潜在的风险

电生理检查和消融相关的风险因具体手术不同而差异很大。一般并发症包括腹股沟血肿、血管损伤和心包积液。AF 和 VT 的消融过程中会出现其特异的并发症。如果操作小心谨慎，可以最大程度减少出现并发症的风险。风险和预防措施总结于表 2.1。

消融继发的损伤

心包积液

心包积液可能是操作导管、鞘管或导丝所致，也可能在房间隔穿刺过程中或导管消融过程中发生。因此，轻柔的操作很重要。心脏的一些区域组织非常薄，需要格外小心。如

表 2.1　电生理消融手术潜在并发症的发生率、特征表现、预防和处理

并发症	特征表现	预防和处理		报道的发病率(%)
腹股沟血肿	肿胀	仔细触摸股动脉	SVT	0.3[6]~0.4[7]
假性动脉瘤	压痛	靠内侧穿刺静脉	AF	1.8~2.7[8]
动静脉瘘	杂音	小心处理术后腹股沟并发症	VTs	2.0~3.6[9]
			VTsn	0.7~0.8[10]
房室阻滞	PR 间期延长	消融前标测希氏束	SVT	0[7]~1[11]
	房室传导消失	如果消融靶点靠近致密房室结，需要考虑低能量消融或冷冻消融	AF	0.1[8]~0.2[12]
			VTs	0[6]~1.6[13]
		需要监测加速性交界区心律、室房传导消失、AH 间期或 PR 间期延长	VTsn	0[6]~0.4[10]
冠状动脉损伤	ST 段抬高	在某些区域消融,如冠状窦、左室流出道和心外膜,要注意谨慎操作	SVT	0[7]~0.1[14]
	胸痛		AF	0[7]~0.1[15]
		如果消融导管头端距离冠脉不到5mm,一定不要进行消融放电	VTs	0.6 (epi)[16]
			VTsn	<0.1[17]
心包积液	低血压	小心操作导管、鞘管和钢丝	SVT	0.4[18]~1.0[7]
	心动过速	在某些高危区域,如右室流出道、右室心尖部、右室游离壁、左心耳、左房顶部和左房后壁,进行消融一定要小心	AF	1.8[7]~2.5[8]
	左前斜位下，观察心脏左侧边界的移动幅度		VTs	1.4[7]~2.7[19]
			VTsn	1.3[20]~1.7[7]
	通过心内超声/食管超声观察心包积液的量	进行房间隔穿刺时,需要严密监控		
血栓栓塞	短暂性脑缺血发作/卒中	左侧消融时,维持 ACT 时间>350s	SVT	0[7]~0.2[11]
	系统性栓塞	左侧消融时，需要用肝素盐水冲洗鞘管	AF	0.3[7]~1.0[5]
			VTs	0.8[7]~2.7[18]
		小心操控各种设备,避免空气栓塞	VTsn	0.8[7]
膈神经损伤	偏侧膈运动消失,术后通过 X 线影像观察呼吸困难、胸腔积液和肺实变	监测偏侧膈运动	SVT	<0.1
		消融导管起搏监测膈神经夺获	AF	0.2[9]
			VTs	<0.1
			VTsn	<0.1

SVT,室上性心动过速;AF,房颤;VTs,结构性心脏病引起的室性心动过速;VTsn,心脏结构正常的室性心动过速。

图 2.4 所示,这些薄的心脏组织包括右室心尖部、右室游离壁、右室流出道、左心耳、左房后壁和左房顶部。消融过程中出现的爆破声和(或)阻抗的突然升高,均提示可能心肌穿孔。在所有进行电生理检查和消融的患者中,出现心肌穿孔导致心包渗出或心包压塞的总体发生率为 1.3%[7],其中消融 SVT 占 0.2%,消融 AF 占 1.8%,消融心脏结构正常的 VT(主要是流出道 VT)占 1.7%,消融结构心脏病的 VT 占 1.4%[7]。

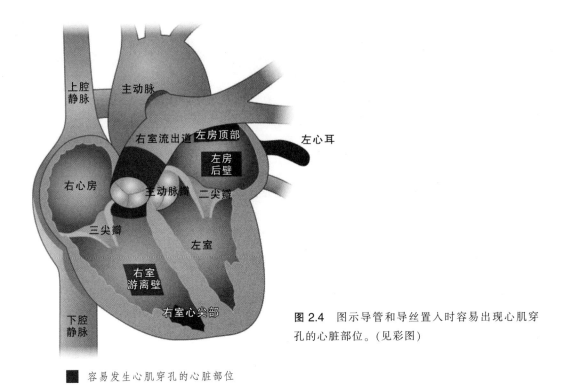

图 2.4　图示导管和导丝置入时容易出现心肌穿孔的心脏部位。（见彩图）

■　容易发生心肌穿孔的心脏部位

　　虽然心包腔长时间累计最大可容纳 500mL 的积液，但如果出现急性积液聚积时，50~100mL 即可发生失代偿。积液首先出现在心包腔内压力最低的部位，顺序是右房、右室、左房和左室。积液也可局部聚积，因此左侧积液也可能发生在右侧积液之前。

　　心包积液明显聚积增多可能会导致心率增快，同时伴血压下降，或血压下降之后心率代偿性增快。但必须注意的是，交感神经张力的增加可能会在最初导致血压的升高。心包牵张有时会导致副交感神经张力的增加，伴有短暂性心动过缓和低血压。血压下降是急性心包积液较晚的征象，因此监测更早期的体征尤为重要。

　　如果在 LAO 位下透视显示左侧游离壁的运动减弱，表明可能与心包积液相关[21]。心包相对局限于脊柱和胸骨的范围内，因此心包积液更可能发生在后外侧，其次发生在前外侧。通过腔内超声（intra-cardiac echo，ICE）或经食管超声（trans-esophageal echo，TEE）可以轻易观察消融时的心包积液聚积。AF 消融中通过 ICE 发现心包腔内少量渗出聚积，可能提示术后迟发性心包积液的风险增加，如果 ICE 于术中未发现心包积液迹象，则提示术后出现迟发性心包积液的风险非常低。

　　所有的电生理中心均应配备紧急心包穿刺装置，包括能够快速进行超声心动检查。为了方便操作，股静脉穿刺针和 0.35 导丝随时在手术台上备用。尽可能向远处推送导丝，确保导丝不在任何一个心腔内。确定导丝在心包腔内后，立即置入短鞘管和猪尾导管快速将心包积液抽出。

膈神经损伤

右侧膈神经与上腔静脉并排走行,在右房侧向下走行至右侧肺静脉附近,更接近于右上肺静脉而不是右下肺静脉(图 2.5)。左侧膈神经向下跨过纤维心包后在左房和左室附近走行多变,终止于左侧膈肌。AF 消融术后膈神经麻痹的发生率约为 0.2%[8],右侧比左侧更常见。膈肌麻痹通常发生于右上肺静脉或上腔静脉进行电隔离时。左侧膈神经麻痹较少见,但可能在左心耳消融时发生。膈神经麻痹在冷冻消融时的发生率更高,据报道约 6%,但通常都是暂时性的[22]。

多种技术可在消融前或消融时标测膈神经的部位。高能量输出起搏可评估膈神经是否夺获。操作之前应与麻醉医师进行充分沟通,经常应用的肌肉松弛类药物会对膈神经起搏产生抑制作用。消融时,在缺乏神经类麻醉剂的情况下,需要通过 X 线监控膈肌的运动。更多新的技术被报道,如将导管置于肝静脉处或将改良的体表电极置于膈肌上,通过任一侧锁骨下静脉进行起搏记录膈肌电图。

胸部 X 线显示膈肌麻痹时出现半侧膈肌抬高,可伴有呼吸困难、咳嗽或呃逆。大部分膈神经麻痹在 9 个月内恢复。

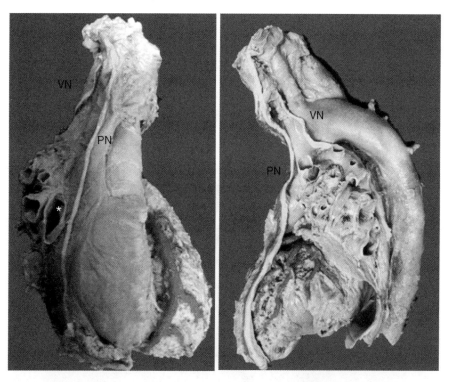

图 2.5　左侧解剖图显示右侧膈神经(phrenic nerve,PN)走行,右侧解剖图显示左侧膈神经走行。左侧解剖图显示右侧位下,右侧膈神经和右下肺静脉(*)的毗邻关系。左右图均可见迷走神经(VN)。(见彩图)

食管损伤

CT 扫描显示,食管紧邻左房后部,由一薄层纤维心包和一层含有食管动脉和迷走神经的纤维脂肪组织所分隔(图 2.6)。左房后壁和食管前壁的距离多变,最小距离可仅有 5mm[23]。食管的位置可能位于左房后壁的中央,靠近左肺静脉或右肺静脉,其实更接近于心房左、右肺静脉的连接处,位置更靠下。术前 CT 扫描可清晰显示食管的位置,但食管为可移动组织结构,因此消融术中食管的位置可能会发生改变。

食管损伤主要是由导管消融在左房后壁的直接热损伤所致。其他因素还包括对食管动脉血流的损伤,以及迷走神经和神经丛的损伤。这可能会导致食管黏膜红斑、食管炎或心房-食管瘘。近一半接受导管消融治疗房颤的患者会出现明显的食管黏膜改变,近 1/5 会进展为食管溃疡[24]。

导管消融治疗房颤后,左心房-食管瘘的发生率为 0.03%[25]~0.2%[26]。

心房-食管瘘的相关症状可能在消融后 3 天到 6 周内发生,通常为非特异性。最常见的是发热,其次是与血栓-栓塞相关的神经系统症状。其他症状还包括胸痛和吞咽困难。白细胞计数通常升高。治疗取决于对病情的及时判断,必要时需进行外科修复。

消融术前可对食管进行可视化定位,但因消融过程中食管移动,结果并不可靠。术中可通过 X 线对食管进行标记,如鼻胃管、温度探头或钡剂。尽管对食管管腔进行了标记,但并没有提供从消融导管到食管最前部的精确距离,因此需要在左心房后壁的消融过程中常规进行 X 线透视。

有一些术者在消融过程中,使用温度探头进行食管温度监控,但其对食管损伤的预防作用有限,且研究结果相互矛盾。总体而言,腔内食管温度能否很好地预测食管黏膜损伤,尚无普遍共识。

通常认为,在消融左房后壁时,消融功率最大为 25~30W,而且在同一位置消融时间

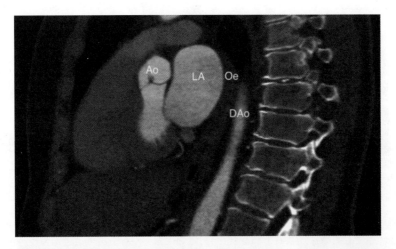

图 2.6　CT 显示食管邻近左房后壁。侧位图显示升主动脉(Ao)位于左房(LA)之前,食管(Oe)位于左房后壁之后。图中还可见降主动脉(DAo)。

要<30s。术后可以常规给予质子泵抑制剂,减少胃酸反流对食管的影响。

冠状动脉损伤

　　冠状动脉损伤常发生于消融导管紧邻冠状动脉所在的区域,如位于主动脉窦时。其他消融时紧靠冠状动脉或其分支的区域包括:冠状窦(图 2.7)、心大静脉、下腔静脉-三尖瓣关键峡部(CTI)、二尖瓣环、左心耳基底部或心外膜。

　　沿二尖瓣环和三尖瓣环进行旁道的心内膜消融,发生冠状动脉狭窄的风险很低。当消融冠状窦近端区域时,如后间隔旁道的相关位置、慢径路所在的区域和局灶性房性心动过速时,消融风险可能会增加。右冠状动脉的后侧支或回旋支经常与冠状窦近端区域毗邻,可能更接近于冠状窦的前壁和下壁。在此部位进行消融治疗时,应考虑行冠状动脉造影检查,明确冠状动脉的具体位置,确保消融导管和冠状动脉之间的距离最小为 5mm。

　　瓣环起源的室性早搏进行心外膜侧消融时,消融导管位于心脏静脉远端,此时也可能会导致冠状动脉损伤,也应密切关注消融导管与冠状动脉之间的距离。

　　心外膜消融目前越来越广泛,特别是对非缺血性 VT 的消融,部分缺血性 VT 也可进行心外膜消融。这些病例进行心外膜消融前,应进行冠状动脉 CT 或冠状动脉造影检查。

电离辐射的重要说明

　　电离辐射可导致 DNA 分子损伤。在电生理研究室中,电离辐射的剂量单位是戈(瑞)(Gy)或希(沃特)(Sv)。1Gy 的定义为 1 千克物质吸收 1 焦耳电离辐射的吸收剂量。等效剂量的 Sv 是以 Gy 为单位的吸收剂量乘以辐射权重因子。辐射源不同,权重因子不同,X线的权重因子为 1。当辐射主要暴露于身体的某些部位时,可以进一步修正以计算有效剂量。降低辐射剂量至合理有效辐射剂量(ALARA radiation doses)是非常重要的。可以通过尽可能低地降低帧率、最大程度减少透视时间、采集最少的电影图像来实现。三维标测系统的进展,已经使消融手术能够有效减少透视时间,特别是在复杂心律失常的消融中。

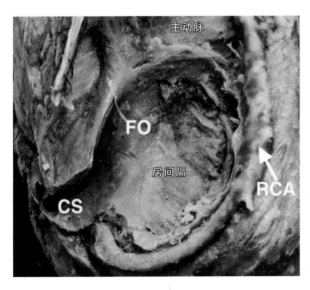

图 2.7　解剖图显示右冠状动脉(RCA)邻近冠状窦(CS)。右冠状动脉起源于主动脉根部右侧冠状窦,沿右侧房室沟向前向下走行,最终走行至冠状窦(CS)近端附近。该区域与冠状窦近端毗邻。图中还显示右室流出道(RVOT)和卵圆窝(FO)。(见彩图)

镇静药物和麻醉药物的应用

对镇静和麻醉药物的需求根据所执行的消融手术的精细程度而有所不同。在电生理检查中，常规给予最小剂量的镇静药物用于抗焦虑，较大剂量的镇静药物可能会减少心律失常的诱发，特别是在肾上腺素敏感的局灶房性心律失常和流出道心动过速。中等剂量的镇静一般应用于消融术中，特别是进行解剖学损伤消融的病例，如下腔静脉-三尖瓣峡部消融。对于 AF 或复杂 VT 的消融，可能需要中等至深度镇静或全身麻醉。在这样的病例中进行全身麻醉有一些潜在的优点，如减少患者的不适感和躁动，有利于进行三维标测和经食管超声的可视化操作。需要注意的是，进行膈神经夺获评估时尽量减少麻醉药物的剂量。

电生理研究室中应用的苯二氮䓬类药物和阿片类药物有抗焦虑作用和部分失忆效应。如果准备使用这些药物，最好是先在术前低剂量应用以评估对患者的影响。所有接受静脉镇静剂的患者，术前都应进行患者病史和快速气道评估。理想情况下，应该有麻醉师的参与。最好有专人负责在手术全程监测患者的呼吸频率、血氧饱和度、心率和血压等生命体征。术后对所有患者仍要对严密的监护，直到重要生命体征参数恢复到正常范围内。

电生理研究室中，最常用的苯二氮䓬类药物是咪达唑仑和地西泮。这两种药物均可在手术中应用，但咪达唑仑作用时间更短，可应用于老年人或心脏输出减少、呼吸抑制、肝脏和肾脏损伤的患者中。

大多数成年人咪达唑仑的初始剂量为 0.03~0.07mg/kg，推注时间为 2 分钟，如果需要，首次给药 3 分钟后可重复给药，但给药的剂量为初始剂量的 25%。总体上，手术全程的总剂量不应超过 10mg。

与地西泮相比，咪达唑仑对室上性心动过速诱发的抑制作用较小。除了严重深度镇静的患者，不需要常规应用苯二氮䓬类拮抗剂（氟马西尼）。初始剂量为 15 秒内给予 0.2mg，45 秒后再给 0.2mg，每分钟最多给予 1mg。应严密监测患者 2 小时，确保在拮抗药物作用消失时，本身的镇静作用也消失。

芬太尼是一种有效的阿片类药物，与苯二氮䓬类药物联用时，初始剂量为 0.5μg/kg，单独应用时初始剂量为 2μg/kg。15 分钟后可再次评估效果，如果需要，则还可以再加用初始剂量的 25%。整个作用时间为 30~60 分钟。如果与苯二氮䓬类药物联合应用，则芬太尼可能会导致呼吸抑制，因此需要常规进行监护。芬太尼的作用可被纳洛酮部分逆转，纳洛酮应用剂量为 0.1~0.2mg，推注时间为 2 分钟。

丙泊酚也常用于电生理研究室中。医生用药的权限取决于该国相关的法律程序。丙泊酚常规剂量是 3~5 分钟内给予 0.5mg/kg。如果需要，则可进一步给予 5mg 静脉推注。丙泊酚对心律失常诱发没有明显的电生理效应。

罕见情况下，更高剂量的应用和长时间应用可能会发生丙泊酚注射综合征。这可能是线粒体呼吸链抑制或脂肪酸代谢受损所致，表现为急性难治性心动过缓引起的心脏无收缩，伴代谢性酸中毒、横纹肌溶解、高脂血症或脂肪肝。心电图表现为胸前导联呈弓形 ST 段抬高伴右束支传导阻滞。针对这种情况，唯一有效的治疗方法是血液透析或心肺功能支持下的血液灌流。

围术期的抗凝治疗

大多数的右侧消融不需要抗凝治疗。有些术者选择给予低剂量肝素抗凝,以降低术后深静脉血栓形成和肺栓塞的风险。对于左侧消融,静脉注射肝素使活化的凝血时间(activated clotting time,ACT)>350s。已经进行口服抗凝药治疗的患者,是否继续用药、终止或桥接肝素治疗,都取决于对血栓栓塞和出血风险比的评估。

接受房颤消融的患者出现血栓栓塞的风险明显增加,主要是由 Virchow 三要素中的所有因素、左房消融术中和房颤转复为窦性心律时潜在的血栓形成共同造成的。术前是否需要抗凝治疗取决于患者的 CHADS2VASC 评分。如果评分为 0,消融术前一般不需要抗凝治疗,但在所有其他情况下,建议常规术前抗凝至少 4 周[2](表 2.2)。

即使 CHADS2VASC 评分较低的患者,术后血栓栓塞的风险也会增加。这是由于消融术后出现内皮损伤和左房潜在的机械功能紊乱所致。如图 2.8 所示,消融导管、标测导管、导丝的操作时,可能会使内皮损伤和 XII 因子激活,导致内源性凝血途径的激活和组织因子的激活,而组织因子进一步激活外源性凝血途径。因此,左侧消融需要进行肝素化治疗,可使活化凝血时间(ACT)达到 350 秒[2],即便患者已经接受口服华法林治疗。对肝素过敏的患者,可以考虑比伐卢定。

建议术后口服抗凝药物治疗持续至少 8 周,血栓栓塞风险较高的患者需要长期应用[2]。

与桥接肝素治疗相比,是否继续口服抗凝治疗,很大程度上取决于术者和所在中心的经验。据报告,AF 消融中持续应用华法林抗凝治疗的效果可能优于肝素桥接治疗,其血栓栓塞、心包渗出和大出血的发生率较低[27]。AF 消融时,持续进行直接口服抗凝药治疗的临床数据有限,但考虑到直接口服抗凝药的半衰期较短,术前最短时间内中断直接口服抗凝药的治疗似乎是有效的,特别是术前已经进行食管超声检查(transesophageal echocardiogram,TEE)明确无血栓存在的情况下。一般情况下,如果患者肾功能正常,可在术前 24 小时给予最后一次口服抗凝药,术后拔除鞘管后 4 小时可以开始第一次口服抗凝药治疗。

表 2.2　华法林和直接口服抗凝药的药理学特性

药物	作用机制	达峰时间(h)	半衰期(h)	肾脏清除率(%)
华法林	维生素 K 拮抗剂	96~120	40	0
达比加群	直接凝血酶抑制剂	1~2	12~17	80
利伐沙班	Xa 因子抑制剂	2~3	7~11	33
阿哌沙班	Xa 因子抑制剂	1~2	12	25

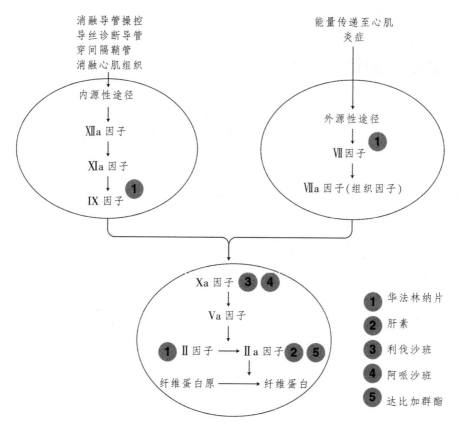

图 2.8　消融导管、鞘管和导丝的操作对凝血级联反应和药理学干预的影响。

电生理研究室的设置

　　电生理研究室包括:电生理记录系统、程控刺激仪、能实施灌注消融的射频能量仪、电解剖标测(electro-anatomic mapping,EAM)系统、冷冻消融系统,以及连接这些系统的线缆和接口。此外,还需要有心肺复苏系统(至少一台除颤仪,具备快速二次除颤功能;通气设备)以及影像设备用于图像采集(图 2.9)。

腔内电图的产生:放大和滤波

　　腔内电图上的心脏电信号通常振幅<5mV,在瘢痕组织中振幅更低至 0.01mV。为了使这些电信号显示清楚,需要进行放大和滤波。在滤波之前,信号可以放大至 10 000 倍。

　　放大的信号随后通过一个高通滤波器,在此高频率的信号可通过,设定频率以下的信号则被滤除。体表心电图的高通滤波可以设置非常低,仅为 0.05Hz,因此大范围的低频信号可以通过。双极心内电信号设定值高达 30Hz 以上,可以较大范围地滤除因导管移动、远场电位或呼吸改变产生的低频信号。

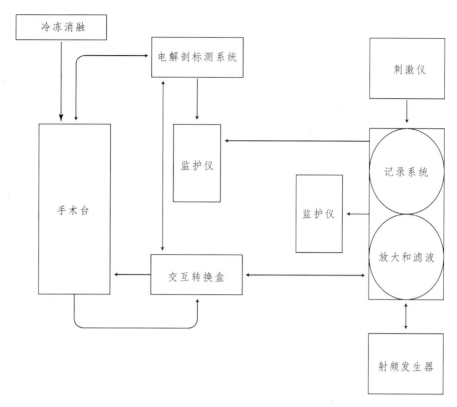

图 2.9　图示为经典的电生理研究室设置。

单极心内电信号形态更接近体表心电图，设定值也为 0.05Hz，或者关闭。

信号经过一个隔离的放大器，将患者本身产生的电流进行隔离，随后通过低通滤波器进行传递信号。在此，低频信号通过，而高频信号同时被滤除。双极心内电图、滤波和未滤波的单极电图设定值通常为 300Hz，体表心电图信号设定值为 100Hz（图 2.10）。

此外，大部分电生理系统都有切迹滤波功能，能够滤除电信号频率范围内特定频率的信号。欧洲通常设定为 50Hz，北美通常设定为 60Hz，目的在于排除设定范围之外的干扰信号。这同样存在一些潜在的缺点，包括某些电图如肺静脉电位幅度的减小，以及增加干扰的可能性。

电解剖标测系统有其固有可程控的高通和低通滤波功能，能够进行调整，通常腔内电图设定值为 30~500Hz。对于单极电图，通常将低通设定为最小化或关闭，以减少信号的伪差。如果单极信号的标准化设置持续开启，则信号上通常会出现伪 R 波。

尽管能够对信号进行滤波，但首先将噪声降低至最小才是最佳方法。噪声的来源包括：研究室内其他设备产生的直接电干扰、其他设备的漏电流，以及传递信号的电缆与其他电缆相互偶联。因此，电生理研究室设计时第一位要考虑的是，不能将传递信号的电缆和其他电缆放在一起。漏电流是与患者连接导线电极总的电流，通过患者传导到地面，通常 <10μA[28]。累积的漏电流通常会产生很大的电学干扰，必须进行滤除。

消融时产生的噪声，通常是由于远端电极的起搏功能开启，同时消融功能也开启。远

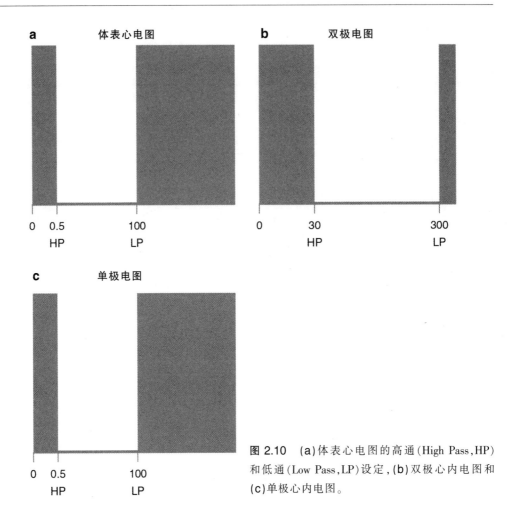

图 2.10 (a)体表心电图的高通(High Pass,HP)和低通(Low Pass,LP)设定,(b)双极心内电图和(c)单极心内电图。

端和近端电极之间轻微的电流差异会形成噪声,甚至在还没有进行起搏标测时,就已经出现了噪声。

其他潜在的原因还包括:消融导管或电缆的问题、消融脚板的问题和背部电极贴片上凝胶不足的问题。

电图信号:单极和双极

心肌细胞之间不同阶段动作电位发生的电压梯度引发了心电信号。单极电图是一种放大的心电信号,记录的是导管远端(+)和Wilsons中心末端(−)之间的电位差,其实质是两个间隔很远区域之间的双极信号。因此记录了近场电位和远场电位,而远场电位会使近场电位受到干扰而失真。

双极电信号是两个极间距非常靠近的电极记录的放大电信号。通常远端电极为负向,近端电极为正向。双极电图受波阵方向的影响,而与之相关是电极的方向、电极的极间距和电极的设置,在临床实践中,双极电图更有用。

　　单极电图和双极电图电信号均可用于心脏标测,例如,对心动过速出口部位和旁道部位的标测,如果单极电图出现深 Q 波而没有 R 波,则提示导管位于激动附近[29]。但对局灶电位的定位并不完美。如图 2.11 所示,对左室下壁起源的室性早搏的标测中,在消融导管单极电图中可以看到深 Q 波而没有 R 波,这个单极电图电信号较体表 QRS 波并不明显提前。尽管是心内膜面最早的单极电信号和双极电信号,但局灶电位却定位于心外膜面。

射频的产生和消融

　　射频(radiofrequency,RF)是产生消融损伤最常用的能量源。射频发生器产生频率为500~1000KHz 的连续正弦波,在导管头端和皮肤表面的电极贴片之间传递。消融导管头

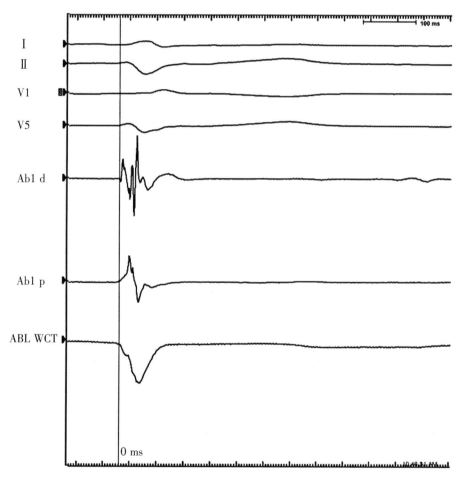

图 2.11　起源于左室下壁的室性早搏。双极电图和单极电图电信号与体表 QRS 波平齐。单极电图没有 R 波,只有深 Q 波。这提示激动从消融导管头端电极发出,但事实是该电信号并不早,提示这并不是室性早搏的起源位点。在左室下壁的心外膜面进行标测,发现局部电位提前 20ms。Abl d,消融导管远端电极记录的双极电图;Abl p,消融导管近端电极记录的双极电图;ABL WCT,消融导管远端电极到 Wilson 中心末端记录的单极电图。

端和分散的电极贴片之间存在表面积差异，最大阻抗热损伤区与电流密度直接相关，通常在导管头端 2mm 范围内。由于血液比心肌电阻低，因此大部分能量损失在血液中。

余下的大部分消融损伤是由热传导形成的。能量按公式 $1/r^4$ 减少传递，r 是到最大阻抗热损伤区的距离。损伤的范围随温度升高而增加。通常，不可逆的损伤发生在 50℃ 或以上。如果电极–组织间的温度升高超过 100℃，则电极头端会与组织紧密贴合形成凝结物，同时会听到局部汽化的爆破声(pop)。

射频消融的实际阻抗取决于与导管头端接触的组织、温度、身体特征、导管特性、电缆特性及参考电极贴片。在传递能量的过程中，为了使组织形成损伤，通常需要将阻抗下降至少 10Ω。如图 2.12 所示，阻抗突然升高，往往提示局部汽化阻滞和潜在的穿孔。

整合至导管头端的热电偶功能能够测量温度。在温度指导的消融中，消融电极的温度在消融开始时进行设定，自动调节功率输出以达到目标电极温度 55℃~70℃。消融也可以设定为功率控制，射频能量释放直至到达目标功率。

消融损伤直径大约为 5mm，使用更大直径消融导管或额外使用灌注导管(冲刷导管头端以降温)可以达到更大的消融损伤直径。

冷冻消融

冷冻消融技术已经应用于解剖位靠近致密房室结的慢径路和旁道，同时也应用于肺静脉隔离(pulmonary vein isolation，PVI)中。在这些部位中进行冷冻消融有其优势：冷冻消融后，损伤形成最初阶段有一定程度的可逆性，特别是在消融温度为–25℃~–10℃ 时。

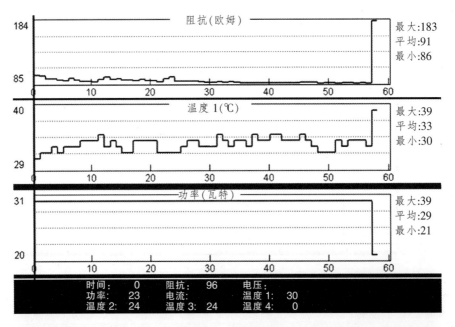

图 2.12　4mm 灌注消融导管对左房进行射频消融。导管头端与心内膜间阻抗和温度突然升高，导致局部汽化的爆破声。

靠近致密房室结的结点和旁道消融存在房室阻滞的风险，因此冷冻消融具有潜在的优势。温度低于–50℃时，组织会形成永久性损伤。

冷冻消融过程中，导管与组织贴靠紧密，导管稳定性增加。

冷冻消融的理念基于导管贴靠心内膜表现的局部低温，这个过程有三个生物物理阶段。

1. 冻结–解冻期

消融开始即刻发生，开始的几分钟是可逆的。当温度下降低于–15 ℃时，显微镜下可见细胞外冰晶开始形成。当温度下降低于–40 ℃时，细胞内冰晶逐渐形成。其结果是细胞外离子浓度升高，形成高渗环境，细胞内液体移至细胞外，细胞内 pH 值下降导致线粒体损伤。微循环血管进行性收缩，进一步导致局部组织损伤。局部冷冻完成后，发生被动复温（即解冻），使冰晶融合，更进一步加重细胞损伤，导致血小板聚集、微血栓形成，进而导致微血管闭塞。

2. 出血–炎症期

随着解冻的继续，微血管变化导致局部组织充血和水肿，伴微观下的出血改变和炎症。这些往往发生在解冻过程的 48 小时内，并可能持续 1 周。

3. 组织替换–纤维化期

冷冻消融损伤后 1 周内或最多 3 个月内，损伤周围组织发生纤维化改变和细胞凋亡。新生血管形成和胶原重塑发生，直至最终形成纤维化瘢痕。

消融导管

消融导管以最简单的形式释放能量到心肌组织，同时反馈组织温度和阻抗。导管头端电极的大小和灌注消融的方式各不相同。一些导管还能够提供反馈接触力数据。大多数可用导管是金属铂头端，其他材料如黄金头端导管也已研究，并且试验初步证明了其有效性。

消融导管的大小

消融导管头端电极越大，与血液的接触面积就越大，而不是与心肌的接触面积大。如图 2.13 所示，由于血液流动的冷却效应，以相似功率进行消融，导管头端的直径越大，产生的消融损伤越小[30]。因此，需要更高的消融功率以达到目标温度，产生更大的损伤范围。导管头端电极越小，电图分辨率越高。

房颤消融中，导管头端电极越大，消融次数也越少，透视时间也越少[31]。

导管头端电极越小，腔内电图分辨率越高。总体而言，在房扑消融中，应用头端更小的灌注导管消融有效性更高。导管头端测量的温度并不是衡量组织温度的一个好的指标。

灌注

在开环灌注模式中，盐水冲刷消融导管，使导管头端冷却，降低导管头端的温度，进而达到局部更深的损伤，并减少焦痂形成、降低血栓形成的风险。如图 2.14 所示，与无灌

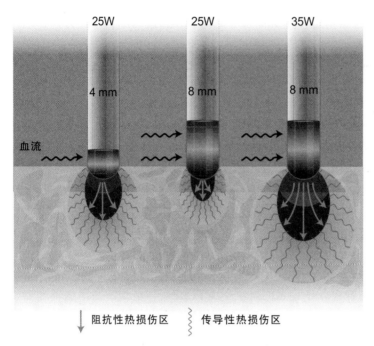

图 2.13　消融导管头端大小对消融损伤的影响，主要包括阻抗性热损伤区和传导性热损伤区。导管头端电极表面积越大，血液流动引起的能量损失也越大，需要更高的功率才可以达到目标消融损伤范围。

注导管相比,灌注导管在更短的时间内形成了更大的消融损伤。使用相同功率和头端大小的导管,灌注导管消融形成更大的灌注损伤(图 2.15)。温度反馈并不可靠,因此消融应设定为功率控制模式。

灌注导管消融损伤面积更大,但消融时间需要超过 60s,因此应考虑将消融时间适当延长。

应根据功率的不同改变灌注的速率。

通常推荐标测时灌注速率为 2mL/min,消融时灌注速率为 17mL/min,功率<30W;灌注速率为 30mL/min 时,功率应≥30W。

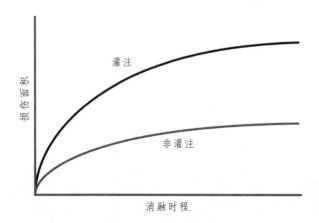

图 2.14　图示随时间延长,灌注导管与非灌注导管的消融损伤面积。与非灌注导管相比,灌注导管在更短的时间内形成更大的消融损伤面积。

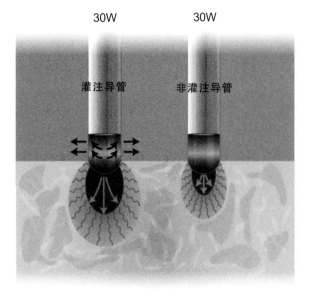

30W   30W

灌注导管   非灌注导管

↓ 阻抗性热损伤区   〰 传导性热损伤区

图 2.15　图示电极头端大小和功率均相同的情况下,灌注导管对损伤面积的影响。

压力触控导管

　　导管头端和心内膜面的接触压力和方向能提供有价值的信息,即是否射频消融能量对组织有明显影响,而不是对局部的血流有影响。已经证明,导管头端与组织贴靠不良,会导致 AF 再发的概率明显升高[32,33]。导管头端与组织贴靠过度,可导致穿孔。目前有两种不同的市售压力触控导管,相关的技术功能不同。

　　Smart Touch 导管(ⒸBiosense Webster,Inc)见图 2.16。这是一个 7.5F 灌注导管,头端直径 3.5mm,由一个电磁发射机通过一个弹簧连接至导管的主体,可将导管头端相对于导管柄的方向数据直接传入处理单元进行分析。导管柄中还有三个感应器,用来测量导管接触组织的压力。感应器只能记录每隔 50ms 最小至 1g 的压力变化,但每隔 1s 可以显示导管与组织接触的平均压力[34]。

　　通过 Carto 3 系统中的 Visitag 软件,可以程控最小的接触压力、压力接触的时间、导管的稳定性、功率、阻抗以及温度的变化,设定能够显示损伤最小的标准。当导管通过鞘管时,可以通过一个导引装置保护导管头端的电极敏感性。导管进入血液中至少 15min后,此时导管与其他任何心脏结构没有接触时,可以获得零基线参考值(图 2.16)。

　　Tacticath 导管(St. Jude Medical,Cardiology Division,Inc.,Plymouth,Minnesota)是一个 7.5F 单向灌注导管,头端直径 3.5mm,头端内置一个三轴光导纤维敏感器,见图 2.17。每隔 100ms 测量一次接触压力,实时显示,并显示压力接触时间间期(force time interval,FTI),有助于指导消融。应用 Tacticath 导管进行房颤消融时,如果接触压力>20g,则肺静脉隔离效果较好,如果接触压力<10g,则可能肺静脉隔离效果较差,将来房颤再发概率增高[32]。目标压力 20g、至少 10g 消融,最小的压力时间指数>400g,有助于增加左房透壁损

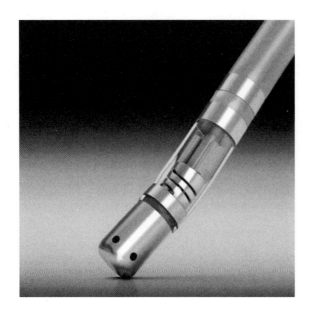

图 2.16 图示 Smart Touch 导管的远端部件。(©Biosense Webster, Inc)

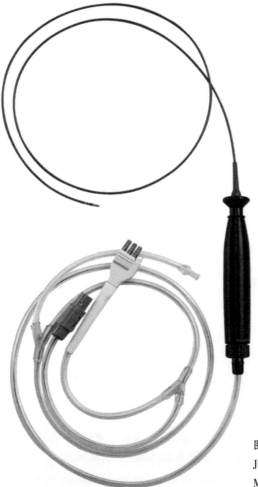

图 2.17 图示 TactiCath 导管及其连接单元。(St. Jude Medical, Cardiology Division, Inc., Plymouth, Minnesota)

伤的成功率[33]。

血管入路

电生理导管主要通过中央静脉置入心脏的相关部位,通常采用股静脉入路,还可选择颈内静脉和锁骨下静脉入路用于冠状窦导管的置入。

股静脉插管术

股静脉入路是电生理手术最常用的入路。先触及股动脉,然后在股动脉内侧完成插管操作,并保持位于腹股沟韧带以下的部位进行插管。如果在腹股沟韧带以上的部位进行插管操作,可能会导致术后压迫止血困难,腹膜后出血的风险增大。通常在股静脉置入最多3个电生理检查导管,保证导管之间有一定的间距,但有时根据患者股静脉粗细的情况进行综合选择。如果没有潜在静脉闭塞的风险,则也可在左侧股静脉进行插管操作。

股动脉入路通常用于进入左心室,特别是对左室流出道局灶性心动过速进行消融时。左室 VT 和左侧游离壁旁道的消融,通常也采用股动脉入路。插管操作时,一定要注意加大股静脉和股动脉穿刺点的距离,尽可能减少出现动静脉瘘的风险。右侧股静脉和

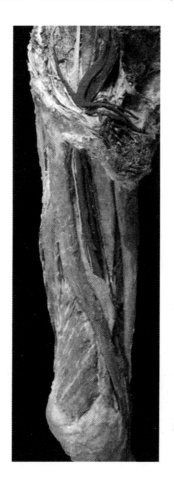

图 2.18 解剖图显示股静脉(蓝色)、股动脉(红色)和股神经(黄色)相互之间的解剖学关系。(见彩图)

股动脉的解剖学关系可见图 2.18。

锁骨下静脉/腋静脉

　　腋静脉向上、向内走行,穿过第一肋骨前部,与头静脉合并形成锁骨下静脉。CT 扫描显示左侧腋静脉和锁骨下静脉的走行,见图 2.19。局部浸润麻醉后,穿刺针指向锁骨内 1/3 与锁骨其他部位交界处,轻微偏深部穿刺。穿刺点位于第一肋骨的上侧。X 线影像有助于判断进针的位置。如果穿刺针未见回血,则向轻微更偏深部穿刺。如果穿刺针没有穿过第一肋骨内侧,或通过第二肋间隙深至第一肋骨侧,则气胸应该不会发生。还可以通过静脉造影明确最佳穿刺位置。锁骨下静脉较颈内静脉穿刺的优势在于静脉不会塌陷,肋锁韧带和锁骨周围软组织附着而保持静脉开放。因此,锁骨下静脉穿刺位(Trendelenberg 位)不需要增加静脉开放,而静脉开放通常会增加空气栓塞的发生率。锁骨下静脉和腋静脉交界处,锁骨下动脉明显位置靠后,较锁骨下静脉轻度偏上。锁骨下静脉和锁骨下动脉通过前斜角肌分开,厚度为 1~1.5cm,能够减少锁骨下动脉意外穿破的风险。斜角肌并不是横向分布的,动脉穿破的风险在更偏侧位穿刺时增加。锁骨下静脉和腋静脉交界处更靠内、后为肺的顶部胸膜区域。因此如果采用更靠内侧的穿刺方法,需要保持穿刺针尽可能水平,仅轻度增加穿刺深度即可。由于胸腔呈圆锥形,因此更靠下的穿刺更可能刺破胸膜和肺。

颈内静脉

　　颈内静脉插管有时有助于冠状窦导管的放置。浸润性局部麻醉后,在 Sedillot 三角区的尖端进行 Seldinger 插管技术。这个三角区内侧以胸锁乳突肌的胸骨头侧为界,外侧以

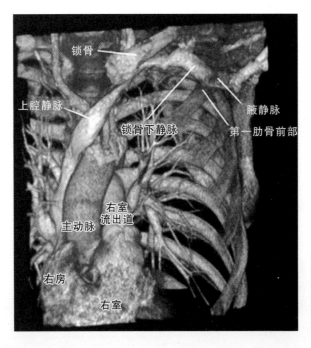

图 2.19　CT 扫描显示左侧腋静脉和锁骨下静脉的解剖学走行。腋静脉走行于第一肋骨的前部,朝向锁骨。在内侧腋静脉移行为锁骨下静脉,汇入上腔静脉。图中还可见升主动脉。(见彩图)

胸锁乳突肌的锁骨头侧为界，下方以锁骨的中内 1/3 为界。如果这些解剖标记不是很明确，可以通过暂时性颈部弯曲暴露这些解剖标记，有利于精确定位穿刺点。如果患者处于全身麻醉下，先触及气管，然后在气管的靠外侧触及胸锁乳突肌的胸骨头端，进入三角区的凹陷处。穿刺前可触及颈部动脉搏动，但不要在穿刺同时触及颈部动脉，这样经常会压迫颈内静脉，使其塌陷。颈动脉走行于颈内静脉靠内、后侧，有时仅在颈内静脉后侧。过度向对侧旋转头部（超过 45°），会导致颈动脉更偏向外侧而位于颈内静脉之后。

颈内静脉通常位于三角区顶端皮下 1~2cm 深的部位。穿刺针应以 45°进针。进针超过 2cm 会增加气胸的风险。超声有助于区别颈内静脉和颈内动脉。颈内动脉通常位置更靠内侧、更深，不会塌陷，可见搏动。右侧颈内静脉的解剖见图 2.20。

电生理导管和放置

电生理导管一般由金属铂的头端和覆盖聚氨酯的柄组成。根据以下指标进行分类：导管柄的直径、用于记录和起搏的电极数量、电极间距和弯曲的能力。消融导管通常根据以下指标进行分类：弯曲度、导管头端的长度、灌注能力和测量接触压力的能力。

电生理导管的外径测量单位为 French（Fr），1Fr 为 1/3mm。如果将 Fr 转换为毫米（mm），则需要除以 3。大部分电生理诊断导管为 5Fr 或 6Fr。记录和起搏的电极数量为 2~20 个。通常，四极导管放置于右房、希氏束和右室，十极导管放置于冠状窦。如果需要，在下腔静脉–三尖瓣峡部消融时，将二十极导管置于右房标测激动顺序。

可弯曲导管更容易放置到位。

电生理检查中，高位右房电极导管通常放置于右房高位后侧壁，此处为右房和上腔

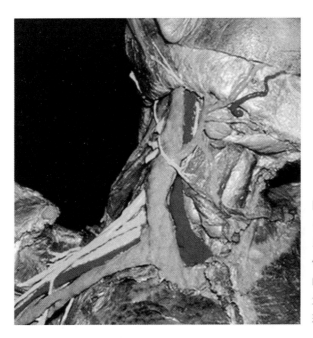

图 2.20　解剖图显示位于右侧颈总动脉（红色）与颈内静脉（蓝色）的解剖学关系，即右侧颈内静脉位于右侧颈总动脉的外侧。右侧颈内静脉走行于右侧锁骨下动脉的前侧与右侧锁骨下静脉汇合，共同形成无名静脉。右侧臂丛神经显示为黄色。（见彩图）

静脉的交界处,靠近冠状窦。也可将导管置于右心耳处。不可弯曲的四极导管完全能进行高位右房的放置。通常在 RAO 位和 LAO 位下放置高位右房导管。

右室导管最佳位置为右室的基底部或间隔部。可以将其靠近希氏束放置,用于记录希氏束电位和心室电位。在 RAO 位或 LAO 位下,从右室后撤导管并顺钟向旋转可使导管指向间隔部。

冠状窦导管最初置于右房,然后在 LAO 位下,顺钟向旋转前进至更靠后侧的冠状窦窦口。另一种方法是,冠状窦导管先置于右室,然后同样在 LAO 位下,后撤并顺钟向旋转到位。电生理导管的放置见图 2.21。

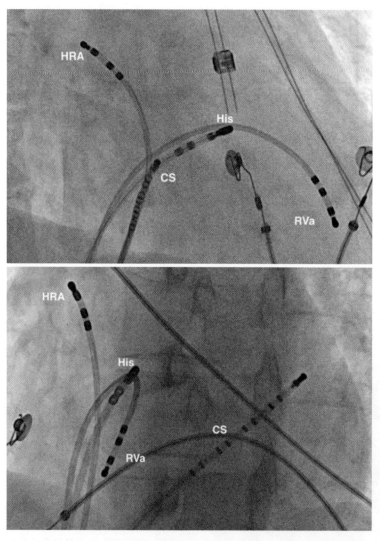

图 2.21 X 线影像 RAO 位 30°(上图)和 LAO 位 30°(下图)显示电生理导管在高位右房(HRA)、冠状窦(CS)、希氏束(His)和右室心尖部(RVa)的位置。

基本电生理测量

窦房结恢复时间(sinus node recovery time,SNRT)

　　SNRT 测量的基本原理是超速抑制，即在窦房结附近以略快于窦性心律的频率起搏,测量最后一次起搏心律至恢复的第一个自主窦性心律的间期。起搏周期为 600/500/400/300/200ms,起搏时间为 30s,分别进行超速抑制起搏。如图 2.22 所示,测量最后一次起搏心律至恢复的第一个自主窦性心律的间期。起搏后,窦性心律恢复间期长于基础窦性心律间期，一般经过 5~6 次心搏后才能恢复正常窦性心律。延长的窦性心律恢复时间>1500ms 为异常。以较快频率起搏时,不是每次都能起搏成功,因为窦周细胞间歇性出现传入阻滞,不是每一次起搏电激动均可以使窦房结除极。SNRT 同样取决于基础窦性周期,如果基础窦性周期偏长,则 SNRT 偏长,如果基础窦性周期偏短,则 SNRT 也偏短。为了精确反映 SNRT，目前采用校正的 SNRT 公式，即 cSNRT=SNRT−BCL。cSNRT⩾525ms,则考虑为异常。

窦房传导时间(sinoatrial conduction time,SACT)

　　窦房传导时间为窦房结到心房组织的传导时间。将导管置于窦房结附近以略快于窦性心律的频率进行起搏,仅起搏一次心搏,避免超速抑制。如图 2.23 所示,测量最后一次起搏心搏至下一次窦性心搏之间的间期,也称为返回周长。如果用返回周长减去基础周

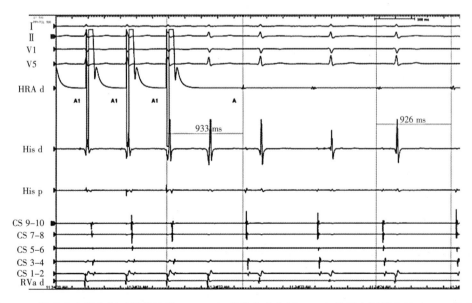

图 2.22　图示窦房结恢复时间的计算。HRA d,高位右房电极;His d,希氏束远端电极;His p,希氏束近端电极;CS 9-10,冠状窦近端电极;CS 1-2,冠状窦远端电极;RVa d,右室心尖部电极;A1,起搏心房搏动;A,起搏后自主的窦性心搏。

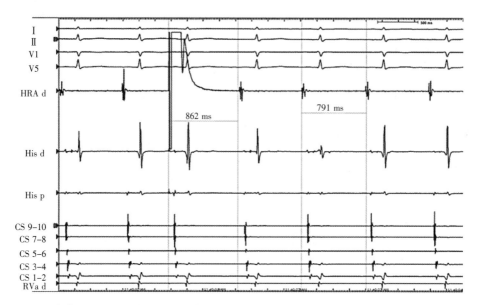

图2.23　窦房传导时间的计算。HRA d,高位右房电极;His d,希氏束远端电极;His p,希氏束近端电极;CS 9-10,代表冠状窦近端电极;CS 1-2,冠状窦远端电极;RVa d,右室心尖部电极。

长,则剩余的间期等于传导进出房室结的总时间。因此需要再除以2来计算SACT。正常SACT为50~125ms。

房室传导时间(AH和HV间期)

　　AH间期为His电极上记录的局部心房电信号到His电信号起始部的距离,代表房室结的传导时间(图2.24)。正常的间期为50~120ms。AH间期延长考虑为本身的房室结功能紊乱,可能的原因包括:迷走张力的增高或抗心律失常药物的作用。AH间期缩短有时自主发生,或为交感神经刺激的效应。

　　HV间期为His电极上记录的局部His电信号起始部到体表心电图最早的心室电信号之间的距离(图2.24),通常反映希氏束近端、希氏束分支和浦肯野纤维的传导时间。正常的间期为30~55ms。自身的希氏束传导功能紊乱或抗心律失常药物均可延长HV间期。短HV可发生于旁道传导,经旁道传导有时HV间期为负值。在旁道传导存在时,HV间期并不是反映希-浦系统的传导,而是反映旁道的传导,因此并不是真正的HV间期。

　　值得注意的是,不要混淆右束支电图和希氏束电图,如果混淆,会导致人为因素引起的HV间期缩短。

不应期(AERP,AVNERP,VERP,VAERP)

　　电生理检查时,需要记录有效不应期(effective refractory period,ERP),其定义为以两倍舒张期阈值起搏,起搏刺激不能激活心肌的最长偶联间期。

　　如图2.25所示,ERP的测量需要连续8个起搏刺激,紧跟一个偶联间期逐渐缩短的期外刺激来完成。正常心房ERP为170~300ms,正常心室ERP为170~290ms[35]。评估房

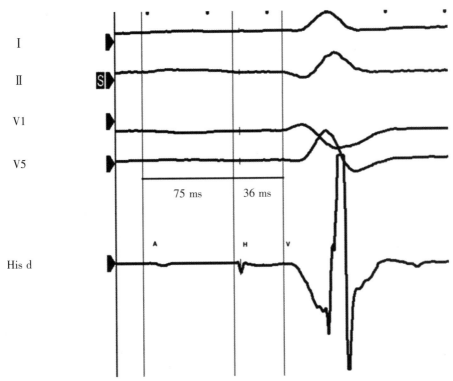

图 2.24　测量 His 电图上心房电信号起始部至 His 电位起始部之间的距离为 AH 间期(75ms)，测量 His 电位起始部到体表心电图心室激动起始部之间的距离为 HV 间期(36ms)。His d，希氏束远端电极。

室结不应期时，以测量 AERP 时同样的方式进行起搏。在心房递减期外刺激时，AH 间期逐渐延长，HV 保持不变。正常 AVNERP 为 230~425ms[35]。

房室文氏点(AV Wenckebach point)

　　如图 2.26 所示，以逐渐缩短的周长递减心房起搏直至房室阻滞。房室文氏点定义为引起房室阻滞的最长心动周期。测量文氏点，可以评估房室结的传导功能。

基本电生理检查

　　电生理检查需要的导管数量和导管放置的位置，根据需要有所不同。大部分电生理检查需要将一根四极导管置于高位右房，另一根导管置于右室间隔部，一根十极导管置于冠状窦。右室四极导管有时可用于记录 AH 间期和 HV 间期。

　　以略快于窦性心律的稳定频率，从右室间隔部起搏，观察 VA 传导，如果存在 VA 传导，则可见心房激动顺序。如图 2.27 所示，递减 VA 传导时，先激动右室前壁和间隔部，通常提示 VA 结性传导，但不容忽视的是，前间隔旁道递减性逆传与之类似。递减性传导时，无法看到逆传现象，不能排除 VA 传导，因右室快速起搏可导致束支传导(希氏束下

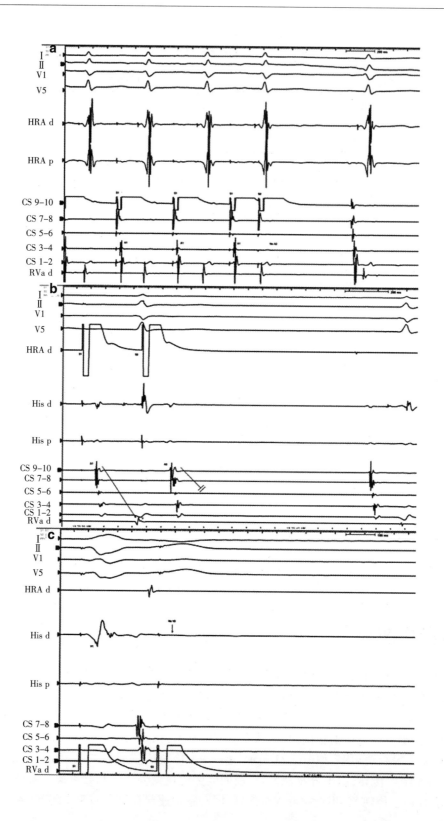

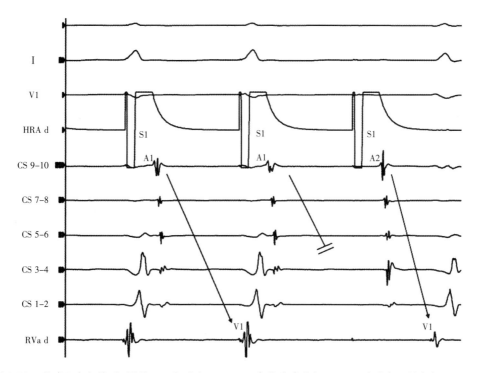

图 2.26　递减心房起搏时,测量 AV 文氏点。HRA d,高位右房电极;His d,希氏束远端电极;His p,希氏束近端电极;CS 9-10,冠状窦近端电极;CS 1-2,冠状窦远端电极;RVa d,右室心尖部电极。

方区域)阻滞。

　　如图 2.28 所示,右室起搏并不总会导致 VA 传导。此时通常提示不存在 AVRT,但最好给予异丙肾上腺素,然后重复右室起搏,此时可观察到 VA 传导。

　　心室期外刺激试验也是连续 8 个心室起搏刺激,紧跟一个偶联间期逐渐缩短的期外刺激,可以用来测量 VERP,并观察逆传电生理特点。

　　高位右房起搏用来评估窦房结功能。心房期外刺激试验用来测量 AERP、AVNERP 和前传电生理特性。

　　图 2.29 显示房室结双径路的 AH 跳跃现象。图 a 显示激动通过房室结快径前传。图 b 显示心房期外刺激偶联间期突然减少 20ms 时,AH 间期增加>50ms,从快径前传突然变为慢径前传。

　　房室结双径路生理性的传导曲线见图 2.30。A1A2 为连续起搏的最后一次起搏心跳

图 2.25　测量心房不应期(a)、房室结不应期(b)和心室不应期(c)。每一次测量均为 S1S1 600ms 起搏,连续 8 次,使心率达到稳定状态,随后给予偶联间期递减的 S2 刺激直至失夺获。图示心房和心室测量时,没有局部夺获。房室结不应期测量时,心房或心室均能局部夺获,直至激动不能通过房室结前传(AVN 不应期)或逆传(VA 不应期)。HRA d,高位右房电极;His d,希氏束远端电极;His p,希氏束近端电极;CS 9-10,冠状窦近端电极;CS 1-2,冠状窦远端电极;RVa d,右室心尖部电极。

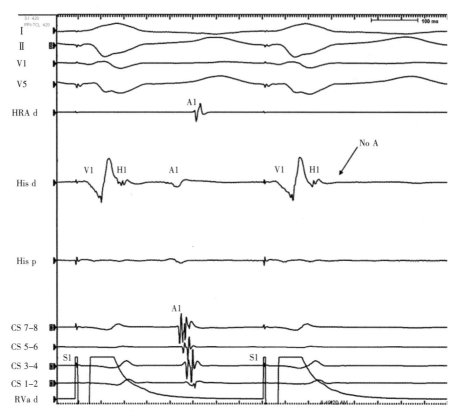

图 2.27 右室心尖部(RVA d)进行递减心室起搏(S1)。左侧第一个起搏刺激从右室心尖部逆传至右束支,激活希氏束。在 His 电极远端(His d)可记录到心室激动(V1)后的小 His 电位(H1),然后可以看到心房激动(A1),His 电极近端(His p)上的心房激动紧随其后。心房激动(A1)从冠状窦近端(此病例为 CS 7-8)向冠状窦远端(CS 1-2)激动。高位右房(HRA d)电极记录的 A1 紧跟在冠状窦电极 A1 波的后面。这种激动顺序为向心性激动顺序,即先激动 His,然后是冠状窦近端到远端,最后是高位右房。第二个右室起搏时,可见 His 激动,但无心房激动。

至心房期外刺激起始部的距离。A2H2 为期外刺激(A2)到 His 激动的距离。心房期外刺激越早,A2H2 则越长,直至出现突然的增加,从 300ms 增加至 350ms,最可能提示激动由快径前传变为慢径前传。

AH 跳跃现象和回波见图 2.31。在这个病例中,跳跃现象提示沿慢径路前传,而心室激动从快径路逆传。

递减心房刺激用来测量房室文氏点。

进一步的心房起搏或有时通过心室起搏诱发心动过速。如果诱发无效,则给予一次或更多次心房期外刺激,或给予递增剂量的阿托品或异丙肾上腺素。

图 2.32 示,心房期外刺激导致 AH 跳跃现象,激动沿慢径路前传,此时心动过速发作,心室激动沿快径路逆传,导致 VA 间期缩短,提示为典型 AVNRT。

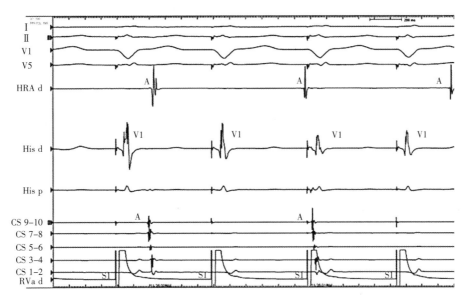

图 2.28　右室(S1)起搏不能侵入希氏束,没有证据显示存在 VA 传导。HRA d,高位右房电极;His d,希氏束远端电极;His p,希氏束近端电极;CS 9–10,冠状窦近端电极;CS 1–2,冠状窦远端电极;RVa d,右室心尖部电极。

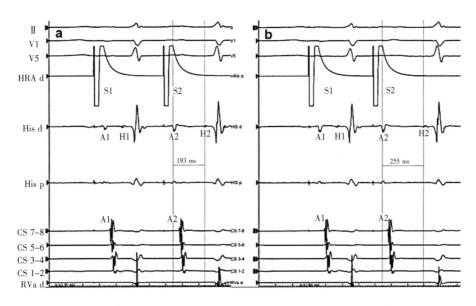

图 2.29　(a)心房期外刺激试验显示通过快径前传。(b)通过慢径前传。以 600ms(S1S1)进行持续起搏。(a)中 S1S2 为 400ms,激动沿快径前传。(b)中 S1S2 为 380ms,此时快径为不应期,激动变为慢径前传。证据为突然的 AH 间期延长>50ms。HRA d,高位右房电极;His d,希氏束远端电极;His p,希氏束近端电极;CS 9-10,冠状窦近端电极;CS 1-2,冠状窦远端电极;RVa d,右室心尖部电极。

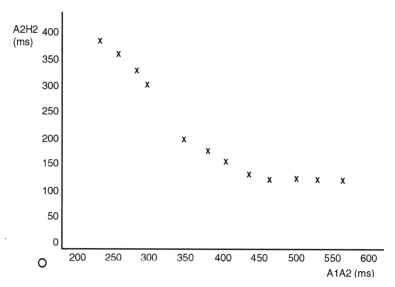

图 2.30 心房超速起搏(A1)后紧跟着逐渐递减的心房期外刺激(A2)。随着 A1A2 间期的缩短,A2H2 逐渐延长。如果 A2H2 突然延长超过 50ms,则提示激动经快径前传变为经慢径前传。

室性心动过速(VT)刺激程序

室性心动过速进行电生理检查的基本原理是,评估可疑 VT 患者将来潜在的风险,通过连续心室起搏刺激,紧跟一个偶联间期逐渐缩短的期外刺激来完成。通常需要在右

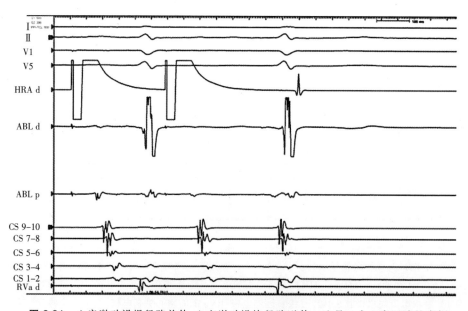

图 2.31 心房激动沿慢径路前传,心室激动沿快径路逆传。这是一个心房回波的病例。

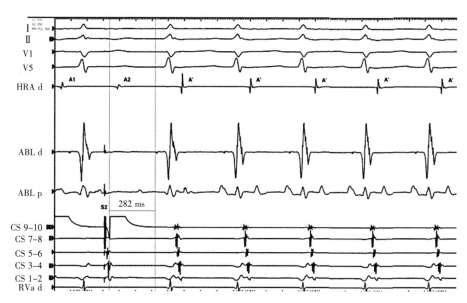

图 2.32　典型 AVNRT 的诱发。冠状窦近端电极进行起搏,S1S1 500ms(图中未显示),S1S2 350ms。AH 间期为 282ms(S2 刺激之前 AH 间期为 200ms,提示 AH 跳跃 82ms),提示激动前传由快径变为慢径,此时心动过速发作。消融导管远端电极(ABL d)置于希氏束部位。冠状窦近端电极上记录激动最早,且 VA 间期明显缩短。总体而言,心动过速的发作和激动顺序均提示为典型 AVNRT。HRA d,高位右房电极; CS 9-10,冠状窦近端电极;CS 1-2,冠状窦远端电极;RVa d,右室心尖部电极。

室心尖部和右室流出道放置一根导管,另一根导管置于右心耳。以 S1S1 600ms 起搏,连续 8 次,跟随一个 S2 刺激,以偶联间期 10ms 递减直至出现心室不应期。然后以超过心室不应期 20ms 的时长进行 S2 起搏刺激,S3 以同样的方式进行起搏刺激。S3 设定为超过不应期 20ms,S1 减少至 400ms, 重复进行刺激。如果 VT 没有被诱发, 则设定 S1 回到 600ms,S2 和 S3 设定为超过不应期 20ms,S4 以上面所描述的相同方式进行设定。

　　然后,S1 减为 400ms。如果 VT 仍没有被诱发,重复之前的刺激程序,同时给予异丙肾上腺素。如果能诱发单形性 VT,则考虑是一个重要的发现,需要和临床 VT 进行形态比较。一例患者 VT 刺激程序为 S1 400ms 起搏,紧跟着 S2S3S4 起搏刺激,见图 2.33。

　　多形性 VT 或 VF 的诱发可为非特异性,与临床表现相关。心室起搏不能诱发长 QT 综合征的尖端扭转型室性心动过速(torsades de pointes),但很容易诱发 Brugada 综合征的多形性 VT。

　　电生理检查诱发的 VT 通常可以被超过 VT 周长 20ms 的起搏刺激所终止。如果不能终止或患者存在血流动力学不稳定,则应进行心脏电转复。

室上性心动过速的诊断方法

　　诊断方法的具体细节将在各章中进行讨论,目前仅对总体进行概论。通常,仅通过基本起搏电生理检查即可明确诊断, 但有时很难区分 AVNRT 和 AVRT, 特别是间隔旁

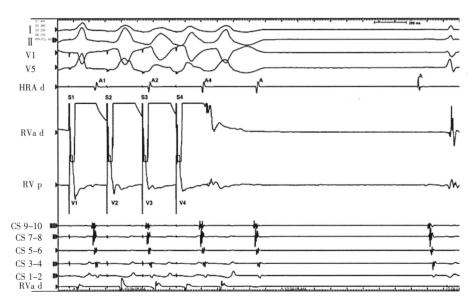

图 2.33 VT 刺激程序,以 S1S1 400ms、S1S2 240ms、S3 220ms、S4 210ms 进行右室心尖部起搏刺激。每一个期外刺激均可见心室激动(V)和心房激动(A)。HRA d,高位右房电极;His d,希氏束远端电极;His p,希氏束近端电极;CS 9-10,冠状窦近端电极;CS 1-2,冠状窦远端电极;RVa d,右室心尖部电极。

AVRT 和房速。起搏检查后,可通过某些其他的方法进行电生理鉴别诊断。在一些不能轻易诱发的心动过速中,希氏束旁起搏是一个很好的方法。在一些能够被拖带诱发的心动过速中,与 His 同步的室性早搏(即 RS2 刺激)和超速起搏可帮助进行鉴别诊断。病例的差异使电生理检查方法各不相同。

基本的观察

基本电生理检查中,为明确诊断需要观察的电生理现象包括:房室结双径路的生理性存在、心动过速的发作和终止、心动过速变异性的存在和意义、VA 相互关系、心房激动顺序、束支阻滞的意义。

房室结双径路生理性存在可能增加 AVNRT 的发生概率。典型 AVNRT 中可见 AH 跳跃≥50ms,非典型 AVNRT 中可见 HA 跳跃≥50ms。房室结双径路生理性存在的患者,如果以前出现过 SVT 病史且没有旁道传导的证据时,可考虑心动过速为 AVNRT。

诱发和终止

AVNRT 和 AVRT 均可通过房性早搏诱发。典型 AVNRT 病例中,房性早搏到体表心电图 QRS 波起始部的距离延长,则提示激动经慢径前传(AH 跳跃)(图 2.34)。

顺向型 AVRT 中,房性早搏到体表心电图 QRS 波起始部的距离相对较短,提示激动经快径路前传。如图 2.35 所示,以 S1S1 400ms,S1S2 280ms 进行心房起搏,心房起搏刺激通过快径路呈递减性传导,但无跳跃现象,此后,激动逆传 VA 间期为 94ms。此时,需要鉴别的诊断有:间隔旁 AP、非典型 AVNRT 和少见的房速。图示的病例诊断为后间隔旁道。

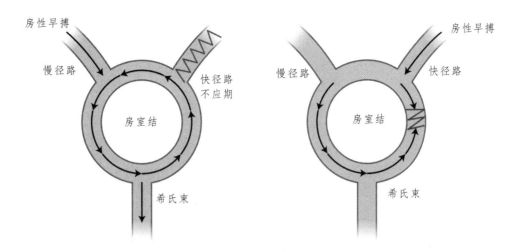

图 2.34 房性早搏诱发典型 AVNRT(慢快型),另一个房性早搏终止心动过速。

　　房性心动过速有温醒和冷却现象,心动过速开始时周长逐渐缩短。通常房性心动过速初始 P 波形态不同,但均提前窦性心搏,有时如果局灶起源点位于窦房结附近,则初始 P 波形态差异很小。

　　室性早搏很少能诱发 AVNRT,激动逆传时,通常希氏束正处于不应期,但室性早搏通常可以诱发 AVRT(图 2.36)。

　　房室阻滞可终止心动过速,如自发的房室阻滞、迷走神经刺激诱发的房室阻滞或静

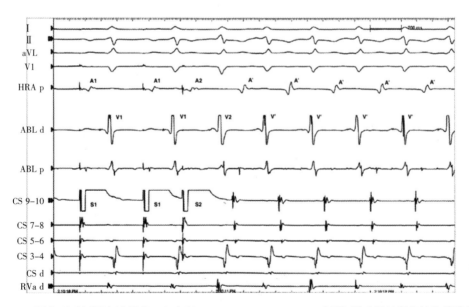

图 2.35 顺向型后间隔旁道诱发。心房以 S1S1 400ms,S1S2 280ms 起搏,激动通过房室结快径路前传,通过旁道逆传,VA 间期为 94ms。图中可见相应的心房激动(A)和心室激动(V)。HRA p,高位右房电极;His d,希氏束远端电极;His p,希氏束近端电极;CS 9-10,冠状窦近端电极;CS 1-2,冠状窦远端电极;RVa d,右室心尖部电极。

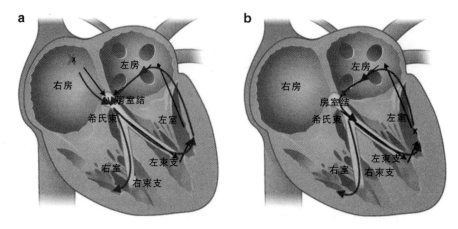

图 2.36 （a）房性早搏（Premature Atrial Complex，PAC）或（b）室性早搏（Premature Ventricular Complex，PVC）均可诱发房室折返性心动过速。（见彩图）

脉注射腺苷产生的房室阻滞。通过房室阻滞终止的心动过速，房室结必须是折返环的一部分，如 AVNRT 和 AVRT，房性心动过速不能通过房室阻滞终止。房速一般可通过室性早搏终止，也可通过其他方式终止（图 2.37）。

房室阻滞情况下，如果心动过速持续发作，仅能排除 AVRT 可能，但不能排除 AVNRT 和 AT。

所有室上性心动过速均可不同程度被房性早搏或室性早搏所终止。在 AVNRT 中，终止心动过速需要的心房刺激次数取决于折返环的位置。通常，需要至少 2 个室性早搏才可以终止 AVNRT。房性早搏或室性早搏均可终止 AVRT 心动过速，需要刺激的次数取决于起搏刺激位点与折返环的距离，以及心动过速的频率。房性心动过速中，心律失常的机制决定房性早搏终止心动过速的能力。一般至少需要 3 个室性早搏才可以终止房性心动过速。

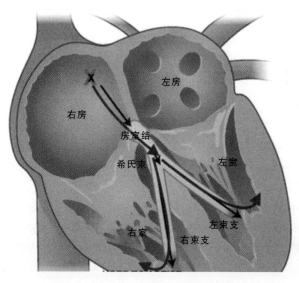

图 2.37 长 RP 间期房性心动过速的诱发和终止。（见彩图）

VA 关系和心房激动

SVT 中,需要对心电图 P 波进行分析以便明确诊断。VA 间期对应体表心电图的 RP 间期,有助于明确各种类型 SVT 的相关机制。如果间隔部 VA 间期<70ms,则高度提示为典型 AVNRT。如果 VA 间期>70ms,则可能诊断为顺向型 AVRT、房性心动过速和非典型 AVNRT。Coumel 心动过速,也称为永久性交界区重复性心动过速(permanent junctional reciprocating tachycardia,PJRT),心动过速时表现为 VA 间期延长,Ⅱ、Ⅲ、aVF 导联 P 波负向,主要是由于顺向型重复性心动过速利用房室结作为前传支,而慢传导旁道作为逆传支。而该旁道通常是右侧后间隔旁道,心房插入点毗邻冠状窦区域。

比较心动过速和窦性心律下的 P 波形态很有用,可以帮助定位房性心动过速激动的起源位点,出现较窄的 P 波,更提示为间隔部起源。

心房激动顺序非常重要,能够帮助鉴别 SVT 潜在的各种原因。任何 SVT 均可出现向心性心房激动顺序,但 AVRT 或房性心动过速中,偏心性心房激动顺序更常见。偏心性心房激动顺序还可见于 AVNRT,取决于经慢径逆传心房插入点的位置。因此,需要起搏方法帮助进一步鉴别诊断。

束支阻滞的意义

如果出现束支阻滞时,心动过速周期(tachycardia cycle length,TCL)延长,则提示该心律失常为 AVRT,连接 VA 的旁道位于与束支阻滞同侧,该原理称为 Coumel 征,如图

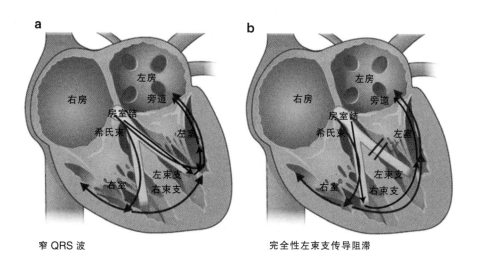

图 2.38　图示束支阻滞对同侧逆传旁道的影响。两幅图均为顺向型重复性心动过速(orthodromic reciprocating tachycardia,ORT),通过房室结进行激动前传,激动继续通过希氏束和希氏束分支。旁道定位于左后侧。图(a)示激动通过左、右束支前向传导,然后激动经左束支同侧的左侧旁道快速逆传。图(b)示左束支传导阻滞发生,因此激先动经右束支传导,再经室间隔传到左侧,传导时间明显延迟,导致 VA 间期延长,心动过速心动周期延长。(见彩图)

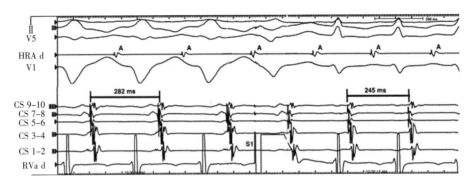

图 2.39 腔内图示顺向型重复性心动过速利用左侧旁道作为逆传支时,束支阻滞对心动过速周期的影响。腔内图左侧显示患者心动过速发作为宽 QRS 左束支阻滞波形,心动过速周期为 282ms。心房激动顺序为 CS 7-8 最早,电极 CS 7-8 位于冠状窦中远端,提示激动经左侧旁道逆向传导。希氏束不应期给予室性早搏刺激时,激动侵入左束支,沿旁道逆传激动传导,导致心动过速周期缩短。左束支阻滞恢复后,QRS 波形态变窄,心动过速周期更短,提示左侧旁道在心动过速中起关键作用。腔内图不仅证明束支阻滞对心动过速周期的影响,而且证明了束支阻滞对希氏束不应期室性早搏提前下一次心房激动的影响。HRA d,高位右房电极;CS 9-10,冠状窦近端电极;CS 1-2,冠状窦远端电极;RVa d,右室心尖部电极。

2.38 所示,心电图见图 2.39。束支阻滞不影响房室结共同通路,所以束支阻滞对 AVNRT 没有影响,同样对房性心动过速也没有影响。SVT 的心室传导增快时,室内差异性传导相对常见。对侧束支阻滞对心动过速周期没有影响。

右室拖带

拖带定义为,以略短于心动过速周期的周长,在折返环附近或折返环内起搏,对折返性心动过速的持续性重整。起搏刺激进入折返环后,同时发生顺向型起搏和逆向型起搏。顺向型起搏,即刺激进入折返环,与之前心动过速激动同方向传导;逆向型起搏,即刺激进入折返环,与之前心动过速激动反方向传导,形成融合波,形态不同于心动过速波形和起搏波形。这种拖带现象一直持续直至最后一个拖带激动,此时没有逆向刺激与顺向波形的碰撞。

右室心尖部邻近旁道的心室插入点,而远离房室结,因此从右室心尖部拖带会引起较短的起搏后间期(post pacing interval,PPI)减去心动过速周期(tachycardia cycle length,TCL)的数值,可以提示 AVRT 还是 AVNRT。这个概念见图 2.40 所述。

拖带时,右室心尖部起搏周长比 TCL 略短 20~30ms。起搏时需要确保夺获。

如果起搏夺获,则进行 PPI-TCL 的测量,同时观察起搏后的激动顺序。

如图 2.41 所示,AVNRT 患者(典型或非典型)通常 PPI-TCL>115ms[36]。图 2.39 示,短 PPI-TCL<115ms,提示为 AVRT。

值得注意的是,心室快速起搏会使 AH 间期延长,导致人为地延长 PPI。因此,需要对 PPI 进行校正:PPI-基础 AH 间期。校正的 PPI-TCL 如果<110ms,则提示 AVRT,如果校正的 PPI-TCL>110ms,则提示 AVNRT。

明确起搏后的激动顺序也很重要。如果起搏后最后一次拖带的心室刺激后紧跟着心

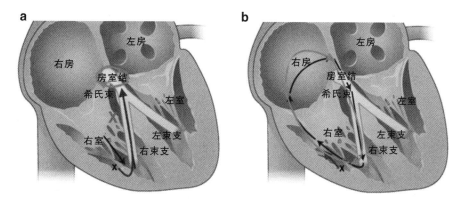

图 2.40 图示右室心尖部起搏的拖带现象。图(a)显示 AVNRT 的折返环位于房室结的慢径路和快径路,从右室心尖部起搏时,起搏位点从解剖学和电学方面,距离关键折返环较远,导致 PPI-TCL 延长。图(b)显示 ORT 利用心室作为折返环的一部分,从右室心尖部起搏,使 PPI-TCL<115ms。(见彩图)

房激动(A),再跟着心室激动(V),则更可能提示为潜在的 AVNRT 或 AVRT。如果起搏后激动顺序为 AAV,则更考虑为潜在的房性心动过速。

　　另一个方法是,观察比较右室心尖部起搏和右室基底部起搏的 PPI-TCL,差值如果>30ms,则提示 AVNRT。具体的机制为更长的 PPI-TCL 代表起搏刺激位点远离间隔[37]。如果两者差值<30ms,则更提示为旁道(图 2.42)。

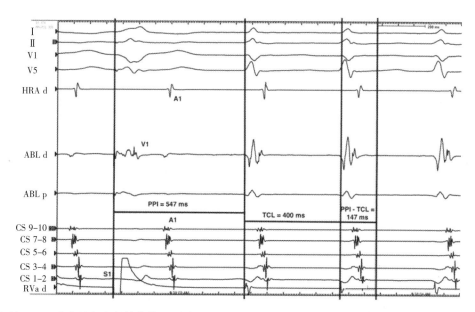

图 2.41 SVT 时进行右室起搏拖带。心动过速的周长(TCL)为 400ms,在右室心尖部以 370ms 进行起搏。确认拖带后(图中未显示)测量 PPI 为 547ms。PPI-TCL 为 147ms,更提示为 AVNRT(A,心房激动;V,心室激动;S,起搏刺激)。消融导管(ABL d)置于希氏束附近。HRA d,高位右房电极;CS 9-10,冠状窦近端电极;CS 1-2,冠状窦远端电极;RVa d,右室心尖部电极。

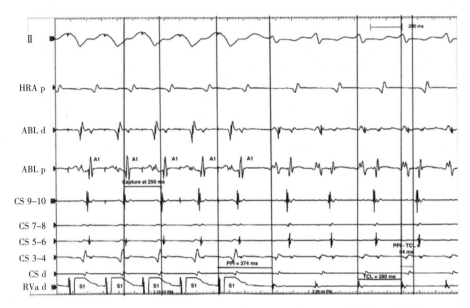

图 2.42　SVT 时进行右室起搏拖带。心动过速的周长 (TCL) 为 280ms,在右室心尖部以 250ms 进行起搏。确认心房夺获后,测量 PPI–TCL 为 94ms,更提示为 ORT。电极 CS 7-8 上记录的逆传心房激动最早,心房激动顺序提示为左侧间隔附近的旁道。消融导管 (ABL d) 置于希氏束附近。HRA d,高位右房电极;CS 9-10,冠状窦近端电极;CS 1-2,冠状窦远端电极;RVa d,右室心尖部电极。

心动过速时的室性早搏刺激

在心动过速时进行室性早搏刺激,可以用来鉴别 SVT 折返环的关键成分是否依赖于希氏束,如果依赖,则可能为 ORT,如果不依赖,则可能为 AVNRT。

在心动过速时,可给予右室基底部越早越好的室性早搏刺激,直至希氏束不应期,然后比较随后的心房激动顺序和激动时间的早晚。如果对 VA 关系没有影响,则考虑可能没有旁道,或室性早搏刺激没有侵入希氏束。这种现象可发生于旁道的解剖学位置远离起搏位点如左侧旁道,或存在递减逆传特性导致传导阻滞。

如果室性早搏刺激提前了下一次心房激动,则表明存在旁道,且激动逆向传导,但并不意味着旁道是心动过速折返环的一部分。如果室性早搏刺激引起的心房激动顺序不同于心动过速时心房激动顺序,则提示旁道可能为旁观者。如果怀疑旁道为旁观者,则需要进一步明确 AH、AA 和 AV 间期,用来评估心动过速是否被重整。AH、AA 和 AV 间期延长,则提示室性早搏刺激对心动过速进行了重整,此时可以证明旁道为折返环的一部分。

如果 His 不应期的室性早搏刺激延迟了下一次心房激动或终止了心动过速,则提示旁道为折返环的一部分。心动过速时进行室性早搏刺激的相关概念见图 2.43。

希氏束旁起搏

如果心动过速不能被诱发,则可应用希氏束旁起搏的方法鉴别激动是通过房室结快

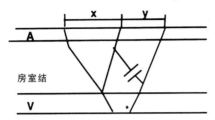

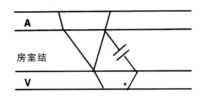

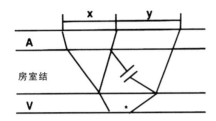

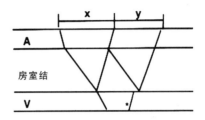

图 2.43　图示心动过速时,在 His 不应期给予室性早搏刺激。在右室基底部给予室性早搏(*)刺激。(a)中显示室性早搏刺激提前了下一次心房激动,提示存在旁道,但并不能证明旁道为折返环的关键成分。(b)中显示室性早搏刺激延迟了下一次心房激动,提示存在旁道,且旁道为折返环的一部分。(c)中显示室性早搏终止了心动过速,提示存在旁道,且旁道为心动过速折返环的关键成分。(d)中显示室性早搏对下一次心房激动没有影响,提示可能不存在旁道。如果存在旁道,则可能旁道的解剖学位置距离室性早搏刺激位点较远,或旁道递减逆传特性导致室性早搏刺激处于旁道不应期。

径或慢径逆传,还是经过旁道逆传。通常希氏束旁起搏用于间隔旁道和 AVNRT 的鉴别,但有时也用于左侧(后)和右侧(前)旁道的鉴别。

　　有两种方法完成希氏束旁起搏。第一种方法是,将标测导管置于右室流出道抵达希氏束轻度靠上的部位,以 5mA,脉宽 2ms 起搏[38],然后沿前间隔轻度顺钟向传导缓慢后撤标测导管,直至在标测导管远端电极记录到 His 电位。对 His 电位进行监测,明确呼吸变异时是否夺获希氏束。如果希氏束和心室局部前间隔均被夺获,同希氏束未被夺获相比,体表心电图 QRS 波较窄。

　　另一种方法是将导管置于右室基底部前间隔区,此时在导管远端电极可记录到 His 电位,在正常窦性心律下,以高能量输出 10mA,脉宽 2ms 进行起搏,逐渐降低输出能量。在高能量输出中,希氏束和局部心室均未被夺获。随着能量输出降低,希氏束未被夺获,则体表心电图 QRS 波增宽,提示心室激动位点远离右室基底部前间隔区的起搏位点。

　　需要对同时夺获希氏束和局部心室的相关电生理参数和仅夺获局部心室的相关电生理参数进行比较,进一步明确诊断。

起搏刺激到心房激动的间期(SA)

His 电位到心房激动的间期(HA)

心房激动顺序(AAS)

希氏束在解剖学上位于心内膜下,且被瓣环组织所包绕,当导管沿右室前间隔部放置时,通过高能量输出才可夺获希氏束。降低能量输出仅能夺获局部心室,激动右室心尖部,经右束支逆传至希氏束,使起搏刺激到 His 激动显著延迟。任何起搏导管均可进行希氏束旁标测,但电极间距 1mm 的可弯曲导管能够提供更清晰的 His 电位信号,减少局部心室电信号的宽度。基本原理见图 2.44。

希氏束旁起搏对房室结传导和旁道传导常见的影响见表 2.3。希氏束未被直接夺获时,仅通过房室结进行 VA 逆传,使起搏刺激到心房激动的时间明显延迟。通常 HA 间期不受影响,但存在房室结生理性双径路时,HA 间期可能会缩短。如图 2.45 所示,以高能量输出同时夺获希氏束和局部心室时,起搏刺激到心房激动的间期为 76ms。当起搏输出下降时,仅局部心室被夺获,起搏刺激到心房激动的时间延长至 136ms,心房激动顺序没

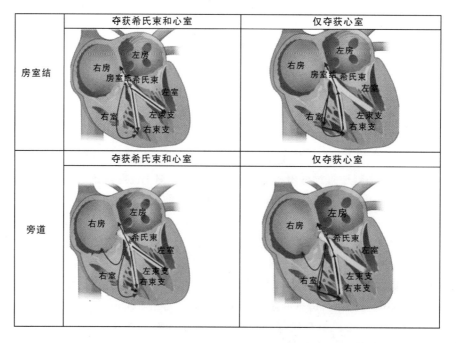

图 2.44 图示希氏束旁起搏。左上图显示如果刺激夺获了希氏束和心室,则 VA 间期相对缩短、刺激至右室心尖部的间期也缩短。右上图显示,刺激仅夺获心室,使激动经束支远端分支传导,再经希氏束到右房,导致 VA 间期延长,提示存在房室结传导。左下图显示,激动通过希氏束和心室传导,导致最快的旁道逆传。右下图显示,激动仅通过心室传导,VA 间期缩短程度与旁道逆传速度与左下图类似。(见彩图)

表2.3　电生理消融手术潜在并发症的发生率、特征、预防及管理

室房传导	刺激到 A 波的间期	希氏束电位到 A 波的间期	心房激动顺序
房室结	延长	通常无变化,但生理性房室结双径路可缩短	通常无变化,但依赖于慢径路心房激动插入点的生理性房室结双径路可能会变化
仅旁道传导	不变或缩短	缩短	可能会或可能不会变化

有明显变化,提示激动仅通过房室结逆传。通常在经房室结传导中,心房激动顺序一般不会发生改变,但有时也会发生改变。慢径路可能存在左房插入点,此时冠状窦到心房的组织连接相距较远,或欧氏嵴存在功能性阻滞,会引起左房激动提前于间隔部和右房激动。因此,心房逆传激动顺序不足以排除从房室结进行传导。

　　起搏刺激仅夺获心室时,激动通过旁道进行 VA 逆传,没有延长起搏刺激到心房激动的时间,旁道传导不依赖于希氏束传导。HA 间期通常缩短,心房激动顺序是否发生改变,取决于旁道的心房插入点,心房激动顺序是 VA 逆传经房室结和(或)经旁道传导融合的结果。

　　在经束室旁道逆传的患者中,不能应用希氏束旁起搏的方法,以高能量和低能量起搏,均可在旁道插入位点附近夺获希氏束,更低能量输出起搏,QRS 波未见明显增宽。在相反的情况下,如果存在近端右束支传导阻滞,以高能量和低能量在近端右束支直接起

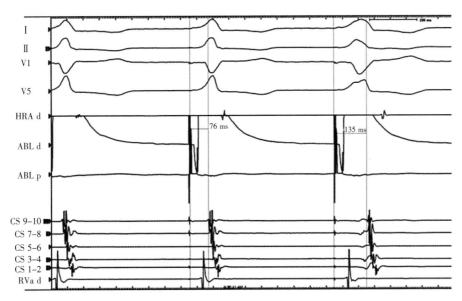

图 2.45　仅从房室结传导的患者进行希氏束旁起搏。消融导管置于希氏束部位进行起搏。相对较窄的 QRS 波提示起搏同时夺获了希氏束和心室,起搏刺激到心房激动的时间为 76ms。当起搏能量输出下降时,仅夺获心室而未夺获希氏束,起搏刺激到心房激动的时间延长至 136ms,提示激动仅经房室结传导。HRA d,高位右房电极;His d,希氏束远端电极;His p,希氏束近端电极;CS 9-10,冠状窦近端电极;CS 1-2,冠状窦远端电极;RVa d,右室心尖部电极。

搏希氏束,不可能导致 QRS 波增宽。

高能量输出起搏可能会夺获其他邻近相关组织,导致不正确的解释。直接高能量输出夺获心房时,起搏刺激到心房激动的时间缩短。此外,高能量输出夺获可能会夺获左束支,进而导致左侧旁道 VA 间期的缩短,随着起搏能量输出的降低,VA 传导时间会有明显的增加。

房间隔穿刺途径

通过房间隔穿刺途径可以对左房和左室的旁道、左侧房性心动过速、房颤、室性心动过速进行标测和消融,也可用于左心耳封堵。完成房间隔穿刺,需要各种技术手段的帮助,如 X 线影像、压力监测、造影剂以及心脏超声相关信息。

装置

房间隔穿刺针

一系列房间隔穿刺针可以应用,主要根据长度和角度的大小进行选择。最常用的房间隔穿刺针是 Brockenbrough(BRK)房间隔穿刺针,型号为 18G,近端为箭头样,用于提示穿刺针头端的方向。BRK 穿刺针柄到针头端的角度为 19°,BRK1 穿刺针柄到针头端的角度为 55°,见图 2.46。

BRK 穿刺针长度不一。用于大部分标准的不可弯曲鞘管的穿刺针长度为 71cm,用于可弯曲长鞘管的穿刺针长度为 98cm。

NRG RF 房间隔穿刺针见图 2.47(Baylis Medical,Montreal,Canada),型号为 21G,穿

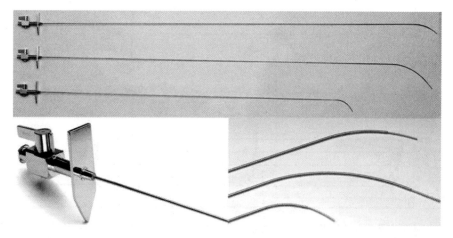

图 2.46　图示为几种主要的 BRK 房间隔穿刺针(St Jude Medical,St Paul,MN,USA)。上图由上至下分别为 BRK 穿刺针,长度 71cm,针头端和针柄的角度为 19°;BRK1 穿刺针,长度 71cm,针头端和针柄的角度为 55°;BRK 穿刺针,长度 56cm。下图右侧为以上三种穿刺针的头端角度(放大细节显示),下图左侧为穿刺针近端为指针箭头,通常指向 4~5 点钟方向。

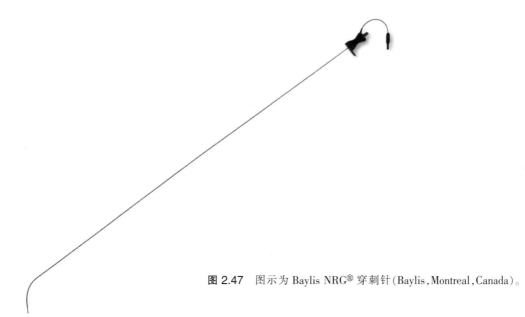

图 2.47 图示为 Baylis NRG® 穿刺针(Baylis,Montreal,Canada)。

刺针头端有释放射频能量的功能。该穿刺针长度和头端的角度与 BRK 穿刺针类似,可用于动脉瘤样隔膜,能够减少在穿刺鞘管内偏离方向的概率[39]。穿刺针顶住卵圆窝时,穿刺针头端释放 10W 的射频能量,持续 2s。通过食管内超声(TEE)和心内超声(ICE)的帮助可以顺利进入左心房,此时看到左房腔内气泡产生。

房间隔穿刺鞘管

有多种型号的鞘管可用于房间隔穿刺,大致分为不可弯曲鞘管的和可弯曲鞘管。Swarz Left(SL)系列鞘管(St Jude Medical,St Paul,MN,USA Medical)是最常用的房间隔穿刺鞘管。SL 型鞘管是可弯曲鞘管,可对二尖瓣附近的旁道进行标测和消融。大部分 SL型鞘管的主弯曲角度为 50°,次级弯曲角度 SLO 为 0°,SL1 为 90°,SL2 为 135°。SL4 型鞘管的主弯曲角度为 35°, 次级弯曲角度为 180°。其他不可弯曲鞘管包括:Channel FX(Boston Scientific Way Marlborough,MA,USA)和 Convoy Advanced(Boston Scientific Way Marlborough,MA,USA)。

还有一些可弯曲的鞘管。Agilis 鞘管 (St Jude Medical,St Paul,MN,USA Medical,St Paul,MN,USA)长度为 91cm,适用于长度为 98cm 的房间隔穿刺针。这种鞘管可以在中长距离穿刺时选择使用。其他可弯曲的鞘管包括:Channel steerable 鞘管(Boston Scientific Way Marlborough,MA,USA)和 Direx 鞘管(Boston Scientific Way Marlborough,MA,USA)(ⓒBiosense Webster,Inc)。

导丝

导丝通常直径为 0.032 英寸(1 英寸 ≈2.54cm),J 型头端,头端长度大约 3mm。将导丝置入上腔静脉,然后通过导丝置入鞘管和扩张管。然后操控导丝在鞘管和扩张管辅助下进入左上肺静脉,有助于明确是否进入左房,且帮助扩张管在房间隔穿刺点部位进行扩张,减少扩张管进入左房侧壁进行扩张的风险。如果不能确认房间隔穿刺针是否进入左房,可通过穿刺针置入血管成形术导丝,再通过导丝置入鞘管和扩张管。

房间隔穿刺的影像学方法

为了从影像学角度帮助房间隔穿刺,可将导管置入冠状窦内和 His 部位。His 导管与卵圆窝在同一水平,但靠前。His 导管近端电极可作为主动脉弓的替代参照。在 LAO 位下,冠状窦导管的走行方向有助于指导穿刺针穿刺的方向,此时冠状窦导管与间隔穿刺针平行,且相对于穿刺针位置靠下。冠状窦导管远端电极可以标记左房游离壁。相关解剖学位置关系,见图 2.48 中的 CT 成像。

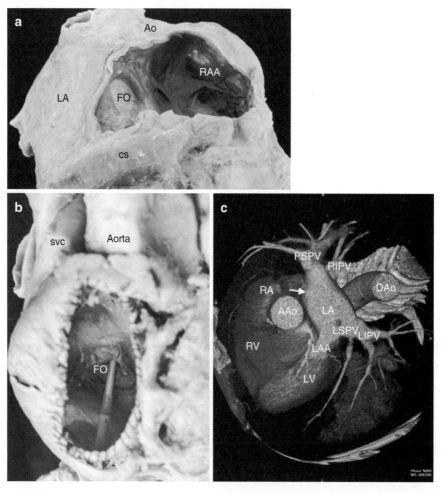

图 2.48　穿刺间隔途径的相关解剖图。(a)显示卵圆窝(FO)相对主动脉(Ao)靠后,还可见靠前的右心耳(RAA)、靠后的冠状窦(CS)和左心房(LA)。(b)显示房间隔穿刺鞘管在主动脉(Ao)靠后的部位进入卵圆窝(FO)。(c)CT 显示右心房(RA)和左心房(LA)。卵圆窝(箭头所指)相对于升主动脉(AAo)靠后,图中还可见右上肺静脉(RSPV)、右下肺静脉(RIPV)、左上肺静脉(LSPV)、左下肺静脉(LIPV)、左心耳(LAA)、右室(RV)、左室(LV)和降主动脉(DAo)。(见彩图)

　　房间隔穿刺时,多种影像体位可帮助穿刺,但最常用的体位是 LAO 位 30°、RAO 位 30°和左侧位。鞘管和扩张管通过肝素盐水进行冲洗,避免空气进入。穿刺针同样进行肝素盐水的冲洗,以 BRK 穿刺针为例,针芯后撤到穿刺针内并锁定。然后将穿刺针进入鞘管和扩张管,确保长度匹配。穿刺针从鞘管和扩张管撤出后,将 0.032 J 型钢丝置入鞘管和扩张管内,走行至上腔静脉。移出导丝后,回抽扩张管并用肝素盐水进行冲洗。然后将房间隔穿刺针置入鞘管和扩张管内,保持穿刺针的头端始终位于扩张管内。对于 BRK 穿刺针,需要将针芯后撤到穿刺针内,避免扩张管塑形针芯头端而改变方向。但对于 NRG RF 穿刺针,头端尖锐度较差,不用考虑上述操作。一旦穿刺针走行至扩张管头端,但仍位于扩张管内,则将穿刺针芯解锁定,对穿刺针进行抽吸并用肝素盐水进行冲洗。此时,可连接三通阀,可以进行压力监测和造影剂注入。房间隔穿刺前,需要进行全身肝素化。

　　保持鞘管、扩张管和穿刺针同时位于 4~6 点钟方向,在 LAO 位 30°下,从上腔静脉后撤进入右心房。整套装置沿上腔静脉后撤时,鞘管和扩张管突然跳入左侧,表明整套装置已经偏离了上腔静脉进入右房。进一步后撤时,整套装置会第二次跳跃,进入卵圆窝。LAO 位下,扩张管的头端相对于冠状窦导管应靠上,并与冠状窦导管平行(与房室沟走行方向平行),相对于二尖瓣环靠后,指向左房内范围最宽的区域。房间隔穿刺的相关解剖见图 2.49。RAO 位下,再次确认扩张管头端相对于 His 导管的前后位置。也可以通过左侧位下,确认扩张管头端相对 His 导管的前后位置,左侧位下,His 导管指向前方,而冠状窦导管指向后方。在左侧位下,穿刺针头端指向 1 点钟方向刺入卵圆窝。His 导管近端电极所在的位置为中央纤维体,在主动脉无冠窦的最下方。在进入鞘管和扩张管前,应静

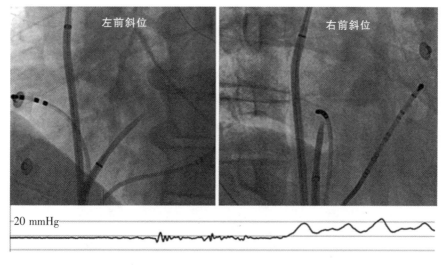

图 2.49　影像学对房间隔穿刺的指导,左图为左前斜位(LAO 位),右图为右前斜位(RAO 位)。LAO 位下,扩张管的头端相对于冠状窦导管应靠上,并与冠状窦导管平行(与房室沟走行方向平行),相对于二尖瓣环靠后。沿 His 部位放置的四极导管近端电极作为主动脉弓的大概标记。RAO 位下,清晰地显示穿刺针和鞘管位于 His 导管的后方。下图记录的压力曲线:穿刺针顶在房间隔上,可见压力曲线为阻尼样;穿刺针顺利通过房间隔进入左房,显示为左房压力曲线。

脉推注肝素。

整套装置轻度后撤,将穿刺针从鞘管和扩张管内伸出,监测穿刺针头端的压力。如果穿刺针穿过房间隔,会有一个突破感。通过观察左房压力曲线和注射造影剂进行确认。一旦确认进入左房,则扩张管和鞘管通过穿刺针前行进入左房,移除穿刺针和扩张管后,轻柔操控长 J 型头端钢丝进入左上肺静脉。需要警惕的是,在任何时候都要避免鞘管和扩张管前行太远,而且钢丝不能前行至左心耳处,这两种情况均可能形成穿孔而导致心包压塞。对于第二个穿刺鞘管,一些手术者后撤第一个鞘管,保留 J 型钢丝在原位,然后前行消融导管通过穿刺孔,另一些手术者可能采用相同的操作再置入一根鞘管。

超声可视化辅助房间隔穿刺

临床实践中,影像学辅助下的房间隔穿刺是普遍采用的方法,但卵圆窝存在解剖学变异,通常导致房间隔穿刺失败。这些卵圆窝解剖学变异包括:动脉瘤样房间隔(定义为心肺循环期间至少有 10mm 的偏差)、心脏外科手术史、先天性心脏病、扩张的心房、以前多次进行穿刺的房间隔、扩张的主动脉弓。房间隔不能通过经胸超声明确与主动脉弓的毗邻关系,因此需要通过心内超声或食管超声进行鉴别。心内超声或食管超声的优势在于能够使卵圆窝可视化。心内超声的缺点在于需要通过另外的血管途径进入,价格相对昂贵。食管超声非常有用,但需要患者进行全身麻醉,还有可能会造成食管损伤。食管超声显示的卵圆窝的帐篷样结构见图 2.50。

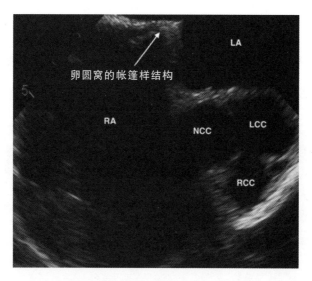

图 2.50　食管超声显示房间隔穿刺时的卵圆窝帐篷样结构。图中还可见右房(RA)、左房(LA)和主动脉瓣的无冠窦(NCC)、左冠窦(LCC)、右冠窦(RCC)。

重要知识点

1. 单极电图是一种放大的心电信号,记录的是导管远端(+)和 Wilsons 中心末端(−)之间的电位差。

2. 双极电信号是两个极间距非常靠近的电极记录的放大电信号。通常远端电极为负向,近端电极为正向。

3. 所有电信号都需要放大和滤波。放大的电信号首先通过一个高通滤波器,在此高频电信号可以通过,设定频率以下的电信号则被滤除。然后电信号通过一个绝缘的放大器,去除患者自身的电流后再通过一个低通滤波器,在这里更低频的电信号可以通过,更高频的电信号被滤除。

4. SNRT 测量的基本原理是超速抑制,即在窦房结附近以略快于窦性心律的频率起搏,测量最后一次起搏心律至恢复的第一个自主窦性心律的间期。任何心动周长起搏下,如果最后一次起搏心律至恢复的第一个自主窦性心律的间期(即窦房结恢复时间)>1500ms,则考虑为异常。

5. 窦房传导时间(SACT)为窦房结到心房组织的传导时间,正常 SACT 为 50~125ms。

6. AH 间期为 His 电极上记录的局部心房电信号到 His 电信号起始部的距离,代表房室结的传导时间。正常的间期为 50~120ms。AH 间期延长考虑为本身的房室结功能紊乱,或抗心律失常药物的作用。AH 间期缩短通常为儿茶酚胺的作用。

7. HV 间期为 His 电极上记录的局部 His 电信号起始部到 His 电极上最早的心室电信号之间的距离(图 2.24),通常反映希氏束近端、希氏束分支和浦肯野纤维的传导时间。正常的间期为 30~55ms。自身的希氏束传导功能紊乱或抗心律失常药物均可延长 HV 间期。短 HV 可发生于旁道传导,经旁道传导甚至有时 HV 间期为负值。值得注意的是,不要混淆右束支电图和希氏束电图,人为导致 HV 间期缩短。

8. 有效不应期 (effective refractory period,ERP), 定义为以两倍舒张期阈值起搏,起搏刺激不能激活心肌的最长偶联间期。

9. 房室文氏点定义为引起房室 2:1 阻滞的最长心动周期。

10. 如果出现束支阻滞时,心动过速周期(tachycardia cycle length,TCL)延长,则提示该心律失常为 AVRT, 连接 VA 的旁道位于与束支阻滞同侧,该原理称为 Coumel 征。

11. 拖带定义为,以略短于心动过速周期的周长,在折返环附近或折返环内起搏,对折返性心动过速的持续性重整。SVT 时,从右室心尖部进行起搏拖带,如果 PPI−TCL 较短,则提示 AVRT,而不是 AVNRT。

12. 如果在经 His 前传时给予室性早搏刺激,会提前下一次心房激动,而心房激动顺序没有变化,则表明存在旁道,而且旁道是折返环的一部分。如果 His 不应期室性早搏刺激没有影响下一次心房激动,表明不存在旁道,或室性早搏没有经旁道逆传。这种现象通常发生于旁道有递减逆传特性,或旁道的解剖学位置远离室性早搏的刺激位点。

13. 如果心动过速不易被诱发，应用希氏束旁起搏的方法有助于鉴别逆向传导特性。如果 VA 传导存在，仅通过房室结传导，希氏束未被夺获时可引起起搏刺激到心房激动的间期延长。此时，通常 HA 间期不受影响，但存在房室结生理性双径路时，HA 间期可能会缩短。如果激动通过旁道进行 VA 传导，希氏束未被夺获时不会引起起搏刺激到心房激动时间的延长，因为旁道传导不依赖于希氏束，此时 HA 间期通常缩短。心房激动顺序是否发生改变，取决于旁道的心房插入点，心房激动顺序是 VA 逆传经房室结和经旁道传导融合的结果。

14. 房间隔穿刺通常在影像学或超声辅助下完成。X 线影像 LAO 位下，冠状窦导管的走行方向有助于指导穿刺针穿刺的方向。此时冠状窦导管与间隔穿刺针平行，且相对于穿刺针位置靠下。冠状窦导管远端电极可以标记左房游离壁。

左侧位下，His 导管指向前方，而冠状窦导管指向后方。如图 2.49 所示，在左侧位下，穿刺针头端指向 1 点钟方向刺入卵圆窝。His 导管近端电极所在的位置为中央纤维体，在主动脉无冠窦的最下方。

参考文献

1. Blomstrom-Lundqvist C, Scheinman MM, Aliot EM, et al. ACC/AHA/ESC guidelines for the management of patients with supraventricular arrhythmias – executive summary. A report of the American college of cardiology/American heart association task force on practice guidelines and the European society of cardiology committee for practice guidelines (writing committee to develop guidelines for the management of patients with supraventricular arrhythmias) developed in collaboration with NASPE-Heart Rhythm Society. J Am Coll Cardiol. 2003;42:1493–531.

2. January CT, Wann LS, Alpert JS, et al. 2014 AHA/ACC/HRS guideline for the management of patients with atrial fibrillation: executive summary: a report of the American College of Cardiology/American Heart Association Task Force on practice guidelines and the Heart Rhythm Society. Circulation. 2014;130:2071–104.

3. Pison L, La Meir M, van Opstal J, et al. Hybrid thoracoscopic surgical and transvenous catheter ablation of atrial fibrillation. J Am Coll Cardiol. 2012;60:54–61.

4. Aliot EM, Stevenson WG, Almendral-Garrote JM, et al. European Heart Rhythm Association (EHRA); Registered Branch of the European Society of Cardiology (ESC); Heart Rhythm Society (HRS); American College of Cardiology (ACC); American Heart Association (AHA/EHRA/HRS). Expert Consensus on Catheter Ablation of Ventricular Arrhythmias: developed in a partnership with the European Heart Rhythm Association (EHRA), a Registered Branch of the European Society of Cardiology (ESC), and the Heart Rhythm Society (HRS); in collaboration with the American College of Cardiology (ACC) and the American Heart Association (AHA). Heart Rhythm. 2009;6(6):886–933.

5. Haines DE, Beheiry S, Akar JG, et al. Heart Rhythm Society expert consensus statement on electrophysiology laboratory standards: process, protocols, equipment, personnel, and safety. Heart Rhythm. 2014;11(8):9–51.

6. Scheinman MM, Huang S. The 1998 NASPE prospective catheter ablation registry. Pacing Clin Electrophysiol. 2000;23:1020–8.

7. Bohnen M, Stevenson WG, Tedrow UB, et al. Incidence and predictors of major complications from contemporary catheter ablation to treat cardiac arrhythmias. Heart Rhythm J. 2011;8: 1661–6.

8. Shah RU, Freeman JV, Shilane D, et al. Procedural complications, rehospitalizations, and repeat procedures after catheter ablation for atrial fibrillation. J Am Coll Cardiol. 2012;59:143–9.

9. Peichl P, Wichterle D, Pavlu L, et al. Complications of catheter ablation of ventricular tachycardia: a single-center experience. Circ Arrhythm Electrophysiol. 2014;7:684–90.

10. Yamada T, McElderry HT, Doppalapudi H, et al. Idiopathic ventricular arrhythmias originating from the aortic root prevalence, electrocardiographic and electrophysiologic characteristics, and results of radiofrequency catheter ablation. J Am Coll Cardiol. 2008;52:139–47.

11. Arbelo E, Brugada J, Hindricks G, et al. ESC-EURObservational Research Programme: the Atrial Fibrillation Ablation Pilot Study, conducted by the European Heart Rhythm Association. Europace. 2012;14(8):1094–103.

12. Calkins H, Yong P, Miller J, Olshansky B, Carlson M. Catheter ablation of accessory pathways, atrioventricular nodal reentrant tachycardia, and the atrioventricular junction: final results of a prospective, multicenter clinical trial. Circulation. 1999;99:262–70.

13. Mallidi J, Nadkarni GN, Berger RD, et al. Meta-analysis of catheter ablation as an adjunct to medical therapy for treatment of ventricular tachycardia in patients with structural heart disease. Heart Rhythm. 2011;8(4):503–10.

14. Roberts-Thomson KC, Steven D, Seiler J, et al. Coronary artery injury due to catheter ablation in adults: presentations and outcomes. Circulation. 2009;120(15):1465–73.

15. Chugh A, Makkar A, Yen Ho S, et al. Manifestations of coronary arterial injury during catheter ablation of atrial fibrillation and related arrhythmias. Heart Rhythm. 2013;10(11):1638–45.

16. Sacher F, Roberts-Thomson K, Maury P, et al. Epicardial ventricular tachycardia ablation: a multicenter safety study. J Am Coll Cardiol. 2010;55(21):2366–72.

17. Pons M, Beck L, Leclercq F, et al. Chronic left main coronary artery occlusion: a complication of radiofrequency ablation of idiopathic left ventricular tachycardia. Pacing Clin Electrophysiol. 1997;20(7):1874–6.

18. Spector P, Reynolds MR, Calkins H, et al. Meta-analysis of ablation of atrial flutter and supraventricular tachycardia. Am J Cardiol. 2009;104(5):671–7.

19. Calkins H, Epstein A, Packer D, et al. Catheter ablation of ventricular tachycardia in patients with structural heart disease using cooled radiofrequency energy: results of a prospective multicenter study. Cooled RF Multi Center Investigators Group. J Am Coll Cardiol. 2000;35(7):1905–14.

20. Tokuda M, Kojodjojo P, Epstein M, et al. Outcomes of cardiac perforation complicating catheter ablation of ventricular arrhythmias. Circ Arrhythm Electrophysiol. 2011;4(5):660–6.

21. Nanthakumar K, Kay GN, Plumb VJ. Decrease in fluoroscopic cardiac silhouette excursion precedes hemodynamic compromise in intraprocedural tamponade. Heart Rhythm. 2005;2: 1224–30.

22. Andrade JG, Khairy P, Guerra PG, Deyell MW, Rivard L, Macle L, et al. Efficacy and safety of cryoballoon ablation for atrial fibrillation: a systematic review of published studies. Heart Rhythm. 2011;8:1444–51.

23. Sánchez-Quintana D, Cabrera JA, Climent V, Farré J, et al. Anatomic relations between the esophagus and left atrium and relevance for ablation of atrial fibrillation. Circulation. 2005;112(10):1400–5.

24. Schmidt M, Nolker G, Marschang H, et al. Incidence of oesophageal wall injury post-pulmonary vein antrum isolation for treatment of patients with atrial fibrillation. Europace. 2008;10:205–9.

25. Ghia KK, Chugh A, Good E, et al. A nationwide survey on the prevalence of atrioesophageal fistula after left atrial catheter ablation. Circulation. 2005;112:II-392–3.

26. Dagres N, Hindricks G, Kottkamp H, et al. Complications of atrial fibrillation ablation in a high-volume center in 1,000 procedures: still cause for concern? J Cardiovasc Electrophysiol. 2009;20:1014–9.

27. DiBiase L, Bunkhardt JD, Mohanty P, et al. Periprocedural stroke and management of major bleeding complications in patients undergoing catheter ablation of atrial fibrillation: the impact of periprocedural therapeutic international normalized ratio. Circulation. 2010;121:2550–6.

28. ANSI/AAMI. Medical electrical equipment, part 1: general requirements for basic safety and essential performance. ES 60601–1. Arlington: Association for the Advancement of Medical Instrumentation; 2005; available online at www.aami.org.

29. Simmers TA, Hauer RN, Wever EF, et al. Unipolar electrogram models for the prediction of

outcome in radiofrequency ablation of accessory pathways. Pacing Clin Electrophysiol. 1994;17:186–98.

30. Otomo K, Yamanashi WS, Tondo C. Why a large tip electrode makes a deeper radiofrequency lesion: effects of increase in electrode cooling and electrode-tissue interface area. J Cardiovasc Electrophysiol. 1998;9(1):47–54.

31. Rodriguez LM, Nabar A, Timmermans C, et al. Comparison of results of an 8-mm split-tip versus a 4-mm tip ablation catheter to perform radiofrequency ablation of type I atrial flutter. Am J Cardiol. 2000;85(1):109–12. A9.

32. Reddy V, Shah D, Kautzner J, et al. The relationship between contact force and clinical outcome during radiofrequency catheter ablation of atrial fibrillation in the TOCCATA study. Heart Rhythm. 2012;9(11):1789–95.

33. Neuzil P, Reddy V, Kautzner J, et al. Electrical reconnection after pulmonary vein isolation is contingent on contact force during initial treatment: Results from the EFFICAS I study. Circ Arrhythm Electrophysiol. 2013;6(2):327–33.

34. Martinek M, Lemes C, Sigmund E, et al. Clinical impact of an open-irrigated radiofrequency catheter with direct force measurement on atrial fibrillation ablation. Pacing Clin Electrophysiol. 2012;35:1312–8.

35. Josephson ME. Clinical Cardiac Electrophysiology: Techniques and Interpretation, 4th Edition. Wolters Kluwer, Lippincott, Williams and Wilkins, 2008.

36. Michaud GF, Tada H, Chough S, Baker R, Wasmer K, Sticherling C, Oral H, Pelosi Jr F, Knight BP, Strickberger SA, Morady F. Differentiation of atypical atrioventricular node reentrant tachycardia from orthodromic reciprocating tachycardia using a septal accessory pathway by the response to ventricular pacing. J Am Coll Cardiol. 2001;38:1163.

37. Segal OR, Gula LJ, Skanes AC, Krahn AD, Yee R, Klein GJ. Differential ventricular entrainment: a maneuver to differentiate AV node reentrant tachycardia from orthodromic reciprocating tachycardia. Heart Rhythm. 2009;6:493.

38. Nakagawa H, Jackman WM. Para-Hisian pacing: Useful clinical technique to differentiate retrograde conduction between accessory atrioventricular pathways and atrioventricular nodal pathways. Heart Rhythm J. 2005;2(6):667–72.

39. Hsu JC, Badhwar N, Gerstenfeld EP, et al. Randomized trial of conventional transseptal needle versus radiofrequency energy needle puncture for left atrial access (the TRAVERSE-LA study). J Am Heart Assoc. 2013;2(5):e000428.

第 3 章

电解剖标测

Benedict M. Glover, Pedro Brugada

要点

　　电解剖标测(Electroanatomic mapping,EAM)可以快速采集电学和解剖学的样点,以此建立三维标测图。三维标测系统利用磁导航、阻抗或两者结合的模式,通过非 X 线影像进行导管定位。重建的解剖学结构上可以显示相关数据,包括:激活时间、电压记录和拖带标测。最早的标测系统之一,Localisa 系统(ⒸMedtronic plc 2015),已被临床实践中最常用的三个标测系统所取代,即:CARTO 系统(ⒸBiosense Webster,Inc),NavX 系统(St Jude Medical,St Paul,MN,USA)和 Rhythmia 系统(Boston Scientific Way Marlborough,MA,USA)。这些标测系统已经在自动化方面取得了明显进步,但更需要进步的是记录电图的质量和注释,否则标测系统将无任何意义。

EAM 标测的基本原理

　　目前的标测系统在技术方面有所不同,如导管的定位、电图的采集和处理,但标测系统的所有环节均遵循一些重要的基本原理。处理有用的数据非常重要。电生理研究室中,最常用的标测包括:激动(等时)标测、电压(等电位)标测和拖带标测。采用呼吸门控模式,可以在呼气末期可以同步记录所有样点。

参考点

　　激动标测需要一个稳定的参考点, 以便所有的样点能够相对于相同的电图进行测量。理想的参考电图是稳定的,具有明显的正向或负向波峰用于测量。然后,根据电压随时间的最正或最负变化(voltage over time,dV/dT)设定触发点。对心室进行标测时,体表心电图 QRS 波或右室心尖部电图可被用于作为参考电图。对心房进行标测时,体表心电图 P 波通常不太令人满意,可选择相对稳定的冠状窦导管电极的电图作为参考电图,因此,需要将冠状窦导管置于稳定的位置,以显示清晰的心房电信号。

兴趣窗

重要的是,要确保心律失常时采集的每一个样点都与心律失常相关。对于局灶性心律失常,如室性早搏、局灶性室性心动过速和很多房性心动过速,应相对于 P 波或 QRS 波的起始部设置兴趣窗。最早电信号应设置为提前体表电信号 80ms 和补偿后 30ms 之间进行采集。

对于折返性心动过速,如心房扑动(典型的下腔静脉–三尖瓣峡部依赖的心房扑动和不典型心房扑动)、一些房性心律失常和疤痕相关的室性心动过速,兴趣窗应选择 90% 的心动过速周长(tachycardia cycle length,TCL)进行设置,允许一定程度的心动周期变异。最早的电信号设置为一半 P 波或 QRS 波开始之前的值,最晚的电信号设置为一半 P 波或 QRS 波开始后的值。早期和晚期电信号的设置是任意的,仅用于理解心律失常的相关机制和参与折返环的解剖学区域。因此,消融的最佳靶点可能不是标测图上最早记录的电信号,但关键峡部的最佳消融靶点在标测图中最早记录的电信号附近。

通过激动标测定位心房折返环的关键峡部,在设置兴趣窗时可采取一些改良的方法。兴趣窗的早期电信号设置为感兴趣心搏的舒张中期,晚期电信号可设置为随后心搏的舒张中期[1]。这意味着早信号和晚信号在舒张中期相遇。

体表心电图以 100mm/s 的速率进行记录,测量静脉注射腺苷或未注射腺苷时的 P 波时程。兴趣窗早期电信号间期的计算公式为:(心动过速周期–P 波时程)/2。当以参考电极的电信号设置兴趣窗时,如果参考电极电信号在 P 波之前,则减去参考电极电信号到 P 波起始部的距离,如果参考电极电信号在 P 波之后,则加上参考电极电信号到 P 波起始部的距离。这种设置方法与舒张中期相对应。兴趣窗晚期电信号间期的计算公式为:(心动过速周期–早期电信号间期)×90%(图 3.1)。

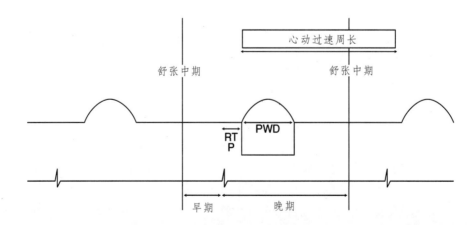

图 3.1　折返性心动过速兴趣窗的计算。PWD,P 波时程;RTP,参考电极到 P 波起始部的距离。

激动标测（等时）

电解剖标测众多优势之一是能够采集心动过速中的多种电信号，并用颜色对不同的电信号进行编码，获得激动标测图。在获得合适的参考电极和兴趣窗后，开始对样点相对于参考电极电信号进行采集。可以单独查看记录的电图，并标记电信号的起始部，如果需要，则可以移动该电信号。这些电信号随后被进行颜色编码，早期电信号被编码成红色，随后以黄色、绿蓝色、紫色编码随后的激动。在局灶性心律失常区域，编码为红色的区域是合理的探索和消融的区域，特别是最早的电信号，其在单极电图上呈 QS 型而没有 R 波，是理想的消融靶点。单极电图上，导管的远端电极（阳极）与远端无关电极（阴极）连接。如果除极方向指向导管远端电极，则会产生正向偏移；如果除极方向远离导管远端电极，则会产生负向偏移。因此，单极电图呈 QR 型意味着除极波远离导管远端电极。在导管与组织接触不良的情况下，粗钝的 S 波也可能会出现，因此需要更好的消融导管操作。

大折返心动过速标测时，标记为红色的最早激动位点一般不是消融靶点。需要仔细评估激动顺序，了解心律失常的相关机制并用导管进行再次标测，通过舒张中期电信号定位关键峡部。激动标测如图 3.2 所示，折返环围绕着右房游离壁切开瘢痕组织进行旋转激动。沿着上腔静脉至下腔静脉的游离壁进行消融（浅红色和暗红色点），消融过程中通过起搏进行膈神经刺激，标记白色的线为消融线。消融后，心动过速终止。

开始消融前，需要在该区域内进行拖带标测，以确定该消融区域位于折返环内。如果心动过速终止，可以进行起搏标测，同临床心律失常进行比较。进行起搏标测时，消融导管远端电极给予最小能量输出，对起搏刺激与临床心律失常进行比较。起搏标测时，相同

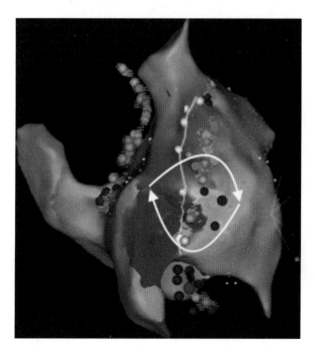

图 3.2　激动标测图显示围绕心房手术切口瘢痕进行环状激动的大折返环，该患者以前经历过二尖瓣外科手术。最早激动为红色编码区域，随后激动编码为黄色、绿色、蓝色和紫色。白色箭头显示传导的总体方向。消融前，进行高能量输出起搏，标测出右侧膈神经大概的位置（显示为白色的线）。随后沿上腔静脉至下腔静脉进行消融（浅红色和暗红色的点），消融后心动过速终止。浅蓝色的点代表碎裂电位。图左侧还可见黑色背景下的沿着左侧房间隔的消融线，消融后第二次心动过速终止。图的下方可见下腔静脉–三尖瓣峡部消融线，消融后第三次心动过速终止。

的起搏位点可能会出现不同的起搏标测图，主要的原因是同样的峡部可能有不同的出口。室性心动过速标测时，起搏刺激到 QRS 波起始部明显延长，且起搏形态完美，通常提示消融导管很接近峡部区域，然后激动传至出口。激动标测采集的数据可以用来建立播散图。播散图中激动的波峰编码为红色，背景为蓝色，可以明确局灶性或折返环的传导速率和总体的除极方向。

电压标测（等电位）

电压标测用于窦性心律下、心动过速或起搏时标测局部电位，具体概念为低振幅的心内膜电信号更提示为瘢痕区域，较高振幅的心内膜电信号提示为健康心肌组织。除了电信号的振幅，电位碎裂的程度和时程也非常重要，可能提示存在慢传导区，可作为消融的靶点。

每个电信号的振幅均通过颜色进行校正，红色代表瘢痕组织，随着振幅的不断增加，呈现为橙色、黄色、绿色、蓝色和紫色。

右室进行电压标测时，正常的双极电图振幅为 3.7±1.7mV，左室进行电压标测时，正常的双极电图振幅为 4.8±3.1mV，瘢痕组织定义为≤1.5mV，致密瘢痕组织定义为≤0.5mV[2]。法洛四联症患者的电压标测见图 3.3。

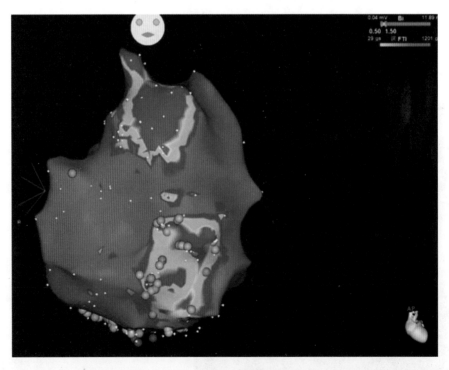

图 3.3　既往有法洛四联症病史的患者进行右室的电压标测。可见两个致密瘢痕区，一个区域位于三尖瓣环的前上部，另一个区域位于右心室心尖前部。瘢痕区域均由异质性组织所围绕。诱发的室性心动过速围绕右心室心尖前部的瘢痕组织进行环状激动，消融后，室性心动过速终止。

对左房进行电压标测时,正常双极电图振幅为>0.5mV[3],如果是房颤患者,则双极电图振幅≤0.45mV[4]。

晚电位定义为体表心电图 QRS 波结束后>10ms 出现的孤立电位, 而舒张中期电位定义为存在等电位线的两个 QRS 波群之间的高频局部电位。碎裂电位定义为有很多尖锐波峰的低振幅电信号,总体时程≥70ms。复杂心房碎裂电图(comples fractionated atrial electrograms,CFAE)定义为低振幅的碎裂心房电图,周长<120ms。

拖带标测

当怀疑心动过速折返环存在时,可通过消融导管在不同的部位进行拖带标测。以短于心动过速周长的起搏周长进行驱动起搏, 心动过速被持续重整至起搏周长但没有终止,可表现为显性拖带和隐匿性拖带。通常情况下,以短于心动过速周长 20~30ms 的起搏周长进行驱动起搏,但有时在一些特殊情况下,如顺向型重复性心动过速中,以略短于心动过速周长的起搏周长右室心尖部起搏时,起搏刺激会侵入房室结,导致心动过速终止。

短 PPI-TCL 通常提示导管位置接近折返环。PPI-TCL 差值也可通过标测系统进行颜色编码,红色表示<30ms,随后是黄色、绿色、蓝色,最后是紫色表示>100ms。这是非常有效的方法,可以帮助标测出心脏腔室参与折返环的区域。但这种方法不能提供消融靶点的数据,需要基于峡部的定位或结合其他解剖结构进行综合判断。病变心房有很多位点需要进行消融,很难定位所有区域和电位终止心动过速,或触发另一种心动过速发作。

特殊标测系统

CARTO 标测系统(ⒸBiosense Webster,Inc)

这套标测系统基于磁导航和阻抗结合技术帮助导管定位和数据采集。由三个线圈组成的定位器垫放置于手术台下,发射非常低强度的磁场,强度为5×10⁻⁶T~5×10⁻⁵T。如图 3.4 所示,每个线圈发射轻微不同的磁场强度,通过消融导管近段头端的感受器检测到。然后将每个线圈的相对磁场反馈到系统,在 X、Y 和 Z 轴的三维定位和三平面中,消融导管的定向称为滚转、俯仰和偏航。消融和诊断导管也发射可被体表 6 个参考贴片检测到的低水平电流信号。诊断导管的定位可视化,但电图则只能由特定公司设计的特殊导管采集到,如 Lasso 导管、Pentarray 导管和 Decanav 导管。

Lasso 导管是一种 10 极或 20 极环状可弯曲导管(图 3.5),主要用于左房标测,特别是肺静脉隔离。Lasso 导管环状部分是可弯曲的,直径为 4.5F,Lasso 导管的柄部适合通过 8F 鞘管。

Pentarray 导管由 5 个分支臂共 20 个电极组成(图 3.6)。每个分支臂是软的,直径为 3F,都有一个柄,可以置于 7F 鞘管内,从鞘管伸出后可以不同角度弯曲。每个单独的电极长度为 1mm,电极之间的间距不同,间距均为 4mm 或 2-6-2mm。

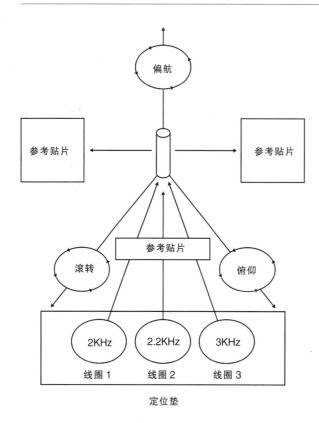

图 3.4 通过 CARTO 系统 (ⓒ Biosense Webster, Inc)进行电解剖标测的原理图。

Decanav 导管由 10 个电极组成,每个电极长度为 2mm,电极间距为 2–8–2mm(图3.7)。标测时,可以快速采集多个位点的电信号,常用于房性心动过速和室性心动过速中,包括流出道心动过速。和 Pentarray 导管类似,可以置于 7F 鞘管内,从鞘管伸出后可呈 D 形或

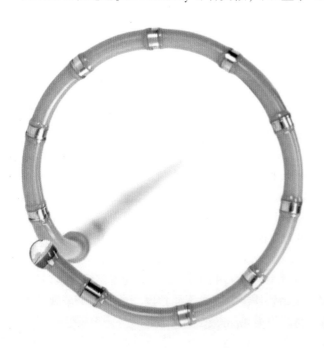

图 3.5 图示环状 10 极 Lasso 导管上的双极电极(ⓒBiosense Webster, Inc)。

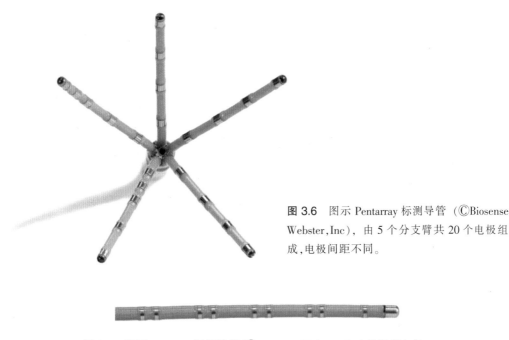

图 3.6　图示 Pentarray 标测导管（©Biosense Webster, Inc），由 5 个分支臂共 20 个电极组成，电极间距不同。

图 3.7　图示 Decanav 标测导管（©Biosense Webster, Inc）的远端电极。

F 形弯曲。

　　胸壁电极贴片同样互相传递低水平电流,有助于记录胸部阻抗,方便进行呼吸门控。标测开始时进行校正,以便在呼气末期采集样点,对精确快速地进行解剖标测非常有帮助。为了对环状电极进行门控模式,需要将标测导管紧贴左房内壁,操控导管沿二尖瓣环或任意一个肺静脉放置即可使导管贴靠在左房内壁上。然后进行呼吸门控阈值的设置,如果设置的值较低,则标测更精确,但数据采集速度轻度减慢。

将基线 CT/MRI 图与解剖图相融合

　　基线成像图非常有用,可用于评估肺静脉解剖和异常肺静脉。左心房的基线 CT 或 MRI 成像也可叠加在快速解剖标测获得的左心房解剖壳上,以建立图像融合。将基线 CT 导入标测系统中,然后将其分割,以便增强感兴趣腔室的成像。建立解剖标测图后,可将基线 CT 或 MRI 成像通过坐标和表面配准结合进行整合。如图 3.8 所示,通过融合程序选择解剖标测图和 CT 成像上相同的样点。采集样点之间的时间变化,伴心律或呼吸改变,均可造成左心房形态变化,因此 CT 成像和解剖标测图之间存在一定的不精确性。

CARTO 系统的其他特点

　　CARTO 系统还有一些软件系统,可以在临床中进行应用。

　　Vistag 软件（©Biosense Webster, Inc）自动在标测图上建立 4mm² 范围的样点,可以

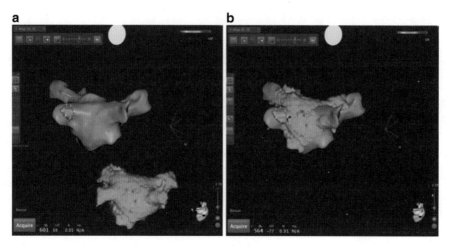

图 3.8　左图显示通过 Lasso 导管快速建立的解剖标测图和导入的左心房 CT 图。左图和右图均可见选择的坐标轴,右图显示两个图像进行融合(ⓒBiosense Webster,Inc)。

满足特定的预编程参数的设置。这些参数包括:特定样点的最小时间、导管头端移动的最大范围、导管头端最小接触力和施加最小接触力的时间百分比。同时也追踪阻抗和温度的变化。此外,网格特征图标记了整个消融损伤 2mm² 范围内的样点。

Paso 软件(ⓒBiosense Webster,Inc)已经被引入 CARTO 3 系统平台,以帮助更精确地进行起搏标测。它为每一个电极提供了一个数值,并为临床心律失常和起搏刺激之间的精确性提供了整体评估。整体有效性目前尚待进一步研究,但 Paso 软件在临床中的角色不容忽视,特别是对局灶性室性早搏(见图 3.9)和室性心动过速的标测。

CartoUnivu 软件(ⓒBiosense Webster,Inc)能够在预先记录的影像电影图上实时追踪导管的移动。进行房颤消融时,静脉注射腺苷或快速心室起搏后,可以通过该软件呈现左房的三维旋转造影图,随后与电解剖图进行整合,从不同角度进行观察。对于心外膜消融或 LVOT 消融,也可通过该软件将冠脉造影图像与电解剖图相整合,能够降低整个手术的透视时间,但相关临床证据仍不足。

Ensite Velocity 标测系统(St Jude Medical,Minnesota 55442,USA)

该系统在三对表面电极之间发射 8.136kHz 的电流,通过三个不同的平面进行传递,即:头到脚、右到左和后到前。这些电流信号被消融和诊断导管检测到,根据电流的强弱估计导管在 X、Y 和 Z 轴中的位置,并允许最多 4 个导管上多达 128 个电极进行信号处理。阻抗变化能导致导管定位的不精确,因此该系统优先应用心内电极作为参考电极,这与 CARTO 系统不同,在 CARTO 系统中,优先应用外部电极作为参考电极。该系统通过电极间距进行场域定标,对电解剖图中不一致的采样区进行部分代偿。还可以通过记录呼吸时胸腔阻抗的变化来代偿呼吸运动。Ensite 系统比 CARTO 系统有很多优势,优势之一为能够通过任意一个导管进行数据采集,而 CARTO 系统仅通过设定的导管进行数据采集。另一个吸引人的功能是,该系统能够在采集下一组数据的同时分析之前采集的数据。应用 Tacticath 导管进行 Velocity 系统标测的病例见图 3.10。

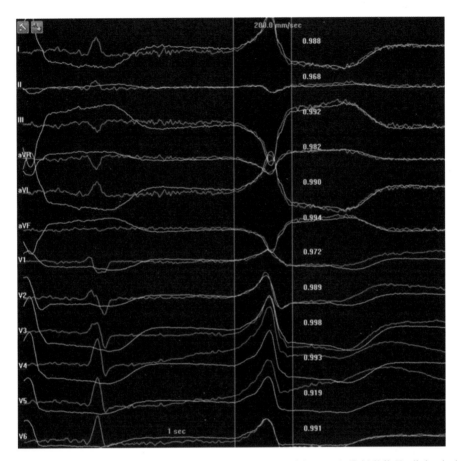

图 3.9 应用 Paso 软件(©Biosense Webster,Inc)比较二尖瓣环前侧心室起搏刺激信号(黄色)与自身的异位节律(绿色)的形态差异。

经过进一步整合的 Mediguide 软件(St Jude Medical,Minnesota 55442,USA)能使导管在标测开始时在 X 线影像中可视化。该软件采用一个电磁场,导管的传感器和患者胸壁表面的参考电极传感器均可检测到,允许导管在预先获得的电影循环的位置成像。电磁发射单元安装在影像检测器中。

Rhythm 标测系统 (Rhythmia Mapping,Rhythmia Medical,Boston Scientific Inc.,Marlborough,MA,USA)

该系统基于磁导航与阻抗递减相结合的技术定位导管。Orion 标测导管头端的磁场传感器单元能够根据阻抗的变化清晰定位每一个导管电极。诊断或消融导管应用的同时,所有其他的导管均可通过阻抗的变化进行定位。Orion 导管的灌注速率为 1mL/min。

该系统的主要优势之一是,能够通过 Orion 标测导管快速采集高空间分辨率的标测图。Orion 标测导管是一个 64 电极的小篮状导管,有 8 个棘状分支,棘状分支上的电极间距为 2mm,能够采集小至 0.01mV 的电信号。该导管可弯曲,能够置入 8.5F 的鞘管内。如图 3.11 所示,Orion 标测导管呈完全闭合(直径为 3mm)、完全展开(直径为 22mm)或以任

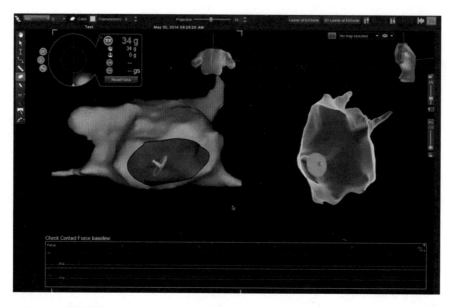

图 3.10　Velocity 标测系统 (St Jude Medical, Minnesota 55442, USA) 通过 Tacticath 压力触控导管显示左心房与二尖瓣环的相对位置 (左图), 右图显示靠后的左上肺静脉和左下肺静脉 (右图左侧), 靠前的左心耳 (右图右侧)。

何程度展开。如果导管头端在 2mm 范围内的心内膜表面, 则仅可采集解剖数据。每个电极头端的表面积为 $0.4mm^2$, 电极间距为 2.5mm。该导管为灌注导管, 建议应用该导管时, 需要进行肝素化治疗, 保持 ACT 时间为 300s。

　　Rhythmia 系统的设置见图 3.12。图左上侧显示体表心电图, CS 参考电极在体表心电图的下方, 再下方是 Orion 导管电图和 CS 其他电极电图。每一个电极均由字母和数字编码。RAO 位和 LAO 位, 均显示正常窦性心律下的右房。

　　该系统可以同时采集多种信号, 并快速对信号进行标注, 特别是激动时间。该功能主要通过记录双极电图上最大的波峰或单极电图上最负的 dV/dT 来实现。基于心跳接受标准, 该系统可以持续自动进行电图的采集记录。

　　标测开始时, 需要对感兴趣的腔室和标测图的类型进行程序设置, 并设置心律模式 (窦性心律、起搏心律, 心动过速心律) 和参考电极。标测开始时即可通过程控探索心律失常的相关机制, 如局灶性或折返性, 但在标测时或标测后通常相关参数会发生改变。该系

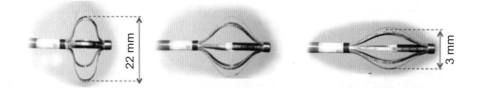

图 3.11　Orion 标测导管 (Rhythmia Mapping, Rhythmia Medical, Boston Scientific Inc., Marlborough, MA, USA)。完全展开 (左图), 中等程度展开 (中间图), 最低程度展开 (右图)。

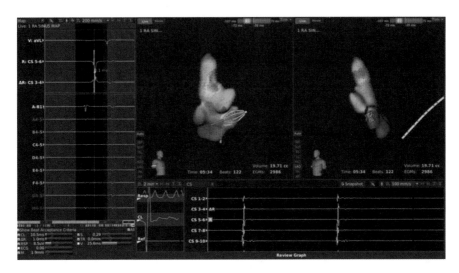

图 3.12　Rhythmia（Rhythmia Mapping，Rhythmia Medical，Boston Scientific Inc.，Marlborough，MA，USA）显示图设置。左侧图显示选择的体表心电图导联，心电图导联下方为 CS 参考电极。通过记录电极激动时间的变化，可以最大程度减少激动顺序改变的概率。左图 RAO 位和右图 LAO 位，均显示窦性心律下的右房。

统推荐对心内电图最后 10s 的电图进行分析，并计算心动过速的周长，测量标测窗口的范围值，确定相关的参考电图。窦性心律下，通过 CS 近端电极起搏标测既往有关键峡部消融史的病例，见图 3.13。

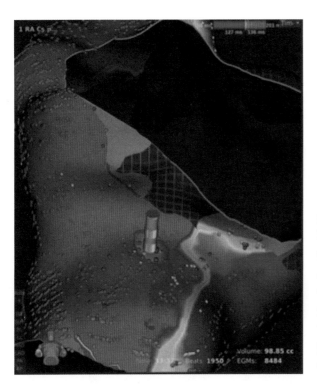

图 3.13　Rhythmia 系统（Rhythmia Mapping，Rhythmia Medical，Boston Scientific Inc.，Marlborough，MA，USA）进行激动标测。通过冠状窦近端电极起搏，对既往有关键峡部消融史的再发心房扑动患者进行右房激动标测。从下方进行截图并放大，观察到图的上方为三尖瓣环，下方为下腔静脉。传统的起搏方法提示为顺钟向阻滞，但在关键峡部中段存在慢传导区，需要进一步消融。

重要知识点

1. 激动标测需要一个稳定的参考点,以便所有的样点能够相对于相同的电图进行测量。理想的参考电图是稳定的,具有明显的正向或负向波峰用于测量。然后,根据电压随时间的最正或最负变化(voltage over time,dV/dT)设定触发点。

2. 根据心律失常的相关机制,如局灶性或折返性,进行兴趣窗的设置。对于局灶性心动过速,最早电信号应设置为提前体表电信号 80ms 和补偿后 30ms 之间进行采集。对于折返性心动过速,兴趣窗应选择 90% 的心动过速周长(tachycardia cycle length,TCL)进行设置,允许一定程度的心动周期变异。

3. 激动标测时,根据兴趣窗内电信号的早或晚,进行颜色编码。最早的电信号被编码成红色,随后以黄色、绿蓝色、紫色进行编码,紫色代表最晚的电信号。局灶性心律失常中,通常将早期电信号作为消融靶点。折返性心律失常中,通常需要在早期电信号和晚期电信号相遇的位置进行消融。

4. 心室电压标测时,将双极电信号振幅≤1.5mV 的区域定义为瘢痕组织,致密瘢痕组织定义为≤0.5mV。

5. 复杂心房碎裂电图(comples fractionated atrial electrograms,CFAE)定义为低振幅的碎裂心房电图,周长<120ms。

参考文献

1. De Ponti R, Verlato RR, Emanuele Bertaglia E, et al. Treatment of macro-re-entrant atrial tachycardia based on electroanatomic mapping: identification and ablation of the mid-diastolic isthmus. Europace. 2007;9:449–57.
2. Marchlinski FE, Callans DJ, Gottlieb CD, et al. Linear ablation lesions for control of unmappable ventricular tachycardia in patients with ischemic and nonischemic cardiomyopathy. Circulation. 2000;101:1288–96.
3. Saghy L, Callans DJ, Garcia F, et al. Is there a relationship between complex fractionated atrial electrograms recorded during atrial fibrillation and sinus rhythm fractionation? Heart Rhythm. 2012;9:181–8.
4. Kapa S, Desjardins B, Callans DJ, et al. Contact electroanatomic mapping derived voltage criteria for characterizing left atrial scar in patients undergoing ablation for atrial fibrillation. J Cardiovasc Electrophysiol. 2014;25(10):1044–52.

第 4 章

房室结折返性心动过速

Benedict M. Glover, Pedro Brugada

> **要点**
>
> 房室结折返性心动过速(AVNRT)是一种最常见的成人阵发性室上性心动过速。基本病理为存在房室结双径路，心房或心室异位节律沿其中一条快径路或慢径路前传，通过另一条脱离不应期的快径路或慢径路逆传。典型房室结折返性心动过速通常沿慢径路前传，而通过快径路逆传，心电图表现为短 RP 心动过速。非典型房室结折返性心动过速通常沿快径路前传而慢径路逆传，心电图表现为长 RP 心动过速。心动过速时详细的标测及电生理检查有助于明确诊断。导管消融可有效地治疗房室结折返性心动过速，成功率高而复发率低。

简介

房室结折返性心动过速是最常见的成人阵发性室上性心动过速，在所有室上性心动过速中约占 60%[1]。通常发生于年龄小于 40 岁(平均年龄 28 岁)的人群中，女性患者多于男性[2-4]。临床表现为间歇性心悸，具有突发突止特点，迷走神经刺激可终止，发作间歇期表现为正常心电图。典型房室结折返性心动过速发作时 RP 间期缩短，房性 P 波通常湮没在 QRS 波内或在 QRS 波末端出现。P 波通常为窄负向波，表明通过快径逆传由下至上的激动顺序。

解剖

房室结折返性心动过速相关的解剖位于 Koch 三角内，向前以三尖瓣隔瓣为界，向后以 Todaro 腱为界，向下以冠状窦口上侧为界[5]。致密房室结位于房间隔基底部，围绕着致密房室结的移行细胞连接致密房室结与心房细胞。移行细胞同时具有房室结细胞和心房细胞的一些电生理特征[6]。心房到致密房室结有三条延伸通路，另外一条共同通路连接至心室侧。心室并不参与房室结折返性心动过速的折返环路,有助于同房室折返性心动过速相鉴别。房室结折返性心动过速在房室阻滞时仍可持续存在。

　　Koch 三角前侧的前延伸部分相当于快径路,冠状窦前侧的右侧后延伸通常认为是慢径路所在的区域,而左侧后延伸指向二尖瓣环(图 4.1)。

机制

　　房室结折返性心动过速至少具有两条连接心房及心室的径路,经典描述为房室结双径路。这些径路依据组织的传导速度将其分为慢径路和快径路。慢径路传导速度慢但不应期短,通常位于三尖瓣环靠后的位置,邻近冠状窦口。快径路传导速度快但不应期长,主要由 Todaro 腱上侧的移行细胞所形成。

分类

慢/快型房室结折返性心动过速(典型房室结折返性心动过速)

　　当适当的房性早搏沿冠状窦口和三尖瓣环间的慢径路(右侧后延伸)前传并沿快径

典型房室结折返性心动过速

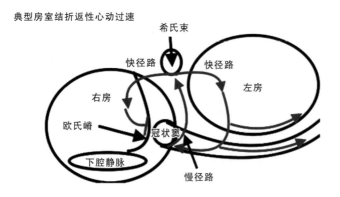

非典型房室折返性心动过速

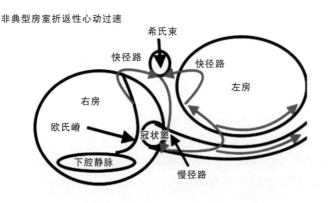

图 4.1　图示左前斜位下房室结折返性心动过速环路。上图显示典型慢/快型房室结折返性心动过速,前传慢径和逆传快径;下图显示非典型快/慢型房室结折返性心动过速,快径前传,慢径逆传。

路逆传时形成的心动过速为典型房室结折返性心动过速。少见的情况是,其中约5%病例可能通过解剖学位置不同的慢/中间径(左侧后延伸)前传,腔内电图表现为 AH 间期大于200ms。图4.2中详细描述该类少见的情况, 即间隔部 VA 间期短,HA 间期小于90ms,AH>HA。

最早心房激动沿前间隔向后传导至 Todaro 腱,该激动顺序有助于区别慢/慢型房室结折返性心动过速。左侧间隔激动继续向侧后方激动冠状窦。右侧间隔激动至欧氏嵴被阻滞,继续沿慢径路传导完成整个折返激动环路。

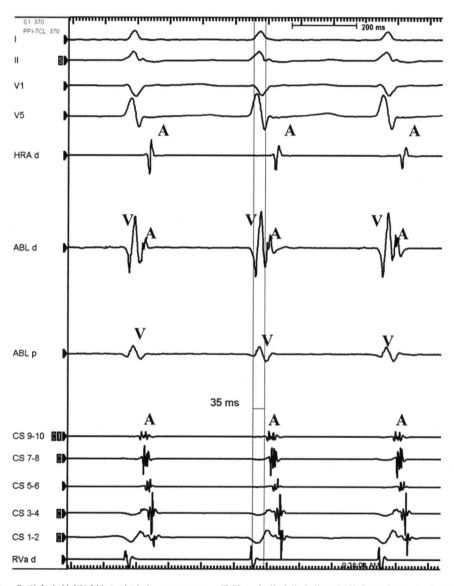

图4.2　典型房室结折返性心动过速 (AVNRT)。最早心房激动位点位于冠状窦近端,VA 间期偏短,约35ms。考虑可能为间隔部旁道或房速,需要进一步鉴别诊断。HRA d,高位右房电极,消融导管位于 His;CS 9-10,CS 近端电极;CS 1-2,CS 远端电极;RVa d,右室心尖部电极。

快/慢型房室结折返性心动过速(非典型房室结折返性心动过速)

正如图 4.3 所述,快径前传,右侧后延伸(慢径)逆传,心房最早激动点在后间隔。有时左侧后延伸(左侧慢径)逆传。AH 间期短于 HA 间期。RP 间期延长,可以很清楚显示 P 波在 Ⅱ、Ⅲ、aVF 和 V6 导联为负向波,在 V1 导联为正向波。这有助于鉴别冠状窦口附近的房速或间隔旁道。

慢/慢型房室结折返性心动过速

常见慢/慢型 AVNRT 为右侧后延伸前传,左侧后延伸逆传。一般最早心房逆传激动点位于冠状窦顶部,但当逆传发生于右侧后延伸时,最早心房激动点可能位于冠状窦和三尖瓣环之间。腔内电图出现多种 AH 跳跃现象表明存在多条慢径。AH 间期在慢/慢型 AVNRT 中通常大于 200ms,长于 HA 间期。

电生理评估

基本参数

心电图表现为 QRS 波时程短于 120ms,RP 间期缩短,提示典型 AVNRT,而 RP 间期

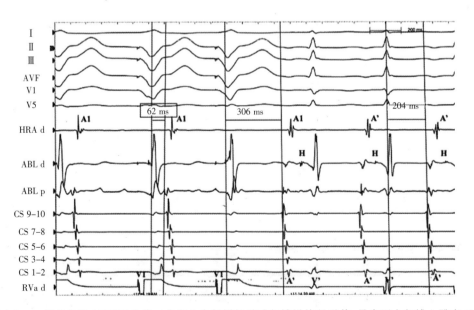

图 4.3 一例非典型 AVNRT 发作。右室心尖部周长递减起搏沿快径逆传,最先两个起搏心跳在 His 部位记录到最早逆传心房激动,间隔部 VA 间期为 62ms。第三个起搏心跳在冠状窦近端记录到最早逆传心房激动,VA 间期延长至 306ms,表明快径逆传跳跃至慢径逆传。慢径逆传后由快径前传,再返回慢径逆传,由此引发 RP 间期延长的心动过速。HRA d,高位右房;消融导管位于 His;CS 9-10,CS 近端电极;CS 1-2,CS 远端电极;RVa d,右室心尖部电极。

延长,则提示非典型 AVNRT。如果切迹存在同时伴有 RBBB,P 波重叠于 QRS 波内提示典型 AVNRT。胸前导联及下壁导联负向 P 波伴 RP 间期延长更加提示为慢/慢型 AVNRT。当 RP 间期长于 PR 间期时,更加提示为快/慢型 AVNRT。AVNRT 心电图中可能存在 RR 间期不等,相应机制为右、左后延伸共同参与的快径"八字"折返。

电生理研究及消融的风险

所有室上性心动过速电生理研究及消融的风险包括:腹股沟血肿、血管损伤、心包压塞,血栓-栓塞及房室传导阻滞。房室传导阻滞为最严重的并发症,发生率小于 0.5%。房室传导阻滞通常发生于快径和慢径距离过近、消融成功位点靠近希氏束、消融面积过大及逆传阻滞合并交接区心律。消融过程中监控上述指标非常重要,必要时及时停止消融。因房室传导阻滞风险过高而消融失败的患者,术后需进行进一步讨论手术策略。

慢径消融成功率约为 97%,复发率为 0.7%~5.2%。

电生理程序

诊断性电生理检查通常要求局部麻醉,最大化减少麻醉药物对正常电生理参数的影响,并能最大化增加心律失常的诱发率。标测电极分别置于右室、希氏束、冠状窦和高位右房。先用右室递减刺激评估逆传、心房激动顺序,并寻找房室结双向传导的证据。然后进行心房递减刺激,寻找房室结双径路或多径路证据,并尝试诱发房室结折返性心动过速。希氏束通常对逆传阻滞,因此心室刺激很难诱发 AVNRT。这与旁道形成鲜明对比,心室刺激诱发旁道心律失常很常见。

电生理检查发现 AH 或 HA 跳跃、心房或心室回波、房室结折返性心动过速诱发成功,则表明存在房室结双径路。AH"跳跃"现象定义为,当进行心房 S1S2 递减刺激(10ms 递减)或单个期前刺激突然出现 AH 间期延长≥50ms[7,8]。跳跃现象是因前向传导突然由房室结快径路传导转变为慢径路传导。心室刺激时,HA 间期跳跃延长≥50ms,表明逆向传导突然由房室结快径路传导转变为慢径路传导。"跳跃"现象是房室结折返性心动过速的重要电生理依据,因为大部分人群心房存在通向致密房室结的前后延伸组织结构。静脉注射麻醉药物可能会抑制房室结快径路,增加经房室结慢径路传导的概率。但在一些特殊患者中,房室结双径路的传导特性为经左后延伸前向中间传导[9],AH"跳跃"现象不常见。此外,静脉滴注异丙肾上腺素可能增加房室结快径传导,进而掩盖了 AH"跳跃"现象。

如果多种心房期外刺激模式或递减心房起搏刺激均不能诱发心动过速,应予异丙肾上腺素 1~4mg/min 静脉滴注。消融前应停止静滴异丙肾上腺素,因其可造成心脏高强度收缩进而影响消融导管的稳定性。

鉴别 AVNRT 和 AVRT

AVRT 折返环包括心室,因此可将心室电生理检查作为与 AVNRT 的鉴别手段之一。

慢/快型 AVNRT 和部分慢/慢型 AVNRT VA 传导时间通常<50ms,而 AVRT VA 传导时间通常>50ms。

心室期外刺激观察心房激动顺序是鉴别 AVNRT 和 AVRT 最直接的方法。将起搏电极置于右室最接近心房最早激动的部位。如果心房最早激动的部位位于 Koch 三角的底部,理想的心室起搏位点为右室基底部。如果心房最早激动的部位位于靠近 Koch 三角顶部的前间隔,理想的心室起搏位点为希氏束旁。在这些位点进行右室起搏,能够确保心室激动经右室心尖部逆向传导至希氏束,有助于观察电传导之间的相互关系。

在 His 电位后 50ms 给予心室额外递减刺激(步进 10ms),如果在腔内 His 电图上显示心房激动提前而 His 电位未见提前,则提示存在旁道;如果前一跳提前的心房激动顺序与心动过速激动顺序一致且下一跳 His 电位延迟, 则证明旁道是心律失常的机制之一。

如前所述,应用右室拖带、与 His 同步的室早刺激,以及希氏束旁起搏等电生理检查方法,同样可以做鉴别诊断。

鉴别 AVNRT 和房性心动过速

典型 AVNRT 心电图表现为短 RP 间期,可以和间隔房速进行鉴别。非典型 AVNRT 心电图表现为 RP 间期较长,与房速不易区分,可通过右室心尖部拖带方法进行鉴别。

如图 4.4 所示,对心动过速进行右室心尖部拖带,腔内图激动顺序表现为 A 波后跟随 V 波(即 A-V);房性心动过速时,右室心尖部拖带腔内图激动顺序表现为 A-A-V[10]。如果 V 波人工伪延迟造成 HV 间期延长,有可能腔内图出现假性 A-A-V 现象。AVNRT 的关键折返环在两个心房之外,如果心室起搏时心动过速终止且引起心动过速终止的心室激动没有传导至心房,考虑排除房性心动过速。

一些其他的电生理检查方法也可以用来鉴别 AVNRT 和房速。记录心动过速诱发时

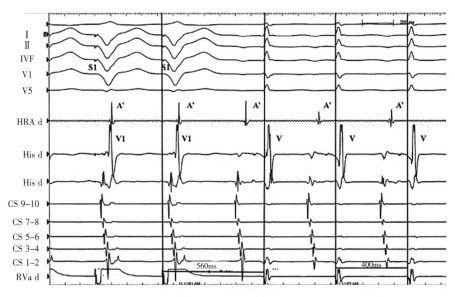

图 4.4 心动过速时右室拖带下的 AV 关系。心动过速时心动周期为 400ms,右室心尖部起搏拖带(心动周期 370ms)。PPI-TCL 为 160ms,更多考虑为 AVNRT。

的 AH 间期,与高位右房起搏(相同心动周期)时 AH 间期进行比较。心房起搏时,非典型 AVNRT AH 间期较心动过速时 AH 间期更长,通常>40ms[11]。

但在一些特殊病例中,房速与 AVNRT 均存在慢传导逆传通路,高位心房起搏时 AH 间期在两者中差异非常小。

心动过速时进行高位右房不同频率起搏, 记录 VA 间期。不同起搏频率下如果 VA 间期未改变,则考虑排除房速。

如果心室早搏刺激使逆传 His 提前,但心房激动顺序未受影响,则考虑心动过速的主要诊断为房速。

消融技巧

电生理检查明确诊断后,将 4mm 非灌注消融导管放置于右室,保持导管头端弯曲并沿后间隔后撤至冠状窦水平。图 4.5 影像为 RAO 位和 LAO 位显示消融导管位置。

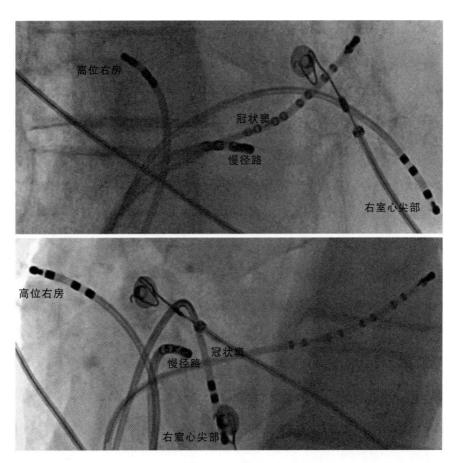

图 4.5　标测慢旁道时影像显示消融导管的位置。消融导管电极腔内图记录到 A:V 的比例关系及小的慢旁道电位。上图为 RAO 位,下图为 LAO 位。两个体位下均可看到消融导管较冠状窦口位置靠前。在影像中还显示四极导管分别置于高位右房、右室心尖部,十极导管于冠状窦。

在冠状窦口和三尖瓣环间进行标测。A:V 之比为 1:2~1:10 均在腔内图进行记录,此时消融导管腔内图心房电信号较 His 电极腔内图 A 波晚约 20ms。图 4.6 所示,消融导管

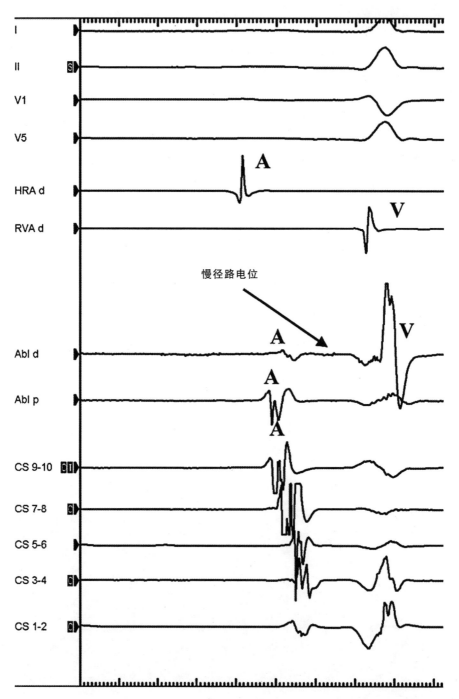

图 4.6　慢径路标测。消融导管位于冠状窦偏前,腔内图显示 A:V 比例为 1:6。图中显示消融导管远端电极记录到第一次心跳中存在小的不连续电位,考虑为慢径路电位,在此靶点处进行消融可成功完成慢径改良,后续电生理刺激不能再诱发 AVNRT。

电极记录到一个小的不连续的慢径路电位。将最晚的、最高频的慢径路电位作为消融靶点。消融导管稍向顺钟向旋转可以避免进入冠状窦内。心脏收缩时,欧氏嵴对消融导管的逆钟向扭力作用可使消融导管远离间隔,需要操纵导管抵消该扭力。

开始消融时,初始功率设定为 30W,最大温度为 55℃~60℃。消融过程中根据需要可将功率调至 40W,部分病例需要将功率调至 50W。

出现交界区心律通常考虑为慢径改良有效的指征。图 4.7 显示消融时出现的交界区心律。交界区心律出现的主要可能机制为:慢径到房室结交界区域的消融电流损伤增强了心肌细胞的舒张期除极[12,13]。其他可能的机制:一是消融导致后交感神经结过度释放去甲肾上腺素,超过迷走神经效应,引起房室交界区心肌细胞舒张期除极频率增加,进而导致该区域自律性增加[14];二是房室结附近区域可能存在热敏感反应,继而导致交界区兴奋性增强[15]。

心动周期<350ms 的加速性交界区心律或 VA 传导不稳定,提示有潜在的房室阻滞风险[16]。消融时监控 AH 间期也非常重要。如果消融时出现 AH 间期的延长、阻抗突然增加或减少,消融应立即停止。

如果消融过程中始终未见交界性心律,应对其他靶点进行消融。此时,消融导管可向上移动进行消融,但会增加房室阻滞风险。一旦消融导管位于冠状窦顶部以上的位置,应提高警惕。

其他慢径路潜在的消融靶点位于左后延伸,在冠状窦近端放电通常可以消融成功。

AVNRT 持续发作可造成消融导管不稳定、很难发现房室阻滞的早期腔内图预警信息,此时消融应停止,尽量在窦性心律下进行消融。

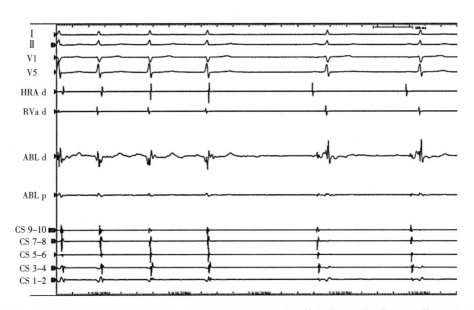

图 4.7　慢径路消融过程中出现交界性心律。四跳交界性心律后恢复窦性心律,房室 1:1 传导。出现上述腔内图特征考虑为消融成功。HRA d,高位右房电极;RVa,右室心尖部电极;CS 9-10,CS 近端电极;CS 1-2,CS 远端电极。

房室阻滞可能的原因是消融损伤致密房室结或消融损伤快径传导。靠下的位置消融出现房室传导阻滞,包括冠状窦口的消融损伤,其原因可能是位于后侧的快径路解剖学变异或消融损伤房室结动脉的结果。

消融终点

消融过程中良好的靶点温度和交界区心律很重要,消融成功后再次进行电生理检查并重复诱发心动过速(刺激模式与消融前一致)。心动过速不能再被诱发是很好的消融终点。如果电生理检查发现一次 AH"跳跃"现象或单个心房回波,仍需考虑可能存在其他慢径路(如左后延伸),但并无临床实际意义。

消融前未应用异丙肾上腺素即可诱发心动过速的病例,消融后仍需常规应用异丙肾上腺素进行诱发验证。

困难处置

解剖学变异造成冠状窦口增大使消融导管难以到达慢径路消融靶点,此外还存在快径路和慢径路非常靠近、慢径路位置变异等异常情况,均给消融治疗带来很大困难。

一般轻微顺钟向旋转消融导管有助于慢径路消融。在冠状窦口增大的病例中,消融导管贴靠很困难,经常需要精细操控导管旋转使顺钟向和逆钟向扭矩平衡。在一些极困难的病例中,应用长鞘管有助于提高并维持导管贴靠的稳定性。

常规消融慢径出现交界区心律,但仍可再次诱发 AVNRT,此时需要将消融导管移至更靠上的部位进行消融。导管上移后靶点很可能位于右后延伸和左后延伸的交界处,而不是仅仅位于右后延伸处。如果导管向上移动仍不能消融成功,可将导管移至近端冠状窦内顶部(距离冠状窦口 1~3cm 处)进行消融,通常会消融成功。

极少见病例中,慢径路存在左侧插入点,在右侧房间隔处任何位点进行消融均不能成功。此时,经房间隔穿刺或主动脉逆行在 AVNRT 发作时进行标测,沿二尖瓣环寻找最早心房激动点,标测范围包括间隔至二尖瓣环下侧的相关区域。

重要知识点

1. Koch 三角的边界为靠前的三尖瓣隔(中间)瓣、靠后的 Todaro 腱及靠下的冠状窦口的上侧部。

2. 房室结快径路位于 Koch 三角的前部, 慢径路一般位于冠状窦靠前的部位,但慢径路解剖学变异较大,包括位于冠状窦内。

3. AH"跳跃"现象定义为,当进行心房 S1S2 递减刺激(10ms 递减)突然出现 AH 间期延长 ≥50ms。

4. 不连续 AV 传导曲线并不是在所有 AVNRT 患者中存在。

5. 房室结双径路或多径路可能在非 AVNRT 患者中存在。

6. 慢/快型(典型)AVNRT 中,心房早搏沿慢径路前传,通过快径路逆传。腔内图表现为短 VA 间期心动过速,可沿前间隔向后至 Todaro 腱寻找心房最早激动点。

7. 快/慢型(非典型)AVNRT 中,激动沿快径路前传,慢径路逆传,心动过速时 VA 间期延长。

8. 慢/慢型 AVNRT 中,激动沿右侧后延伸前传,左侧后延伸逆传,心动过速时,VA 间期延长,心房最早激动点通常位于冠状窦偏前的部位。

9. 一般选择 4mm 非灌注消融导管进行慢径路消融,将消融导管置于 CS 口部与三尖瓣环之间,腔内图显示 A:V 之比为 1:2~1:10,慢径路电位部位是最理想的消融靶点。射频能量初始为 30W,最大温度设定为 60℃。根据需要可增加功率至 40W,甚至 50W。

10. 消融过程中出现的交界区心律最可能的机制为电流损伤慢径路至房室交界区心肌组织,造成该区域的心肌细胞舒张期除极增强。交界区心律出现通常考虑为慢径改良成功的指征。

11. 心动周期<350ms 的交界区心律或不稳定的 VA 关系提示潜在的房室阻滞风险。

12. 最可靠的慢径路消融终点为不能再次诱发心动过速。如果电生理检查发现一次 AH"跳跃"现象或单个心房回波,仍需考虑可能存在其他慢径路(如左后延伸),但并无临床实际意义。

参考文献

1. Katritsis DG, Camm AJ. Classification and differential diagnosis of atrioventricular nodal re-entrant tachycardia. Europace. 2006;8:29–36.
2. Jackman WM, Beckman KJ, McClelland JH, et al. Treatment of supraventricular tachycardia due to atrioventricular nodal reentry, by radiofrequency catheter ablation of slow pathway conduction. N Engl J Med. 1992;327:313–8.
3. Haissaguerre M, Gaita F, Fischer B, et al. Elimination of atrioventricular nodal reentrant tachycardia using discrete slow potentials to guide application of radiofrequency energy. Circulation. 1992;85:2162–75.
4. Lee MA, Morady F, Kadish A, et al. Catheter modification of the atrioventricular junction with radiofrequency energy for control of atrioventricular nodal reentry tachycardia. Circulation. 1991;83:827–35.
5. Todaro F. 1865. Novelle recherché sopra la struttura muscolare delle orchiete del cuo-re umano esopra la valvola de Eustachio. Memoria. Firenze. Sánchez-Quintana D, Yen HS. Anatomy of Cardiac Nodes and AV specialized conduction system. Rev Esp Cardiol 2003;56:1085–92.
6. Anderson RH, Yanni J, Boyett MR, Chandler NJ, Halina D. The anatomy of the cardiac con-duction system. Clin Anat. 2009;22:99–113.
7. Moulton KP, Wang X, Xu Y, et al. High incidence of dual AV nodal pathway physiology in patients undergoing radiofrequency ablation of accessory pathways [abstract]. Circulation. 1990;82:iii 319.
8. Hazlitt HA, Beckman KJ, McClelland JH, et al. Prevalence of slow AV nodal pathway poten-

tials in patients without AV nodal reentrant tachycardia [abstract]. J Am Coll Cardiol. 1993;21:21–8.

9. Wu J, Wu J, Olgin J, et al. Mechanisms underlying the reentrant circuit of atrioventricular nodal reentrant tachycardia in isolated canine atrioventricular nodal preparation using optical mapping. Circ Res. 2001;88:1189–95.

10. Knight BP, Zivin A, Souza J, et al. A technique for the rapid diagnosis of atrial tachycardia in the electrophysiology laboratory. J Am Coll Cardiol. 1999;33:775–81.

11. Man KC, Niebauer M, Daoud E, et al. Comparison of atrial-His intervals during tachycardia and atrial pacing in patients with long RP tachycardia. J Cardiovasc Electrophysiol. 1995;6:700–10.

12. Yu JC, Lauer MR, Young C, et al. Localization of the origin of the atrioventricular junctional rhythm induced during selective ablation of slow-pathway conduction in patients with atrioventricular node reentrant tachycardia. Am Heart J. 1996;131:937–46.

13. Estner HL, Ndrepepa G, Dong J, et al. Acute and long-term results of slow pathway ablation in patients with atrioventricular nodal reentrant tachycardia—an analysis of the predictive factors for arrhythmia recurrence. Pacing Clin Electrophysiol. 2005;28:102–10.

14. Chen MC, Guo GB. Junctional tachycardia during radiofrequency ablation of the slow pathway in patients with AV nodal reentrant tachycardia: effects of autonomic blockade. J Cardiovasc Electrophysiol. 1999;10:56–60.

15. Thibault B, de Bakker JM, Hocini M, Loh P, Wittkampf FH, Janse MJ. Origin of heat-induced accelerated junctional rhythm. J Cardiovasc Electrophysiol. 1998;9:631–41.

16. Li HG, Klein GJ, Stites HW, et al. Elimination of slow pathway conduction: an accurate indicator of clinical success after radio- frequency atrioventricular node modification. J Am Coll Cardiol. 1993;22:1849–53.

第 **5** 章

旁道传导

Benedict M. Glover, Pedro Brugada

要点

当存在沿房室沟连接心房和心室的房室结外旁道时,心室易发生预激。预激心电图可能表现为正常,共同的特征性表现包括:正常窦律下的短 PR 间期,QRS 波起始部顿挫形成的 δ 波,成人 QRS 波宽度>120ms,继发的 ST-T 改变等。上述改变为旁道及房室结传导共同作用的结果。心室预激伴有心悸病史被称为 Wolff-Parkinson-White (WPW)综合征。

解剖

旁道是连接心房到心室的肌纤维,穿过纤维脂肪和纤维壁房室交界区,通常直径可达 3mm,长度可达 1cm[1]。

在主动脉-二尖瓣连接处,由于心房与心室距离较远,旁道在该区域一般不易形成[2]。研究已经证明[3],大多数旁道包含心室肌细胞,功能与普通心室肌细胞类似。

在右、前、中和后间隔,较薄的心房肌延伸扩展覆盖较厚的心室肌。左前、左中间隔区一般存在纤维组织,因此在此区域不易形成旁道。

大多数旁道位于房室交界处的心内膜脂肪垫内。三尖瓣环和二尖瓣环解剖位置见图5.1,不同部位经典旁道如图所示。

经典旁道解剖学描述依赖于前后定位及左右定位,在此定位基础上,冠状窦最靠后,主动脉瓣最靠前。因此在左前斜位下,二尖瓣环和三尖瓣环的下位代表靠后,而二尖瓣环和三尖瓣环的上位代表靠前。左前斜位下,间隔部在影像正中,而腔室侧壁位于外周。临床实践中,定位的描述靠前即为靠上。左房实际上相对右房靠后,因此临床工作中描述的右侧应为右前,而左侧应为左后。参见图5.2。

少见的旁道定位参见图5.3。

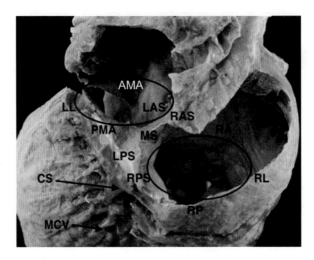

图 5.1 左心房取出后暴露的右心房后壁解剖标本。左侧旁道可位于左侧（LL）、二尖瓣瓣环前侧（AMA）、二尖瓣瓣环后侧（PMA）、左前间隔侧（LAS）及左后间隔侧（LPS）。右侧旁道可存在于右前侧（RA）、右侧（RL）、右后侧（RP）、右前间隔侧（RAS）和右后间隔侧（RPS）。中间隔（MS）旁道通常位于右侧，也可见于左侧。图片还显示出冠状窦（CS）和心中静脉（MCV）。

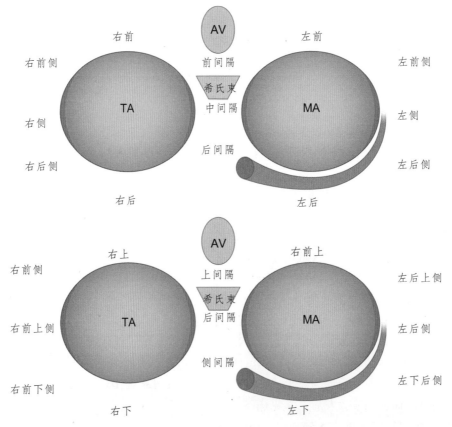

图 5.2 上图显示左前斜位下沿三尖瓣环和二尖瓣环旁道的真实定位方法，下图显示左前斜位下沿三尖瓣环和二尖瓣环旁道的传统定位方法。TA，三尖瓣环；MA，二尖瓣环；AV，房室结。

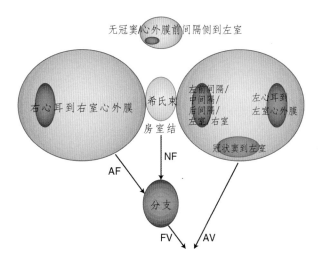

图 5.3 罕见的旁道定位包括右心耳到右室心外膜，无冠窦/心外膜前间隔到左室，左侧前间隔、中间隔和后间隔到左室或右室，左心耳到左室心外膜，冠状窦到左室、房束(AF)、结束(NF)、房室束(AV)和束室(FV)。

机制

　　窦性心律下，传导可能经旁道和房室结同时下传，心电图表现为显性预激。有时，传导通过旁道的时间过长，如左侧的慢传导旁道，此时心室已被正常经房室结传导所除极，这种可被称为潜在预激，12 导联心电图可以表现为正常。如果旁道在窦性心律下逆向传导，心电图同样会表现为正常，此时称为隐匿预激。通常隐匿性旁道不能通过显性预激传导房颤。大多数旁道都具备前向和逆向传导特性。图 5.4 显示了旁道的主要传导方向。

　　当旁道前传处于不应期时，传导通过房室结激动希氏束和心室，经脱离不应期的旁道逆传形成折返，具体详见图 5.5。VA 间期通常在顺向型折返性心动过速发作时>70ms。经房室结前传可能会轻度改变，但代表旁道逆传的 VA 间期通常保持稳定不变。

　　房室结前传处于不应期时，传导通过旁道前传，激动心室并逆向经希氏束传导，经脱离不应期的房室结形成的折返性心动过速称为逆向型折返性心动过速。此种逆向型折返性心动过速因其仅经旁道前传，心电图通常表现为预激 QRS 波，腔内电生理图因经房室结逆传，HA 间期通常>70ms。此种电生理现象更多见于左侧旁道，因左侧旁道形成折返传导的时间足够房室结脱离不应期。

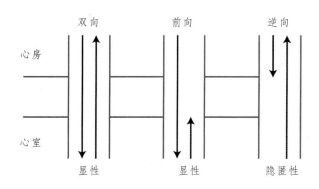

图 5.4 旁道传导的方向。双向传导(前向和逆向)为显性预激，仅前向传导表现为显性预激，仅逆向传导表现为隐匿性传导。

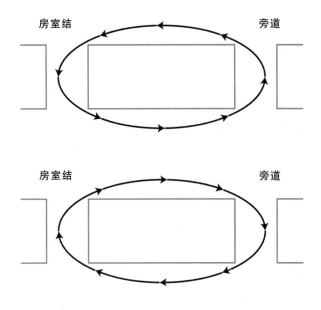

图 5.5 折返性心动过速传导模式图。上图示顺向型折返性心动过速,经房室结前传,旁道逆传;下图示逆向型折返性心动过速,经旁道前传,房室结逆传。

分类

　　根据解剖位置、传导方向、心动过速发作时的传导特性和动作电位机制对旁道进行分类。

　　解剖学分类包括:间隔(附近)(后间隔、中间隔和前间隔)旁道、左侧(左后)旁道、左后侧(左下后)旁道、左后(左下)旁道、左前侧(左上后)旁道和左前(左上)旁道。右侧同等解剖位置也可使用类似的命名法。此外,一些旁道可能直接连接特殊的传导组织,如房束、房室束、结室和束室等。旁道也可以位于异常的解剖位置,包括冠状窦到左室的心外膜连接、主动脉无冠窦到左室的连接、右心耳到右室的连接、左心耳到左室的连接。

　　旁道也可以根据传导方向进行分类。大多数旁道为双向传导,隐匿性(逆向传导)旁道更常见于左侧。绝大多数旁道传导特性为快速非递减传导,但少部分间隔旁道传导特性类似于房室结,呈缓慢递减传导。

　　最后,旁道还可以根据心动过速时的传导方向进行分类,可分为顺向型折返性心动过速(ortho-AVRT)和逆向型折返性心动过速(anti-AVRT)。

电生理评估

体表心电图

　　旁道位置可根据体表心电图 δ 波的极性进行初步判断, 从心电图 δ 波起始后 20ms 开始进行极性分析。此外,非侵入性检查还包括运动负荷试验和动态心电图检查。窦律下,体表心电图或动态心电图提示间歇性预激,表明房颤经旁道快速前向传导很少发生。常在介入性电生理检查中才可发现的最短 RR 间期预激 (shortest pre-excited R-R interval,SPERRI)也可经体表心电图和动态心电图进行初步评估。RR 间期<220ms 或为 220~250ms 时,由房颤经旁道前向传导导致室颤的风险明显增加。运动负荷试验中,预激现象突然消失提示交感神经兴奋引起房室结优先传导,而不经旁道前传。

心电图流程分析

12 导联心电图对旁道的定位分析有助于电生理检查及射频消融治疗。12 导心电图流程分析的优化可以指导临床医生更好地定位旁道。主要的心电图分析指标包括:δ 波的极性、R 波的移行、QRS 波的形态(反映旁道心室插入点、经旁道传导与经窦房结传导的融合情况)。由于存在解剖学变异、心电图表型的差异,判断旁道的数量及窦房结、旁道的传导特性很难 100%精确。一种常用的经典旁道心电图定位法可见图 5.6。

于 δ 波起始部 20ms 开始极性判断,描述为正向、负向或等电位线。

通常某些心电图导联 δ 波极性为负向或等电位线,考虑心室激动来源于这些导联代表的位置。

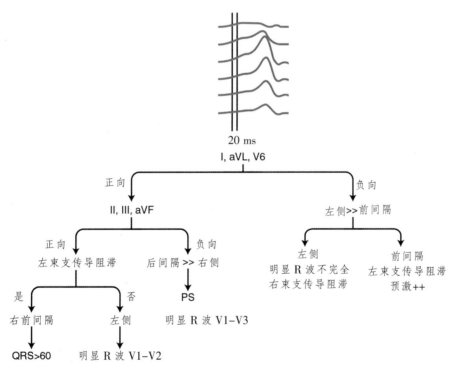

图 5.6　依据 δ 波极性定位旁道流程图。第一步先看 I、aVL 和 V6 导联 δ 波极性。如果 δ 波负向为主,则旁道定位于左侧,少数情况下位于前间隔。左侧旁道更常见 V1 或 V2 导联正向 R 波或不完全性右束支传导阻滞。前间隔旁道较左侧旁道更多呈现完全性左束支传导阻滞,预激更明显。如果 I、aVL 和 V6 导联 δ 波正向为主,第二步看下壁 II、III、aVF 导联。如果下壁导联 δ 波负向为主,旁道可能位于后间隔或右侧,后间隔旁道较右侧旁道更常见,在 V1-V3 导联可见正向 R 波。如果下壁导联 δ 波正向为主,再进一步分析完全性左束支阻滞类型。如果不存在 LBBB,旁道可能位于左侧,同时在 V1-V2 导联可见正向 R 波。如果存在 LBBB,旁道可能位于右前间隔,同时 QRS 电轴>60°。

I、aVL 和 V6 导联 δ 波为负向或等电位线,考虑旁道位于左侧或前间隔,左侧较前间隔更常见。更进一步分析 QRS 波形态来区分左侧旁道和前间隔旁道。不典型 LBBB、δ 波更明显通常提示旁道位于右前间隔。不完全 RBBB 或 V1 导联正向 R 波通常提示旁道位于左侧。下壁导联 δ 波负向或等电位线提示旁道更靠后,下壁导联 δ 波正向提示旁道更靠前、靠上。

如果心电图侧壁导联 δ 波正向,再分析下壁导联 δ 波极性。侧壁导联 δ 波正向伴下壁导联 δ 波负向或等电位线提示旁道更可能位于后间隔,少见于右侧。进一步区分后间隔和右侧旁道,如果 V1-V3 导联 R 波正向,则提示旁道位于后间隔。

如果侧壁导联和下壁导联 δ 波均为正向为主,继续观察心电图是否存在 LBBB。LBBB 伴 QRS 电轴>60°,提示旁道可能位于右前间隔[4]。不存在 LBBB 但 V1 或 V2 导联可见正向 R 波,旁道可能位于左侧。

后间隔旁道的心电图特点

如图 5.7 所示,后间隔旁道的心电图特点为:δ 波在Ⅲ导联为负向,Ⅱ导联 rS,V2 导联 R:S 之比>1。但并不是所有后间隔旁道都遵循这种典型的心电图表现。

心动过速时,大部分后间隔旁道心电图表现为下壁导联 P 波负向。

大部分后间隔旁道可经右侧消融成功。区分左侧和右侧后间隔旁道很重要。从心电图很难推断出后间隔旁道的具体部位,但如果心电图 V1 导联 δ 波负向,则提示后间隔旁道可能位于右侧,而心电图 V1 导联 δ 波正向,则提示后间隔旁道可能位于左侧[5]。V1 导联窄 QRS 波呈 Rs 型,则提示后间隔旁道位于左侧。Ⅱ导联 δ 波正向且Ⅲ导联 δ 波负向则更提示为右侧后间隔旁道。

冠状窦旁道

一些后间隔旁道位于冠状窦内,相关的解剖学基础为心室与冠状窦、心房与冠状窦之间的电学组织连接。如果存在冠状窦憩室,大部分冠状窦电学组织连接相关的旁道并

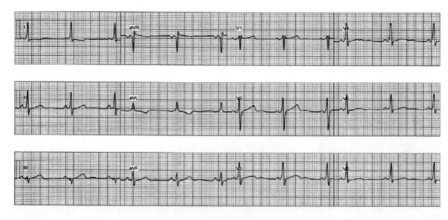

图 5.7 后间隔旁道心电图。Ⅲ导联 δ 波负向。V1 导联 δ 波正向,提示旁道位于左侧,但 V1 导联 QRS 波呈 rS 型,Ⅱ导联 δ 波正向且Ⅲ导联 δ 波负向,因此更考虑旁道位于右侧。

不存在,但冠状窦憩室与旁道的解剖学关系值得进一步研究(见图 5.8)。冠状窦憩室的纤维组织连接冠状窦心肌外膜及心室。冠状窦心肌外膜通常与两侧心房相连,消融可以使其失连接。某些心电图特征可以有助于判断冠状窦是否连接参与旁道形成。最可靠的心电图特征为 II 导联 δ 波负向。如图 5.7 所示,但该心电图表现并不常见。其他的心电图特征还包括:aVR 导联出现尖锐的正向 δ 波,V6 导联出现深 S 波。

前间隔旁道的心电图特点

前间隔旁道连接右房和右室间隔旁区域,其心电图特点为:下壁 II、III、aVF 导联,侧壁 I、aVL、V3-V6 导联 δ 波正向。图 5.9 显示一例前间隔旁道的心电图。

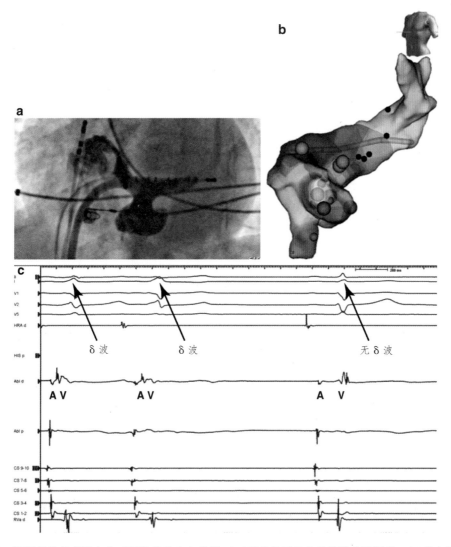

图 5.8 预激相关的旁道定位于冠状窦憩室心外膜。(a)后前位下憩室的静脉造影图像。(b)憩室的电解剖图。(c)腔内心电图,可见 II 导联 δ 波(Delta)正向伴轻度负向切迹,第三次心搏时预激消失,AV 间期延长。

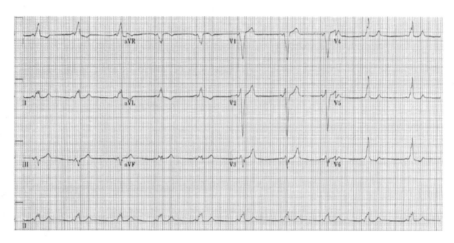

图 5.9　前间隔旁道心电图。心电图呈 LBBB 型，I 导联和侧壁胸导联、Ⅱ 和 aVF 导联 δ 波正向。

中间隔旁道的心电图特点

中间隔旁道的心电图特点变异程度较大，反映旁道在心房与心室的插入点及走行存在解剖学变异。基本心电图特点为 Ⅱ 导联、侧壁导联 δ 波正向，V2-V6 导联的 QRS 波移行较早。与前间隔旁道不同的是，Ⅲ 导联 δ 波负向。

左侧旁道的心电图特点

左侧旁道最重要的心电图特征为，I、aVL 和 V6 导联 δ 波负向。其他心电图特征为，V1 导联 δ 波正向且 QRS 波呈 Rs 型。图 5.10 显示一例左侧旁道心电图。大部分左后侧旁道在心电图上表现为下壁导联 δ 波负向，左前侧旁道下壁导联 δ 波正向。心动过速时 I 导联 P 波负向提示为左侧旁道参与的顺向传导的往复型心动过速（orthodromic reciprocating tachycardia，ORT）。图 5.10 中第一次心搏显示预激表现为，V1 导联 δ 波正向且 QRS 波呈 R 型，Ⅱ 导联 δ 波负向。射频消融治疗后腔内图显示下一次心搏预激现象消失。

右侧游离壁旁道的心电图特点

体表心电图鉴别右侧游离壁旁道与其他旁道很困难。左侧旁道也可出现心电图 V1 导联 δ 波正向。右侧游离壁旁道心电图特点为，V1 导联 δ 波正向且 QRS 波呈 rS 型，且胸前导联移行晚，侧壁 I 和 aVL 导联 δ 波正向。心动过速时，I 导联 P 波正向提示右侧游离壁旁道。图 5.11 显示一例右侧游离壁旁道参与的预激心电图。

电生理检查和消融的风险

最常见的并发症为腹股沟血肿和血管损伤，发生率大概为 1.4%[6]，在经主动脉逆行途经时上述并发症最容易发生。血栓-栓塞的总体风险率为 0.6%~0.8%[7]，右侧发生血栓栓塞并无任何临床意义，但左侧一旦发生血栓栓塞会导致心源性脑中风或短暂性脑缺血发作。

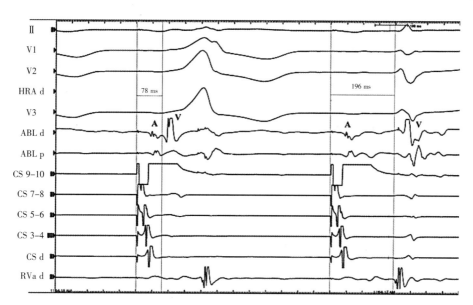

图 5.10　左前侧旁道的心电图及消融腔内图。第一次心搏为预激，心电图表现为 V1 导联 δ 波正向且 QRS 波呈 R 型，Ⅱ 导联 δ 波负向。心房起搏时冠状窦电极由近端至远端的激动顺序，可见冠状窦电极远端电极心室最早激动。消融导管电极可见短 AV 间期。消融治疗后，第二次心搏预激消失，体表心电图正常，AV 间期延长。CS 电极心房激动顺序与消融前一致，心室激动顺序变为由近及远，表明激动经窦房结下传。正常 AV 传导下，心房刺激到体表 QRS 波的距离为 78ms，预激消失后延长至 196ms。CS 9-10，位于 CS 近端；CS 1-2，位于 CS 远端；RVa，右室心尖部。

　　间隔旁道消融出现房室阻滞风险最高，而左侧旁道房室阻滞发生率几乎为零（前提是房室结传导正常）。

　　消融，特别是冠状窦内消融可能会导致冠脉狭窄或痉挛。成年人冠脉损伤的发生率为 0.06%~0.1%。消融后冠脉可发生急性损伤或延迟损伤。延迟冠脉损伤通常是内膜增生的结果，可于数周之后使冠脉血栓风险增加。

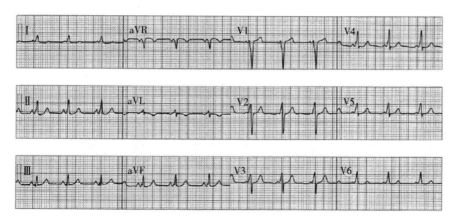

图 5.11　右侧游离壁旁道心电图。V1 导联 QRS 波呈 rS 型，胸前导联在 V3 导联移行，I、aVL 导联和侧壁胸导联 δ 波正向。

旁道消融的总体成功率为 85%~95%,左侧旁道消融成功率最高,而后间隔旁道消融成功率最低。

电生理检查诊断

四极导管分别置于右室间隔部、高位右房,十极导管置于冠状窦。右室四极导管或消融导管可沿希氏束放置, 方便更好的测量 AH 和 HV 间期。显性预激基线测量显示 HV 间期<35ms,甚至为负值。采用心房期外刺激计算旁道不应期。随着 S2 刺激步进递减,AH 间期延长而 HV 间期缩短,因此 AV 间期未见明显改变,表明仍存在旁道的前向传导。旁道前传不应期定义为:激动不能沿旁道前传而仅通过房室结前传的最大心房心动周期。旁道前传不应期时预激消失,AH 和 HV 间期正常。如图 5.12 所示,随着递减起搏预激消失、AV 间期延长, 由旁道和房室结同时前传变为由房室结前传。如果 AV 传导阻滞且 QRS 波形未恢复正常,则表示房室结不应期短于或等于旁道不应期。

激动前传的方向决定预激波的大小,因此从右心耳和冠状窦远端分别进行心房起搏刺激很重要。而且,如果存在多旁路,QRS 波的形态及心室激动的方向也会发生变化。

心室起搏可反映旁道逆传的主要激动顺序,有助于定位旁道并计算旁道逆传的不应期。

下一步,尝试电生理刺激诱发 AVRT。心房递减刺激时,可出现旁道前传阻滞,激动仅通过房室结前传。当旁道脱离不应期后,前传激动心室,可经旁道逆传回心房;如果房室结脱离不应期,激动再次经房室结前传,形成顺向型折返性心动过速(orth-AVRT)。少见的情况是,心房起搏刺激时,房室结处于不应期,激动经旁道前传,当房室结脱离不应

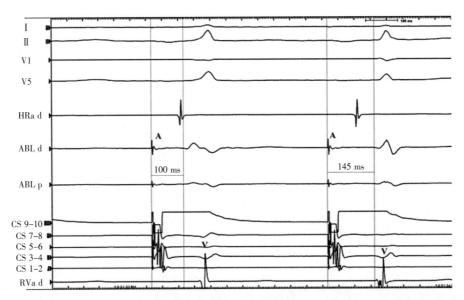

图 5.12 旁道的有效不应期。冠状窦近端电极递减起搏可见第一次心搏预激,AV 间期 100ms,第二次心搏表现为正常 QRS 波形,AV 间期延长至 145ms。此时,起搏心动周期为 480ms 时旁道处于不应期,激动仅通过房室结前传。

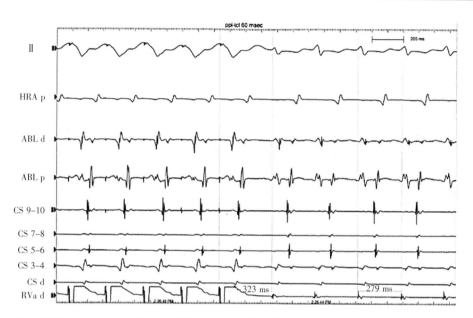

图 5.13　冠状窦近端电极 A 波最早,消融导管电极远端(消融导管在 His 部位)A 波次之。心动过速周期为 279ms,以 250ms 心动周期进行右室心尖部拖带标测。起搏后间期为 323ms,PPI-TCL 为 44ms,提示心动过速为 AVRT,而不是 AVNRT。HRA p,高位右房;消融导管置于 His 部位;CS 9-10,CS 近端;CS 1-2,CS 远端;RVa d,右室心尖部。

期后,激动再经房室结逆传,形成逆向型折返性心动过速(anti-AVRT)。

与 AVNRT 和 AT 的鉴别诊断

正常窦律下,希氏束旁起搏可以帮助鉴别房室结传导和旁道逆传。窦律下心室递减起搏可评估旁道逆传递减或非递减传导特性,但并不可靠,这是由于一些旁道存在逆传递减特性,但并不参与心动过速发生。如果心动过速可诱发,希氏束不应期的室早可用来评估对心房激动顺序的影响。希氏束不应期的室早提前或延迟下一次心搏的心房除极但不影响心房的激动顺序,则提示 AVRT。如果希氏束不应期的室早终止心动过速,则同样提示心动过速为 AVRT。如果 PVC 仅通过提前局部 His 电位将下一次心搏心房 A 波提前, 比如 His 电位一定程度的提前使 His 脱离不应期,则心动过速最可能的机制为 AVNRT。如图 5.13 所示,后间隔旁道病例中,心动过速时进行右室拖带,腔内图表现为 V-A-V,PPI-TCL<115ms。

标测旁道

如果旁道垂直于房室沟,心室起搏可标测心房最早激动点,窦律下或心房起搏可标测心室最早激动点。

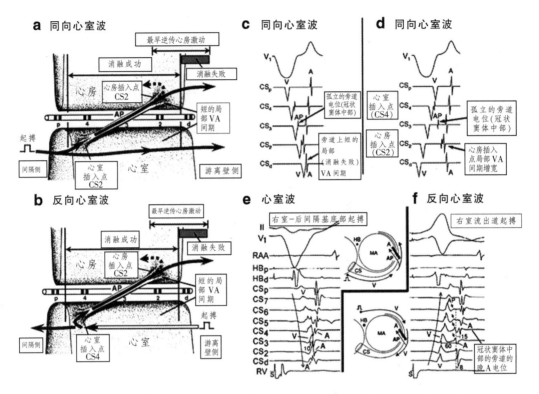

图 5.14 左侧游离壁倾斜旁道对心室(V)和心房(A)激动的影响,通过心室波传导方向的变化观察旁道电位。(a–d)原理图图释。(e,f)一例左侧旁道的腔内图记录。心室波由顺向传导[(e)右室后间隔基底部起搏(RV-PS)]变为反向传导[(f)右室流出道远端起搏(RV-OT)],CS3(心房最早激动点)局部 VA 间期由10ms 延长至 60ms,暴露出旁道电位。间隔侧心室插入点(左)距离间隔侧心房插入点(右)15mm。[(c–f)经 Nakagawa 和 Jackman[9]允许复制,Wolters Kluwer Health,Inc 授权]

沿瓣环进行标测时,可见明显心房和心室电信号。当消融导管位于旁道部位时,腔内图可见心房和心室电信号相互靠近,经常出现融合波。

最短的 AV 或 VA 间期并不是理想的消融靶点,由于相当比例的旁道解剖位是倾斜的,理想的靶点是标测到旁道电位。消融前应仔细寻找并记录旁道电位。如果电位消失的同时预激也消失,则表明该电位可能为旁道电位。

更进一步验证该电位是否为旁道电位,可应用心房或心室期外刺激。前传标测旁道时,给予一个较晚的 PVC 可使心室 V 波提前而旁道电位不受影响,给予一次较早的室早刺激可使旁道电位提前而局部心房 A 波不受影响。逆传标测旁道时, 给予一次较晚的PAC 可使心房 A 波提前而旁道电位不受影响,给予一次较早的 PAC 可使旁道电位提前而心房 A 波不受影响。

采用合适的起搏刺激进行精细标测, 将不同的电信号加以区分,89%的旁道可以标测到旁道电位[8]。为了将心房和心室电信号加以区分并显露旁道电位,需要从心房和心室的不同位点进行起搏标测。确保导管稳定不移动,从心房或心室的两个不同位点进行起搏标测产生的 AV 间期差值≥15ms 提示存在倾斜的旁道。心房起搏位点通常选择右心耳和冠状窦远端。心室起搏位点根据旁道的定位进行选择。

针对左侧、前侧、后间隔和右室游离壁旁道的逆钟向激动,选择右室基底部进行起搏标测;而前间隔和右前间隔旁道的逆钟向激动,选择希氏束旁进行起搏标测。

如图 5.14 所示,当倾斜旁道的心室插入点靠近间隔部时,心室间隔部起搏使间隔–游离壁传导和旁道传导同步,VA 间期相对较短,而心室游离壁起搏时游离壁–间隔传导和旁道传导不同步,VA 间期相对较长,容易暴露旁道电位。将靶点定位于记录的旁道电位处容易使旁道消融成功。

对于顺钟向激动的左侧和前侧旁道,需要从 RVOT 起搏标测;对于顺钟向激动的后间隔旁道,需要从能够夺获心室的冠脉分支静脉处起搏标测;对于顺钟向激动的右侧游离壁旁道,需要从右室间隔部基底侧起搏标测;对于顺钟向激动的前间隔和右前间隔旁道,需要从右室前侧游离壁进行起搏标测。最佳的消融靶点位于倾斜旁道的中间区域。为了使这些电位信号加以区分,需要从对侧部位起搏,观察旁道传导[9]。

有时必须在心动过速时进行标测,如顺向型折返性心动过速(ORT)右室起搏标测时VA 传导并不可靠。如图 5.15 所示,心动过速时进行消融,寻找最短 VA 间期。心动过速突然终止时消融导管经常从瓣环上脱落,因此为了维持心动过速终止时导管的稳定性,需要以更快的频率进行心室起搏以避免突然心率的改变导致导管失位,或在窦性心律下对旁道的解剖学位置进行再次消融。

单极电图或双极电图可记录到旁道电位,但比较同时记录的单极电图和双极电图,尖锐的单极电信号更精确。单极代表消融导管的远端电极,此处为释放消融能量的部位。

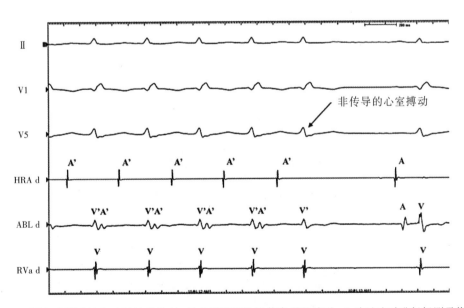

图 5.15　顺向型折返性心动过速发作时,对左侧隐匿性逆传旁道的消融。心动过速时进行标测寻找最短VA 间期。消融阻断心室逆传,下一次心搏恢复为窦性心律,AV 间期正常。HRA d,电极位于高位右房;ABL d,消融导管位于左侧旁道靶点;RVa d,电极位于右室心尖部。

旁道消融

后间隔旁道消融

后间隔旁道通常位于右房下壁和左室后上部之间的区域[10]。该区域的左边界为左后间隔旁区域,右边界为右后间隔旁区域,前边界和上边界为中间隔。

该区域解剖学特征为薄壁心房肌组织覆盖较厚的心室肌组织,因此局部腔内电图为心房小 A 波和心室大 V 波。

后间隔旁道相对于冠状窦口靠后,可位于三尖瓣环或二尖瓣环的间隔侧。后间隔旁道进行右室起搏标测寻找最早心房激动点,通常并不可靠。该区域心房心室几乎同时激动,使 AV 间期的评估不甚理想。最佳方法为定位旁道电位。

如图 5.16 所示,首先在冠状窦靠后的右侧间隔进行标测,如果标测或消融均不成功,则只能将导管移动到左侧进行再次标测。标测旁道电位时,从心房插入点进行心房起搏标测是最精确的方法。消融能量初始为 30W,目标温度为 60℃,如果需要,可采用滴定法逐步增加消融能量,消融时间需 ≥60s。通常于窦性心律下进行心房或心室起搏进行消融,而不是在 AVRT 发作时消融,因为一旦 AVRT 停止,消融导管头端会随着窦性心律恢复而移动。消融后需要监测 30 分钟,并采用心房和心室起搏的方法确保旁道传导不再恢复。

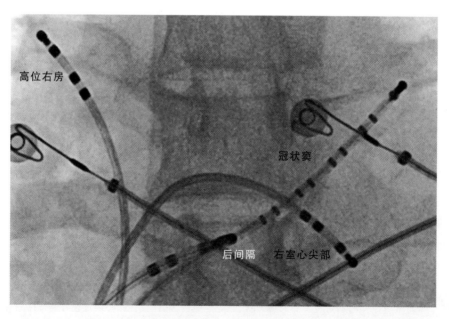

图 5.16 LAO 位显示右侧后间隔旁道的成功消融位点。消融导管较冠状窦导管靠后。图中可见高位右房导管电极和右室心尖部导管电极。

后间隔旁道疑难病例

有时,后间隔旁道可位于心外膜下,该区域冠状窦口或心中静脉与左室心外膜之间的心肌组织连接参与旁道形成。此时,心内膜标测不能寻找到任何激动早的位点,需要将标测导管插入到冠状窦内,在心房起搏下寻找心室激动早的位点和旁道电位。进行冠状窦静脉造影很有必要,可以评估是否存在憩室,有部分旁道位于憩室。还需进行冠状动脉造影,如果发现消融位点距离冠脉在 5mm 之内,则消融必须停止。冠状窦内需用灌注导管进行消融,初始采用较低的功率 10W,逐渐增加功率,最大不能超过 25W,如果出现阻抗升高,则消融需立即停止。

前间隔旁道

前间隔旁道位于中央纤维体靠前的部位,邻近希氏束。80% 表现为显性预激,20% 表现为隐匿性预激,较后间隔旁道少见。

前间隔旁道的困难在于,标测时不易与房室结传导区分,而且因靠近房室结,消融时有潜在房室阻滞风险。希氏束相对绝缘,在希氏束附近进行消融风险较低。其实风险主要来自对致密房室结的潜在损伤。

消融前间隔旁道时,需要将消融导管先置于右室,然后将导管向后弯曲抵达三尖瓣环,寻找旁道电位。在这个区域,经常在腔内图能看到小的 His 电位。在窦性心律下或心房起搏时,标测寻找心室最早激动点。消融导管心室 V 波应距离体表心电图 δ 波最大不超过 40ms。

中间隔旁道

中间隔旁道位于 His 和 CS 之间,邻近致密房室结,消融风险最高。为了降低消融风险,在消融导管所处的位置,其腔内图应出现更加明显的心室 V 波。在良好贴靠和导管稳定的情况下,若消融仍不成功,可到左侧进行标测。

马海姆(Mahaim)旁道

大约 80% 的 Mahaim 旁道为房束旁道。不常见的为结-束组织连接和结-室组织连接形成的旁道。束室组织连接可能并不是有临床意义的组织连接。Mahaim 旁道从三尖瓣环外侧心房连接至右室心尖部附近的右束支或右束支附近。

Mahaim 心电图特征

心室插入点与右束支非常接近,在基础心电图上通常可看到小 δ 波,或无预激现象。心室插入点距离传导系统越远,预激程度越显著。精准心电图可发现侧壁 V5 和 V6 导联无 Q 波,有时出现 LBBB 但 PR 间期正常。Mahaim 旁路可表现为潜在预激。图 5.17 为房束旁道和房室旁道的基础心电图和心房起搏心电图。

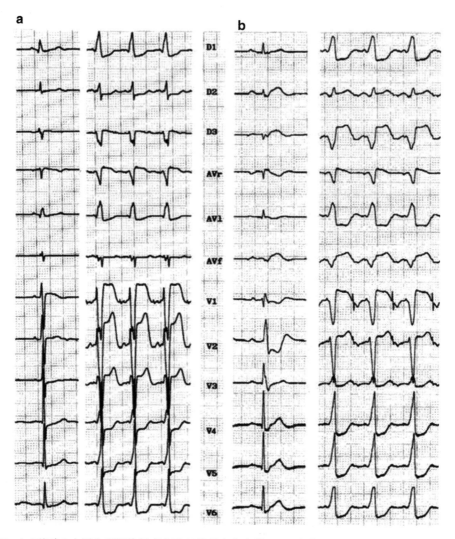

图 5.17 (a)基础心电图和以更快频率心房起搏的房束旁道。(b)基础心电图和以更快频率心房起搏的房室旁道。房束旁道在心电图上可见小的 δ 波,PR 间期末 120ms,心房起搏频率越快,越易出现 LBBB。房室旁道基础心电图上 PR 间期正常,呈 RBBB 型,当以更快的频率进行心房起搏时,心电图表现为显性预激,呈 LBBB 型。(图片来源:Sternick[13])

Mahaim 旁道的电生理检查和标测

基础心律下,心电图 δ 波通常很小,可采用右房起搏的方法,使预激程度更显著,并在心电图上可见 LBBB。在心房插入点附近进行递减起搏,可观察到 LBBB 程度增加,此时激动经旁道前传,经右束支逆传。腔内图可见由递减传导引起的 AH 间期延长,HV 间期缩短。心动过速诱发后,心电图可呈 LBBB 型,电轴向上。

Mahaim 旁道仅前传,心动过速发作通常表现为逆向折返性心动过速(anti-AVRT),激动顺序为经旁道前传至束支,再经右束支–希氏束–房室结逆传。如果观察到这种激动顺序,可以确诊为 Mahaim 旁道。沿三尖瓣环外侧给予心房期外刺激,无论房间隔是否处于不应期,该心房期外刺激均可以使心动过速重整提前,则考虑为房束旁道。进一步验证是否为房束旁道,在心房插入点附近给一个晚心房期外刺激,如果使心动过速时心室激动提前,但并没有提前 His 电位,则证明此房束旁路参与了折返环路。

标测房束旁路有时很困难。采用右房起搏标测心室插入点的方法并不总是成功,可能会造成右束支损伤,同时出现心动周期较长的持续心动过速,经左束支逆向传导。

此外,Mahaim 旁路没有逆传特性,因此无法通过心室激动标测心房最早激动点。最理想的方法是采用 20 极导管沿三尖瓣环进行标测,可沿旁道标测到 Mahaim 电位。

心房和心室插入点距离较远,腔内图 A 波与 V 波分开较宽,于 A 波与 V 之间仔细观察可发现尖锐的切迹,考虑为 Mahaim 电位。具体病例可见图 5.18 所示。心房递减起搏下,Mahaim 电位与 V 波之间的间期是固定不变的。需要注意的是,当导管放置未抵达旁道部位,将无法标测到 Mahaim 电位。

当导管碰撞使 Mahaim 电位消失时,此部位为有效的消融靶点。消融时经常会出现慢加速性心律,持续数秒,这种慢加速性心律被称为 Mahaim 自主心律[11]。出现 Mahaim 自主心律,考虑为消融有效的指征。

鞘管通常可以确保消融导管沿三尖瓣环消融的稳定性。消融过程中可能出现的 Mahaim 交界性加速心律形态与心动过速类似,具体见图 5.19。放置多极导管可以沿三尖瓣环标测 Mahaim 电位,但有时可以考虑应用三维电解剖标测方法。

左侧旁道

左侧旁道是最常见的旁道,消融成功率最高,为 95%[12]。心室插入点与房室结传导的

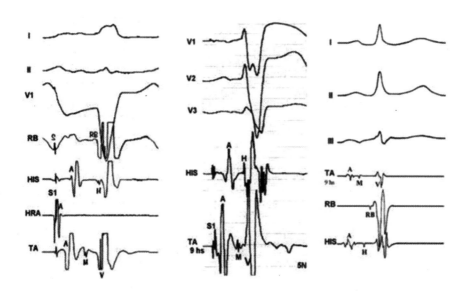

图 5.18 Mahaim(M)电位从左至右显示:第一、二病例可见 His 样电位,第三个病例可见窄的低振幅电位。三个病例在 Mahaim 电位处均消融成功。TA,三尖瓣环腔内图。(图片来源:Sternick[13])

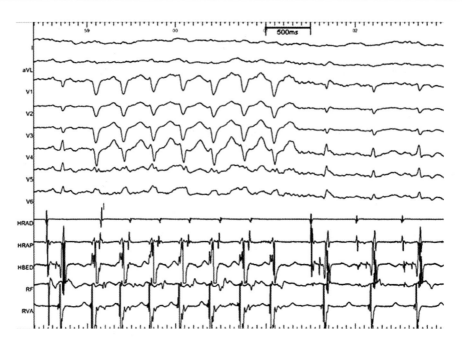

图 5.19 在 Mahaim 纤维位点进行射频消融引起短暂性 Mahaim 交界区加速心律发作。QRS 波形与 Mahaim 心动过速波形类似。HRAP, 高位右房近端。(图片来源:Bohora et al. [14] Oxford Press)

距离不同, 心电图可见预激程度不一。在所有旁道中, 左侧旁道出现隐匿性逆传的概率最高。

　　需要冠状窦导管指导左侧旁道的标测。冠状窦解剖位略高于二尖瓣瓣环, 走行与瓣环一致, 可以帮助判断旁道的位置。确认旁道位置后, 由消融导管经穿房间隔途经或主动脉逆行途经抵达旁道位置进行再次标测。消融导管电极与冠状窦电极平行放置, 在心室起搏下, 沿冠状窦电极移动, 寻找心房最早激动点并确认房室 A:V 之比为 1:1。

　　穿间隔途径相对更直接通过卵圆窝, 如果心房解剖正常, 应用 Brockenborough 长针和非弯曲长鞘可顺利抵达左心房。主动脉逆行途径可经穿刺股动脉完成, 在 RAO 位下, 影像上显示消融导管头端弯曲, 方向朝前, 逐渐向右旋转自由脱垂跨过主动脉瓣。消融导管跨过主动脉瓣后, 保持头端弯曲并逆钟向旋转, 使导管朝后抵达二尖瓣环后侧, 与冠状窦电极并列。慢慢释放导管头端弯曲, 使其沿二尖瓣环移动。轻度后撤导管可获得更明显的腔内图 A 波, 腔内图显示 A:V 之比大约为 1:10, 心房 A 波幅度为 0.4~1.0mV。经主动脉逆行途径可获得更好的导管稳定性, 但通常采用更直接的穿间隔方法进行消融。

　　经穿间隔途经或经主动脉逆行途径进入导管后, 需立即给予肝素化治疗, 初始剂量为 100U/kg, 维持 ACT>300s。经长鞘的侧阀持续给予肝素盐静滴。旁道存在逆传特性, 因此最直接的标测方法为:起搏心室寻找心房最早激动点。在心室的不同位点起搏, 可使腔内图 A 波和 V 波更好地分开, 有助于发现旁道电位。消融导管可沿二尖瓣环移动寻找靶点。图 5.20 显示一例后外侧隐匿性逆传旁道, 消融导管位于最佳靶点处。

　　心房起搏下, 可标测心室最早激动电图。左侧旁道的局部心室 V 波较体表心电图 δ

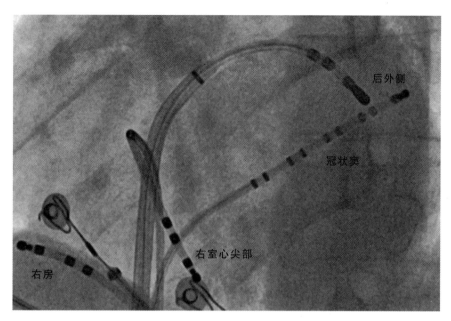

图 5.20　消融导管位于后外侧隐匿性逆传旁道靶点处。

波提前至少 10ms。单极电图显示负向 QS 波,也是良好消融靶点的标志。

　　尽量避免在心动过速发作时消融,因心动过速突然停止会引起导管移位,除非部分病例心动过速持续发作,没有其他选择。

　　经穿间隔途径的导管稳定性不如经主动脉逆行途经,但血管并发症的发生率更低。此外,经穿间隔途径可对极外侧旁道和前外侧旁道进行更好的评估。

　　经主动脉逆行途径股动脉穿刺,需要应用 7F 动脉鞘管。消融导管沿降主动脉上行后,需操纵导管头端弯曲,以便更好地前进,从而通过主动脉弓。

右侧游离壁旁道

　　右侧游离壁旁道是标测和成功消融最困难的旁道,因导管消融稳定性差、存在其他解剖学结构异常(如 Ebstein 畸形),且缺乏进行瓣环标测的组织结构。20 极导管经常置于右房,有助于标测三尖瓣瓣环。使用可弯曲鞘管以增强导管稳定性,移动导管寻找心房或心室早激动点(腔内图 A:V 之比为 1:1)及旁道电位。局部心室电信号应同体表心电图 δ 波相比较,需至少提前 20ms[5]。图 5.21 显示一例右侧游离壁旁道,应用消融导管标测三尖瓣瓣环。

旁道消融难点总结

　　最常见的旁道消融失败原因为, 不能稳定地操纵消融导管抵达心房或心室插入点。对于左侧旁道,可以通过选择不同的消融径路(经穿间隔途径或经主动脉逆行途径)加以修正。改变消融导管的弯曲度,或者选择应用长鞘管,可能对良好操控导管并提高导管的稳定性有所助益。

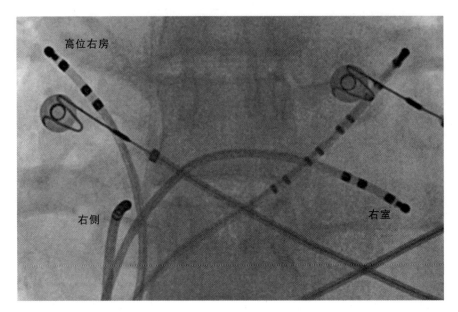

图 5.21 沿三尖瓣环标测旁道。消融导管位于右后外侧瓣环,在这里消融成功。图中还显示高位右房电极、右室电极和冠状窦电极。

由于功率或温度所限,不能达到很好的靶点消融损伤效果,可以通过调整导管位置或改变消融导管的角度来加以修正。如果上述方法仍不能达到很好的消融效果,可更换冷盐水灌注导管。

当不能很好地标测到旁道电位或旁道电位很小时,可对冠状窦进行标测。如果在冠状窦内标测到旁道电位,应注意采用较低的功率进行消融。

如果 AVRT 持续发作不停止,消融只能在心动过速下进行。当心动过速突然停止,恢复窦性心律时,消融导管可能移位,不能达到很好的靶点消融损伤,此时应调整导管继续消融。

重要知识点

1. 旁道为肌纤维组织,通过纤维脂肪及纤维组织交错的房室交界区域连接心房到心室。大部分位于心内膜房室脂肪垫内,邻近房室交界区。

2. 解剖学分类包括:后间隔(间隔旁)、中间隔(间隔旁)、前间隔(间隔旁),左侧(左后),左后外侧(左下后),左后侧(左下),左前外侧(左上后)和左前(左上)。右侧相同的位置可以采用类似的命名法。此外,一些旁道可能直接连接特殊的传导组织,如房束、房室、结室和束室旁道。罕见的病例中,旁道可位于少见的解剖位置,如冠状窦到左心室的心外膜连接、主动脉瓣无冠窦到左心室的心外膜连接、右心耳到右室的心外膜连接以及左心耳到左心室的心外膜连接。

3. 顺向型折返性心动过速发作时,前传旁道处于不应期,激动经房室结前传激动希氏束和心室,然后经脱离不应期的旁道逆传。VA 间期通常>70ms。

4. 逆向型折返性心动过速发作时,房室结处于不应期,激动经旁道前传。激动仅通过旁道前传,因此心电图表现为预激 QRS 波形。激动经房室结逆传,因此 VA 间期通常>70ms。

5. 最短预激 RR 间期(SPERRI)<220ms 或为 220~250ms 时,房颤前传的风险更高,此时可能为导管消融的适应证。

6. 不同位点用不同导管起搏有助于在电生理检查中最大化预激现象,同样有助于发现旁道电位,进行靶点消融。

参考文献

1. Becker AE, Anderson RH, Durrer D, Wellens HJ. The anatomical substrates of Wolff-Parkinson-White syndrome: a clinicopathologic correlation in seven patients. Circulation. 1978;57:870.
2. Ho SY. Accessory atrioventricular pathways: getting to the origins. Circulation. 2008;25(117): 1502–4.
3. Peters NS, Rowland E, Bennett JG, et al. The Wolff-Parkinson-White syndrome: the cellular substrate for conduction in the accessory atrioventricular pathway. Eur Heart J. 1994;15:981.
4. Fox DJ, Klein GJ, Skanes AC, et al. How to identify the location of an accessory pathway by the 12-lead ECG. Heart Rhythm. 2008;5:1763–6.
5. Haissaguerre M, Gaita F, Marcus FI, Clementy J. Radiofrequency catheter ablation of accessory pathways. a contemporary review. J Cardiovasc Electrophysiol. 1994;5:532–52.
6. PACES/HRS expert consensus statement on the management of the asymptomatic young patient with a Wolff-Parkinson-White (WPW, ventricular preexcitation)electrocardiographic pattern: developed in partnership between the Pediatric and Congenital Electrophysiology Society (PACES) and the Heart Rhythm Society (HRS). Endorsed by the governing bodies of PACES, HRS, the American College of Cardiology Foundation (ACCF), the American Heart Association (AHA), the American Academy of Pediatrics (AAP), and the Canadian Heart Rhythm Society (CHRS). Heart Rhythm. 2012;9:1006–24.
7. Epstein MR, Knapp LD, Martindill M, et al. Embolic complications associated with radiofrequency catheter ablation. Atakr Investigator Group. Am J Cardiol. 1996;77:655–8.
8. Otomo K, Gonzakez MD, Beckman KJ, et al. Reversing the direction of paced ventricular and atrial wavefronts reveals an oblique course in accessory AV pathways and improves localization for catheter ablation. Circulation. 2001;104:550.
9. Nakagawa H, Jackman WM. Catheter ablation of paroxysmal supraventricular tachycardia. Circulation. 2007;116:2465–78.
10. Jazayeri MR, Dhala A, Deshpande S, et al. Posteroseptal accessory pathways: an overview of anatomical characteristics, electrocardiographic patterns, electrophysiological features, and ablative therapy. J Interv Cardiol. 1995;8:89–101.
11. Sternick B. Automaticity in a Mahaim fiber. Heart Rhythm. 2005;2(4):453.
12. Calkins H, Yong P, Miller JM, et al. Catheter ablation of accessory pathways, atrioventricular nodal reentrant tachycardia, and the atrioventricular junction: final results of a prospective, multicenter clinical trial. The Atakr Multicenter Investigators Group. Circulation. 1999;19(99):262–70.
13. Sternick EB. Mahaim Fibre Tachycardia: Recognition and Management. IPEJ. 2003;3:47–59.
14. Bohora S, Dora S, Namboodiri N, et al. Electrophysiology study and radiofrequency catheter ablation of atriofascicular tracts with decremental properties (Mahaim fibre) at the tricuspid annulus. Europace. 2008;10:1428–33.

第 6 章

房性心动过速

Benedict M. Glover, *Pedro Brugada*

要点

　　房性心动过速是一类局灶性或大折返性室上性心动过速，房室结并不直接参与。总体而言，房速占所有室上性心动过速的比例大概为 7%[1]。

　　局灶性房速的机制包括：微折返、自律性增加或触发活动，而大折返性房速发生于传导阻滞周围的组织区域。自律性增加情况下的局灶性房速通常可通过异丙肾上腺素所诱发，而心房递减刺激可以诱发和终止微折返和大折返房速。

　　房速可以发生在右房或左房的任何部位，但常见的发生部位通常存在各向异性传导，即快速的线性传导和缓慢的横向传导交错存在。最常见的房速发生部位包括：界嵴、冠状窦口、肺静脉和肺静脉窦区域、三尖瓣环和二尖瓣环、左右心耳及房间隔。具体发生的部位依赖于患者的年龄、结构性心脏病病史、既往消融史、手术史和其他心律失常发作史。

局灶性房速与大折返性房速

　　标测前确定房速为局灶性或大折返性很重要，可根据需要设定标测参数并解释相关机制。如图 6.1 所示，局灶性房速心电图可见非常明显的 P 波，且 AV 间期为等电位线，而大折返性房速心电图表现为持续的心房电活动，可重叠于 QRS 波中。

　　为了鉴别局灶性房速和大折返性房速，采用迷走神经刺激法或腺苷注射法，可使心房电活动的解释更清楚。值得注意的是，腺苷有时可终止房性心动过速，其机制为激活腺苷敏感的钾离子通道[2]。

　　在电生理实验室，可通过激动标测明确心动过速的心动周期是区域性还是局灶性。在两个解剖学不同的部位，可通过拖带标测评估激动环路是否为大折返环路，如在二尖瓣环的间隔侧或游离壁侧进行拖带标测观察二尖瓣房扑、在左房顶部靠前或靠后的部位进行拖带标测观察左房顶部依赖性房扑。

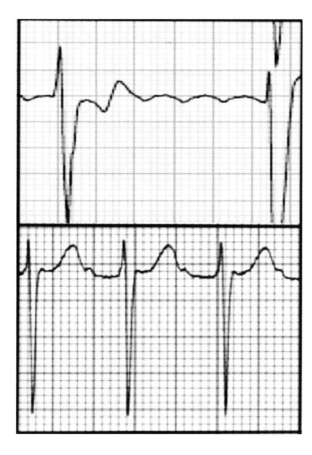

图 6.1　心电图显示大折返性房速(上图)，表现为持续性心房激动，局灶性房速（下图）心电图表现为心房电激动之间清晰的等电位线。

　　早且可能碎裂的电信号通常作为局灶性房性心动过速良好的消融靶点。自律性增强或微折返区域与正常心房组织之间的连接容易形成缓慢传导，腔内图表现为碎裂电位[3]，单极电图呈 QS 型[4]。局部电信号较最早 P 波提前至少 40ms。如果标测右房时，最早的电信号较心电图最早 P 波提前≤20ms，但腔内图显示间隔部电信号最早，提示需要进行左房标测，考虑心律失常可能起源于右侧肺静脉。

　　大折返房速进行激动标测时，关键峡部定义为最早激动与最晚激动相遇的区域，可作为消融靶点。通过拖带标测很容易确定关键峡部，腔内图寻找接近匹配的 PPI-TCL。

房速的心电图定位

　　消融前,需要通过心电图预测房速定位于左侧还是右侧。心电图上最需要观察的是 V1 导联和 aVL 导联。左房位于右房更靠后，因此左侧房速心电图表现为 V1 导联正向 P 波。当 V1 导联 P 波负向时，更考虑右侧房速。aVL 导联 P 波正向，通常提示右侧房速，而 aVL 导联 P 波负向，通常提示左侧房速。上述心电图分析并不完全可靠，有时存在解剖学变异、潜在的病理因素或既往消融史，都有可能影响心电图判断[5,6]。图 6.2 示房性心动过速最常见的解剖学定位。

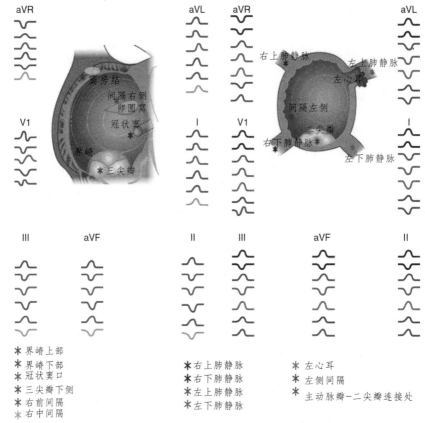

部位		V1	Ⅱ，Ⅲ，aVF	aVL
界嵴		更靠下，表现为负向 更靠近窦房结，表现为正向	正向	正向
间隔	右	等电位线	正向	正向
	左	负向/正向	低振幅 正向	负向
冠状窦		负向/正向或 等电位线/正向	负向	正向
瓣环	三尖瓣	负向	三尖瓣瓣环前下侧为负向 三尖瓣瓣环上侧为正向或双向	正向或等电位线
	二尖瓣	负向/正向	正向	负向或等电位线
左上肺静脉	左上肺静脉	正向	正向	负向
	左下肺静脉	正向	负向	负向
	右上肺静脉	正向	正向	正向
	右下肺静脉	正向	负向	正向
左心耳		正向	正向	负向

图6.2 房性心动过速的解剖学定位及相对应的P波形态、心电图特征(总结于下方的表格中)。解剖位上，左房位于右房靠后的位置，通常左侧局灶性房速V1导联P波正向，右侧局灶性房速表现为aVL导联P波正向。起源于近间隔部的房性心动过速P波形态较窄。起源于上部的房速如界嵴上部房速、前间隔的房速及上肺静脉房速，心电图下壁导联表现为P波正向；而起源于下部的房速，如冠状窦房速、三尖瓣环下部房速、二尖瓣环下部房速，及下肺静脉房速心电图下壁导联表现为P波负向。(见彩图)

界嵴

界嵴起源于内侧高位右房,沿右房侧壁向下走行,终末于右房后下部 Eustachian 瓣(下腔静脉瓣)处。大部分右侧房速均为界嵴部房速。界嵴上部接近窦房结,自律性增强。界嵴区域容易出现各向异性传导,可产生微折返性心动过速[7]。

起源于界嵴的房速心电图 P 波形态与窦性心律心电图 P 波形态类似,与窦性心动过速不易鉴别。窦房结与界嵴的连接处也可产生窦房结折返性心动过速,可通过心房起搏的方法验证其是否为微折返性心动过速[8]。如图 6.2 所示,起源于界嵴的房性心动过速体表心电图 P 波的形态取决于起源点在界嵴的部位, 如果房性心动过速起源于界嵴上部,V1 导联 P 波形态与窦性心律下 P 波形态类似:先正向后负向,且 P 波电轴向下;如果房性心动过速起源于界嵴下部,V1 导联 P 波负向且 P 波电轴向上。

为了区别起源于界嵴的房性心动过速和窦性心动过速,体表心电图如果出现心动过速突发突止,而不是连续数次心搏的心动过速逐渐发作(温醒现象)逐渐终止(冷却现象),则考虑为房性心动过速。

局灶性房性心动过速可应用激动标测的方法,寻找早激动的不连续区域。消融前,高能量输出起搏可以验证是否存在膈神经夺获。

冠状窦口

冠状窦口的房性心动过速主要起源于冠状窦口的上部和后部区域[9],最可能的机制为,冠状窦纤维组织与右房肌肉组织连接处的各向异性传导[10],导致微折返、触发活动或少见的自律性增高[11]。

冠状窦口房速的心电图表现为 V1 导联 P 波先负后正,aVL 导联 P 波正向, 电轴向上。

由于冠状窦口房速呈中央型激动,与非典型 AVNRT 或间隔旁道引起的 AVRT 鉴别很重要。激动标测寻找最早激动区域。冠状窦口房速的心电图特点如图 6.2 所示,图 6.3 显示冠状窦口房速的腔内图消融靶点。

间隔部房速

很难从心电图判断间隔部房速起源于左侧还是右侧。左侧间隔部房速心电图表现为 V1 导联 P 波正向,如果 V1 导联 P 波等电位线,则更考虑为右侧局灶性房速。

低位间隔希氏束旁房速不常见,但消融有很高的房室阻滞风险。通常先在右侧进行标测,根据需要再进行左侧标测。值得注意的是,还需标测主动脉无冠窦区域,在此消融可能会发现更早的激动区域,消融出现房室阻滞风险很低。

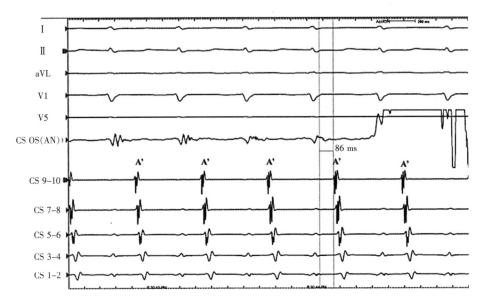

图 6.3 冠状窦口起源的房速心电图。图的上部分显示体表心电图 I 、II 、aVL、V1 和 V5 导联。心动过速激动顺序显示最早的冠状窦激动在冠状窦近端(CS 9-10)。消融导管进行标测,腔内图显示局部心房电位领先 CS 近端 86ms。靶点位于冠状窦口与冠状窦后侧低位右房之间的交界区域,在此区域完成消融,心动过速终止,不能再诱发心动过速。

三尖瓣和二尖瓣峡部房速

三尖瓣和二尖瓣峡部房速并不常见,心电图可发现典型房扑或二尖瓣峡部依赖性房扑。大部分三尖瓣环房速起源于三尖瓣环下部和前部。

大部分该区域的房速机制为围绕瓣环的微折返;少见的机制为该区域内房室结样组织导致的自律性增加[11]。

三尖瓣环房速心电图表现为 V1 导联 P 波通常负向,具体机制为瓣环靠前,而激动方向更靠后[12,13]。

三尖瓣环上部起源的房速心电图电轴向下,而三尖瓣环下部起源的房速心电图电轴向上。如图 6.4 所示,消融瓣环的房速时,应用长鞘管有助于增加消融导管的稳定性。该病例中,对三尖瓣环外侧局灶性房速进行消融,采用长鞘管明显增加了消融导管的稳定性。

主动脉-二尖瓣连接处房速很少见,起源于二尖瓣环上部,心电图电轴向下,V1 导联 P 波双向[14]。

肺静脉房速

通常认为肺静脉局灶的异位节律是大部分房颤患者的触发因素。起源于单个肺静脉

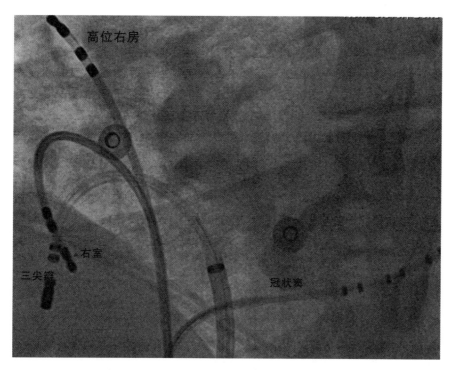

图 6.4　沿三尖瓣环外侧消融局灶性房速,长鞘管用于维持消融导管稳定性。本图为 LAO 位下影像,图中可见导管沿三尖瓣环外侧进行消融。图左上方显示高位右房电极,图左下方显示右室心尖部电极,图右侧显示冠状窦电极。

的房速相对常见,具体机制考虑为,自律性增加或肺静脉窦区域的微折返。与导致房颤的肺静脉触发灶相比较,房速的触发灶更靠近肺静脉口部[15]。

　　起源于肺静脉的房速心电图表现为,V1 导联 P 波正向,因肺静脉解剖位靠后,其他胸前导联 P 波正向为主[15]。I 导联 P 波方向可以用来鉴别是左侧肺静脉房速还是右侧肺静脉房速,右侧肺静脉房速 P 波通常正向,左侧肺静脉房速 P 波通常负向。较之右侧肺静脉房速,左侧肺静脉房速 P 波更宽,主要由于左侧肺静脉房速时间隔激动更晚[16]。

　　心电图很难区分右上肺静脉房速和上腔静脉房速,V1、I 导联 P 波相似且电轴方向类似。上腔静脉房速下壁导联 P 波正向成分更多。

　　需要通过 P 波电轴方向来鉴别上肺静脉房速和下肺静脉房速。上肺静脉房速 P 波电轴向下,下肺静脉房速 P 波电轴向上。

左心耳房速

　　左心耳房速心电图 V1 和 I 导联 P 波形态方向与左侧肺静脉房速心电图类似。左心耳的解剖位置更靠前,因此左心耳房速心电图 P 波在 V2 导联移行为等电位线[17]。

　　临床实践中,左心耳房速持续发作时间更长,而左上肺静脉房速可能与阵发性房颤相关[17]。左心耳房速可起源于左心耳的近端或远端,消融远端左心耳房速时,功率通常设定为 20~30W,目标温度 45℃[18]。左心耳远端区域血液流速低,因此需要将维持低功率消融。消融前,需要高输出起搏确保未夺获左侧膈神经。评估左心耳远端很困难,常常需要一个环状电极导管与消融导管结合共同标测该区域。要警惕心耳组织壁薄,容易出现导管嵌入或穿孔。

重要知识点

1. 局灶性房速相关机制:微折返、自律性增加或触发活动;大折返房速相关机制:围绕传导阻滞区形成的大折返。

2. 最常见的房速发生部位包括:界嵴、冠状窦口、肺静脉和肺静脉窦区域、三尖瓣环和二尖瓣环、左右心耳及房间隔。

3. 局灶性房速标测时,发现早且可能碎裂的电信号通常是消融治疗的良好靶点。

4. 大折返房速进行激动标测时,关键峡部定义为最早激动与最晚激动相遇的区域,可作为消融靶点。通过拖带标测很容易确定关键峡部,腔内图寻找接近匹配的 PPI-TCL。

5. 为了评估房性过速定位于左侧还是右侧,最需要观察的是心电图 V1 导联和 aVL 导联。左房位于右房更靠后,因此左侧房速心电图表现为 V1 导联正向 P 波。当 V1 导联 P 波负向时,更考虑右侧房速。aVL 导联 P 波正向,通常提示右侧房速,而 aVL 导联 P 波负向,通常提示左侧房速。

6. 界嵴区域容易出现各向异性传导或自律性改变,因此大部分右侧房速发生在界嵴区域。

7. 冠状窦房速主要起源于冠状窦口的上部和后部区域[9]。最可能的机制:冠状窦纤维组织与右房肌肉组织连接处的各向异性传导。

8. 三尖瓣和二尖瓣峡部房速相对少见,心电图可发现典型房扑或二尖瓣峡部依赖性房扑。大部分三尖瓣环房速起源于三尖瓣环下部和前部。

参考文献

1. Wellens HJ. Atrial tachycardia. How important is the mechanism? Circulation. 1994;90: 1576–7.

2. Lerman BB, Belardinelli L. Cardiac electrophysiology of adenosine. Basic and clinical concepts. Circulation. 1991;83(5):1499–509.

3. Lesh MD, Van Hare GF, Epstein LM, et al. Radiofrequency catheter ablation of atrial arrhythmias. Results and mechanisms. Circulation. 1994;89:1074–89.

4. Tang K, Ma J, Zhang S, et al. Unipolar electrogram in identification of successful targets for radiofrequency catheter ablation of focal atrial tachycardia. Chin Med J (Engl). 2003;116(10):1455–8.

5. Tang CW, Scheinman MM, Van Hare GF, et al. Use of P wave configuration during atrial tachycardia to predict site of origin. J Am Coll Cardiol. 1995;26:1315–24.

6. Yamada T, Murakami Y, Muto M, et al. Electrophysiologic characteristics of atrial tachycardia originating from the right pulmonary veins or posterior right atrium: double potentials obtained from the posterior wall of the right atrium can be useful to predict foci of atrial tachycardia in right pulmonary veins or posterior right atrium. J Cardiovasc Electrophysiol. 2004;15: 745–51.

7. Saffitz JE, Kanter HL, Green KG, et al. Tissue-specific determinants of anisotropic conduction velocity in canine atrial and ventricular myocardium. Circ Res. 1994;74:1065–70.

8. Lesh MD, Kalman JM. To fumble flutter or tackle "tach"? Toward updated classifiers for atrial tachyarrhythmias. J Cardiovasc Electrophysiol. 1996;7:460–6.

9. Kistler PM, Fynn SP, Haqqani H, et al. Focal atrial tachycardia from the ostium of the coronary sinus: electrocardiographic and electrophysiological characterization and radiofrequency ablation. J Am Coll Cardiol. 2005;3(45):1488–93.

10. Chauvin M, Shah DC, Haissaguerre M, et al. The anatomic basis of connections between the coronary sinus musculature and the left atrium in humans. Circulation. 2000;101:647–52.

11. McGuire MA, De Bakker JM, Vermeulen JT, et al. Origin and significance of double potentials near the atrioventricular node. Correlation of extracellular potentials, intracellular potentials, and histology. Circulation. 1994;89(5):2351–60.

12. Morton JB, Sanders P, Das A, et al. Focal atrial tachycardia arising from the tricuspid annulus: electrophysiologic and electrocardiographic characteristics. J Cardiovasc Electrophysiol. 2001;12(6):653–9.

13. Tada H, Nogami A, Naito S, et al. Simple electrocardiographic criteria for identifying the site of origin of focal right atrial tachycardia. Pacing Clin Electrophysiol. 1998;21(11 Pt 2): 2431–9.

14. Kistler PM, Sanders P, Hussin A, et al. Focal atrial tachycardia arising from the mitral annulus: electrocardiographic and electrophysiologic characterization. J Am Coll Cardiol. 2003;41(12):2212–9.

15. Kistler PM, Sanders P, Fynn SP, et al. Electrophysiological and electrocardiographic characteristics of focal atrial tachycardia originating from the pulmonary veins: acute and long-term outcomes of radiofrequency ablation. Circulation. 2003;108(16):1968–75.

16. Ellenbogen KA, Wood MA. Atrial tachycardia. In: Zipes DP, Jalife J, editors. Cardiac electrophysiology: from cell to bedside. Philadelphia: Saunders; 2004. p. 500–12.

17. Wang YL, Li XB, Quan X, Ma JX, Zhang P, Xu Y, et al. Focal atrial tachycardia originating from the left atrial appendage: electrocardiographic and electrophysiologic characterization and long-term outcomes of radiofrequency ablation. J Cardiovasc Electrophysiol. 2007; 18:459–64.

18. Yang Q, JMa J, Zhang S, et al. Focal atrial tachycardia originating from the distal portion of the left atrial appendage: characteristics and long-term outcomes of radiofrequency ablation. Europace. 2012;14:254–60.

第 **7** 章

心房扑动

Benedict M. Glover, *Pedro Brugada*

要点

房扑由左房或右房内的大折返或微折返形成。广义分为典型房扑和不典型房扑。典型房扑为下腔静脉–三尖瓣峡部参与的房扑,可呈顺时针激动或逆时针激动。下腔静脉–三尖瓣峡部区域为三尖瓣到下腔静脉,该区域传导缓慢。

非典型房扑为非下腔静脉–三尖瓣峡部依赖性的房扑,包括:右房、间隔和左房。右房非下腔静脉–三尖瓣峡部依赖性的房扑包括:右房高位环状折返、右房低位环状折返、右侧游离壁切口型房扑和卵圆窝附近的折返。右房上部环状折返为上腔静脉和界嵴上部之间的缓慢传导引起的折返,右房下部环状折返为下腔静脉和界嵴下部之间的缓慢传导区引起的折返。

左房房扑主要包括:二尖瓣环附近的房扑、肺静脉窦口附近的房扑或左侧卵圆窝附近的房扑。二尖瓣环附近的房扑可呈顺时针激动或逆时针激动。

心电图分析扑动波有助于定位折返环、制订合适的消融策略、帮助预测潜在的消融成功率。

对于既往消融史或结构性心脏病的患者,心电图并不可靠,有其局限性。最关键的鉴别点包括:是下腔静脉–三尖瓣峡部依赖性房扑还是非典型房扑,折返环在左房还是右房。

下腔静脉–三尖瓣峡部依赖性房扑

总体而言,下腔静脉–三尖瓣峡部依赖性房扑是最常见的房扑,即便先天性心脏病或房颤消融术后的患者,心电图表现不典型,也应首先考虑(图 7.1)。

解剖

下腔静脉–三尖瓣峡部是非常重要的解剖结构,其中有缓慢传导区。如解剖图(图7.2)所示,下腔静脉–三尖瓣峡部位于三尖瓣环后侧、下腔静脉瓣(Eustachian 瓣)前侧、右

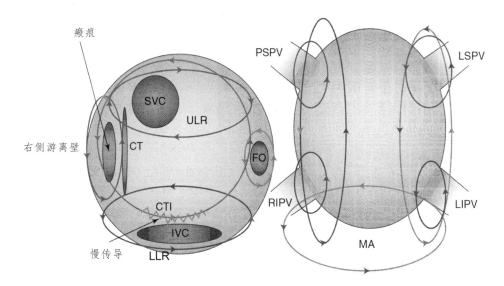

图 7.1　左右房心房扑动的解剖学定位。下腔静脉–三尖瓣峡部(CTI)依赖的折返环通常围绕右房呈逆时针激动(绿箭头)。右房上部折返环(ULR)围绕上腔静脉(SVC)缓慢传导通过界嵴(CT)。右房下部折返环(LLR)围绕下腔静脉(IVC)和界嵴(CT)旋转激动。外科术后右房游离壁切口附近及卵圆窝(FO)附近同样容易形成折返。左房房扑可发生于二尖瓣(MA)附近和肺静脉附近,以顺时针或逆时针方向激动。LSPV,左上肺静脉;LIPV,左下肺静脉;RSPV,右上肺静脉;RIPV,右下肺静脉。(见彩图)

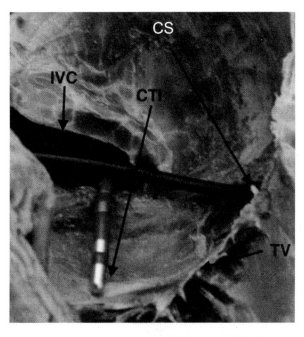

图 7.2　解剖图显示关键峡部(CTI)、三尖瓣(TV)、下腔静脉(IVC)和冠状窦(CS)。如图所示,消融导管位于关键峡部,另一导管位于冠状窦内。(见彩图)

房与下腔静脉交界的区域。冠状窦相对于下腔静脉-三尖瓣峡部靠上向内。标测消融下腔静脉-三尖瓣峡部时,消融导管通常位于 LAO 位下 6 点钟位置(图 7.3),此时导管位于最细的峡部中段,在此处完成消融。导管向间隔侧移动抵达峡部较短的区域,但该区域因纤维组织与冠状窦组织融合较厚。峡部的下外侧区更宽更厚。三尖瓣环前部为心肌组织,三尖瓣环后部与下腔静脉的交界处心肌组织少, 更多为纤维脂肪组织。下腔静脉-三尖瓣峡部向上走行进入欧氏嵴,在此处分成两个部分:亚欧氏峡部(欧氏嵴和三尖瓣之间)和欧氏嵴冠顶到下腔静脉之间的区域。冠状窦将这两部分和致密房室结分开。

下腔静脉-三尖瓣峡部中段为最薄的区域,此处为消融最佳靶点,但个体解剖存在变异,因该区域的肌纤维组织不规则,向下、向外自冠状窦壁延伸,向上、向内自界嵴延伸。肌组织之间是薄膜结构。肌纤维组织向上、向内的部分与向下、向外的部分相互重叠。理论上讲, 肌纤维组织相互平行的区域为下腔静脉-三尖瓣峡部的中间部分。通过下腔静脉-三尖瓣峡部的肌纤维组织大小不一, 因此传导特性各异。中段峡部较窄的纤维组织较间隔侧和外侧峡部较宽的纤维组织传导更慢。

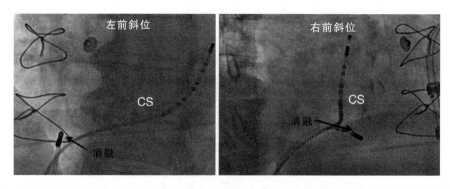

图 7.3　LAO 位(左图)和 RAO 位(右图)影像显示消融导管位于关键峡部的中段。消融导管沿关键峡部中段放置,十极导管位于冠状窦(CS)。

心电图特征

下腔静脉-三尖瓣峡部依赖性房扑心电图表现为下壁导联和 V1 导联锯齿样波形。约 90% 的病例为逆钟向传导。如图 7.4 所示,下壁导联锯齿样波形负向,描述为波形初始缓慢上升、锐利下降,然后波形锐利上升、缓慢下降至基线。逆钟向传导时,V1 导联扑动波正向,胸前导联 V1 到 V6 扑动波移行由正向到等电位线再到负向。

典型房扑中,约 10% 的病例为顺钟向(反向)下腔静脉-三尖瓣峡部依赖性房扑。激动顺序与典型的逆钟向房扑相反。心电图表现为下壁导联扑动波宽且正向,V1 导联扑动波负向,胸前导联 V1 到 V6 扑动波移行由负向到等电位线再到正向。

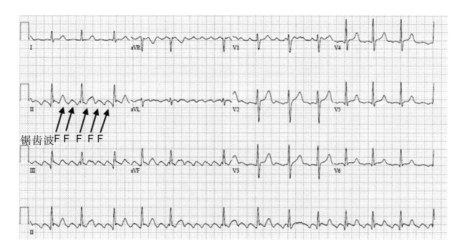

锯齿波 F F F F

图 7.4　逆钟向下腔静脉–三尖瓣峡部依赖性房扑的心电图。右房下壁 Ⅱ、Ⅲ、aVF 导联扑动波负向,提示传导方向由下至上。

典型房扑的关键峡部消融

消融一般需要两个导管,一个十极导管放置于冠状窦,一个四极导管用于消融和标测。有些术者习惯在右房内放置一个多极导管,用于评估房扑时的激动顺序及消融术后的峡部阻滞。该多极导管近端标测间隔部,远端标测右房游离壁,中段电极则横跨右房顶部。该多极导管远端还可置于冠状窦近端,中段电极横跨下腔静脉–三尖瓣峡部,近端电极标测沿界嵴的右房上部到下部,用以评估消融术后的双向阻滞。通常不需要放置该多极导管,如果导管不能按照上述位置精确放置,会导致诊断错误。

下腔静脉–三尖瓣峡部消融导管选择很广泛,导管大小为 4~10mm,均可选择,导管头端无论是否为灌注模式均可。导管的选择更多依赖于术者的个人习惯,但一般需要选择头端弯曲程度大的导管,以确保导管能够顺利抵达峡部的心室侧。

笔者经验是,用一个十极导管置于冠状窦,一个 4mm 灌注导管用于消融。有些病例中,还需在右室置入一个四极导管。房扑下进行消融时,可能会在消融后房扑终止时出现缓慢性心律失常,此时需进行右室起搏辅助。

正常情况下,消融导管置于三尖瓣环,腔内图可见 A 波与 V 波等大。LAO 位下,消融导管在三尖瓣环 6 点钟位置,此处为下腔静脉–三尖瓣峡部最窄的部位。如果导管更靠内侧,消融会增加房室阻滞风险,并有可能损伤心中静脉。如果导管更靠外侧,则需要更长的消融线。

如果房扑发作时消融,需要进行拖带标测,以快于心动过速周期 20ms 的频率起搏,寻找 PPI-TCL<30ms 的部位,具体病例如图 7.5 所示,既往行房颤消融术的患者,环肺静脉隔离后出现房扑。心动过速周期为 348ms,以 320ms 起搏沿下腔静脉–三尖瓣峡部放置的消融导管电极。PPI 为 348ms,与心动过速周期正好一致,提示下腔静脉–三尖瓣峡部为折返环的一部分。

当在下腔静脉–三尖瓣峡部起搏时,因峡部存在缓慢传导,刺激到心房激动的时间通

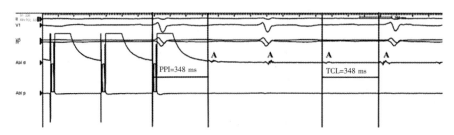

图 7.5　房扑发作时进行关键峡部的拖带起搏,观察拖带时和拖带后的 PPI-TCL。该患者为房颤消融术后出现房扑。心动过速周期(TCL)为 348ms。在关键峡部附近消融导管以 320ms 起搏,起搏后间期(PPI)为 348ms,与心动过速周期一致,提示关键峡部为折返环的一部分。

常较长。如果在下部的间隔侧进行起搏,刺激到心房激动的时间明显缩短。

　　4mm 灌注消融导管功率一般设定为 30~40W。非灌注导管温度上限设定为 60℃。头端更大的 8mm 消融导管功率要求更大,最高可设定为 70W,最大温度设定为 60℃。消融 60~90s 后且局部电位明显减小,需将导管移至峡部更近端的部位。可采用点对点消融方法,也可采用从三尖瓣环到下腔静脉交界处的拖拽移动消融方法,每个位点消融 60~90s 直到局部电位明显减小。一些手术医生先应用非单极起搏方法评估消融损伤,然后再将导管移至峡部更近端的部位进行起搏夺获,在该区域完成进一步消融。通常在关键峡部的双向阻滞出现前,心房扑动已终止。如果未见双向阻滞,则需要沿之前的消融线在靠内侧或靠外侧再次进行消融。

　　窦性心律下消融,需行冠状窦近端电极起搏,评估消融线附近是否存在双电位[1,2]。冠状窦近端以周期 600ms 起搏,消融导管沿心室侧–下腔静脉交界处的消融线移动观察双电位。消融线的内侧可记录到第一个电位,消融线的外侧可记录到第二个电位。如图 7.6 所示,双电位间期>110ms 且相对稳定,通常提示消融线附近传导阻滞[3]。如图 7.7 所示,还可通过消融线外侧进行起搏,测量消融线外侧导管头端电极刺激信号到冠状窦近端电极的间期。逐渐将消融导管远离消融线,如果消融导管头端电极刺激信号到冠状窦近端电极的间期缩短,则表明可能存在逆钟向传导阻滞。

　　如果从冠状窦近端电极起搏,双电位间期<90ms,则提示消融线附近传导未受损。

　　如图 7.8 所示,双电位间期为 40ms,双电位间的基线不是等电位线,则提示关键峡部附近传导未受损。

　　如果双电位间期为 90~110ms,则需要对腔内图进行进一步分析。如果腔内图显示双电位间存在等电位线,且第二个电位为负向波,考虑存在阻滞。阻滞发生时,双电位间通常可见等电位线。如果腔内图显示双电位间存在碎裂电位或低振幅电信号,则考虑消融线不完整,存在慢传导。

　　阻滞发生时,双电位的第二个电位为负向波,为激动波极性改变所致。消融线的缝隙经过补充消融后,消融线完整,此时可见激动波极性由正向变为负向。

　　消融导管越靠近消融线缝隙,双电位之间的间期越短。双电位越分裂增宽,则提示消融导管离消融线缝隙越远。

　　如图 7.9 所示,冠状窦近端起搏时,消融导管位于下腔静脉–三尖瓣峡部。冠状窦近端

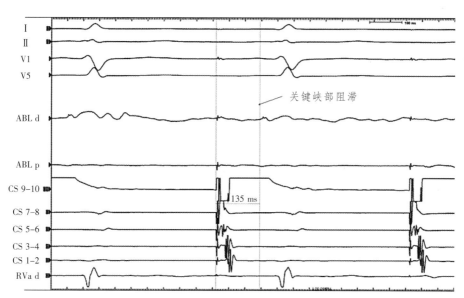

图 7.6　于冠状窦近端(CS 9-10)以 600ms 起搏。消融导管位于关键峡部附近,记录峡部消融线内侧心房激动,腔内图显示为第一个切迹,之后为等电位线,在峡部消融线外侧可记录到另一个心房激动,腔内图显示为第二个切迹,两个切迹之间的间期为 135ms,则考虑关键峡部顺钟向传导阻滞。CS 1-2,冠状窦远端电极,RVa d,右室心尖部电极。

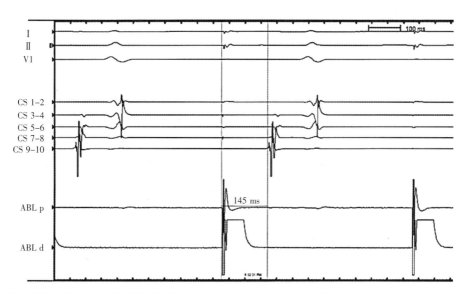

图 7.7　于消融线外侧起搏,刺激信号到冠状窦近端电极(CS 9-10)间期为 145ms,提示传导明显延迟。消融导管向上向外移动,再次起搏,刺激信号到冠状窦近端电极(CS 9-10)间期为 128ms(图中未显示),提示传导延迟。上述现象表明关键峡部逆钟向传导阻滞。CS 1-2,冠状窦远端电极。

起搏的铆钉样信号距离双电位的第二个电位间期为 182ms,双电位之间的间期为 94ms,双电位间可见清晰的等电位线且第二个电位为负向波,提示关键峡部传导顺钟向阻滞。

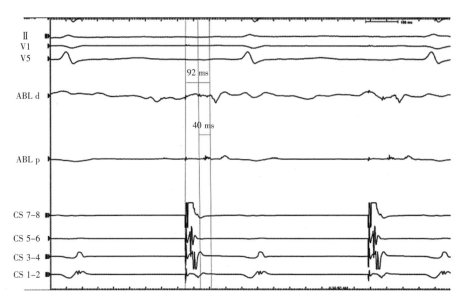

图 7.8 消融导管位于关键峡部,于冠状窦近端电极(CS 7-8)起搏。消融电极腔内图可见双电位。第一个电位代表关键峡部消融线内侧的心房激动,第二个电位代表关键峡部消融线外侧的心房激动。冠状窦近端电极刺激信号到消融线外侧心房激动的间期为92ms,双电位之间的间期为40ms。双电位间未见等电位线,提示传导未受损,能够通过消融线。CS 1-2,冠状窦远端电极。

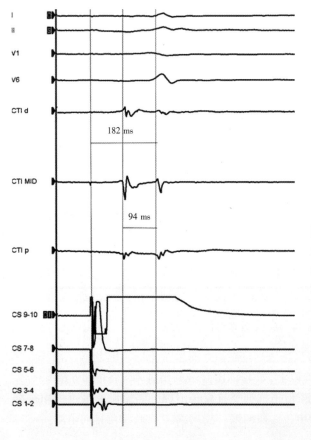

图 7.9 关键峡部的顺钟向阻滞。冠状窦近端电极(CS 9-10)起搏下,消融导管置于关键峡部附近。起搏铆钉样信号到双电位第一个电位的间期为182ms,双电位之间的间期为94ms。消融导管远端电极(CTI d)、消融导管中段电极(CTI mid)和消融导管近端电极(CTI p)均可见双电位间的等电位线。消融导管电极记录的双电位的第二个电位为负向波。这些腔内图提示关键峡部的顺钟向阻滞。CS 1-2,冠状窦远端电极。

递减起搏

当对腔内图中的双电位很难做出判断时,可采用递减起搏的方法进行评估[4]。沿下腔静脉–三尖瓣峡部区域持续进行消融,直至腔内图显示双电位。当消融导管在消融线附近记录双电位时,可于冠状窦近端起搏,起搏间期从 600ms 下降到 250ms。如果递减起搏下,双电位的第二个电位未延迟 20ms 以上,考虑存在顺钟向传导阻滞。可以通过右房游离壁递减起搏验证逆钟向传导阻滞。如果递增起搏下,双电位的第二个电位延迟 20ms 以上,则考虑关键峡部有传导通过。详细图解见图 7.10。

递减起搏评估希氏束到冠状窦的激动时间

这是一种改良的递减起搏评估方法,于关键峡部消融线外侧起搏,观察希氏束区域的心房激动电图,与冠状窦近端电极的心房激动电图相比较[5]。

起搏外侧低位右房时,如果传导通过关键峡部未受损,激动以逆钟向传导方式通过峡部,经后间隔激动冠状窦。激动前传至三尖瓣环,导致 His 区域的心房激动。关键峡部消融后,激动仍可前传至 His,然后再激动冠状窦,导致 His 到 CS 心房激动的间期较基线水平延长>40ms。如果关键峡部阻滞,则 His 到 CS 心房激动的间期不会明显改变,因为激动只能通过同一条路径传导而不是通过两条路径。

这种改良方法的优点在于不依赖于精确验证双电位,临床实践中,双电位有时很难判断。对于判断关键峡部阻滞,这是一个有效的方法。

另一种消融技巧:最大电压指导下的消融

不同肌纤维组织有不同的走行方向、直径和传导特性,因此可以通过高电压电图标测不同肌纤维区域,有助于选择消融靶点[6]。

如图 7.11 所示,冠状窦近端电极以 600ms 起搏,消融导管从关键峡部的室侧移动至下腔静脉。消融导管电极记录到双极高电压信号时进行消融,消融时间 60s,当局部电压同基线水平相比下降超过 50% 时,应缩短消融时间[7]。

第一次消融后再次对关键峡部进行标测,寻找高电压电信号,并以同样的方式进行消融。重复标测消融,直至双向阻滞发生。

这种消融技巧与传统消融方法相比成功率相似,但消融时间及在 X 线下暴露时间减少[8]。

下腔静脉–三尖瓣峡部消融潜在的并发症

在间隔侧消融,房室阻滞风险性增高。如果在关键峡部外侧进行消融,房室阻滞风险几乎不存在。消融房扑血栓栓塞风险很低,但如果房扑持续发作,在消融开始时应立即给予抗凝治疗,包括肝素抗凝和完整系统的抗凝治疗。同其他心律失常消融一样,也存在腹股沟血肿及心脏穿孔的风险。

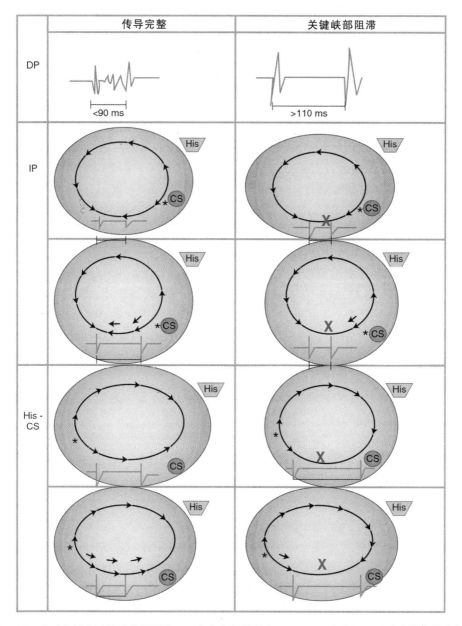

图 7.10　递减起搏验证关键峡部阻滞。双电位之间的距离>110ms,双电位间可见清晰等电位线提示关键峡部阻滞。冠状窦递增起搏下,双电位之间的距离增加>20ms,提示关键峡部传导未受损。冠状窦递增起搏下,双电位之间的距离未见明显改变,则提示关键峡部线性阻滞(中图示)。此外,低位右房游离壁起搏时,可在 His 和 CS 电极上记录心房电信号。如果关键峡部传导未受损,递增起搏下,双电位间期较窄;如果关键峡部传导阻滞,递增起搏下,双电位间期较宽且不会随起搏频率改变。CS,冠状窦;His,希氏束。(见彩图)

　　冠脉特别是冠脉后降支(PDA)损伤的风险极低。

关键峡部消融的困难

　　下腔静脉−三尖瓣环峡部房扑消融相对简单,但解剖学变异会导致消融困难。最常

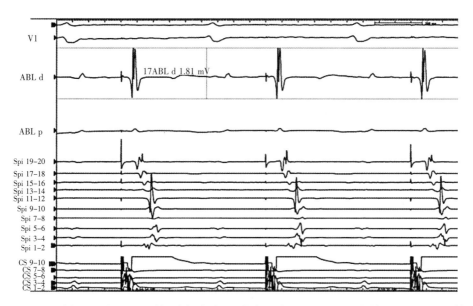

图 7.11 最大电压指导下的关键峡部消融。冠状窦近端电极以 600ms 起搏。一个 20 极导管 (图中标为 Spi) 置于右房,腔内图显示远端和近端电极激动最早,心房其他部位随后激动,没有证据表明存在关键峡部传导阻滞。消融导管置于关键峡部附近,可记录到高电压的电信号,振幅为 1.81mV。CS 9-10 代表冠状窦近端电极,CS 1-2 代表冠状窦远端电极。

见的困难:一是消融导管无法抵达峡部的室侧,此时可选择长鞘管增强导管支撑;二是右房和下腔静脉交界区持续传导激动而无法精确判断消融靶点,此时要求术者具有良好的导管操控性。

其他解剖学困难还包括:粗大的梳状肌、较深的 Keith 窝或隆起明显的欧氏嵴。

粗大的梳状肌组织结构会导致无法很好地建立消融阻滞线。在消融导管电极腔内图上可看到高振幅的电图,提示此时导管位于梳状肌。此时,需要在关键峡部较内侧进行消融或采用灌注消融导管以达到更深的消融损伤。

Keith 窝位于峡部附近、冠状窦口 Thebesian 瓣的靠外侧。大部分病例中,Keith 窝轻度隆起,便于导管贴靠,但有时 Keith 窝较深血流较差,导管不能很好地贴靠且消融能量的传递受限,不能形成满意的消融阻滞线。Thebesian 瓣较突出可能提示存在 Keith 窝。此时,需要在峡部更外侧进行消融以达到良好的消融效果。

欧氏嵴是纤维组织,通常对峡部消融没有影响,但如果欧氏嵴隆起明显,可能会影响消融导管的旋转到位,即当消融导管顺钟向旋转朝向间隔部时,隆起的欧氏嵴会造成逆钟向旋转的扭力使消融导管远离间隔部。此时,需要长鞘管增加导管的支撑,平衡隆起欧氏嵴的扭力效应。

下腔静脉–三尖瓣峡部消融的成功率

峡部依赖性房扑的总体成功率约90%,双向阻滞为消融终点。房扑消融后更大的问题是:在房扑消融 39 个月后,房颤的发生率高达82%,但没有其他心律失常出现[9]。

右房高位和低位的环状折返

右房高位环状折返为激动围绕上腔静脉,突破界嵴上部缝隙完成传导。心电图表现与顺钟向传导的下腔静脉–三尖瓣峡部依赖性房扑类似,下壁导联扑动波负向。需要更进一步分析 I 导联,以鉴别右房高位环状折返和顺钟向传导的下腔静脉–三尖瓣峡部依赖性房扑,如果 I 导联扑动波负向或等电位线,则更可能是右房高位环状折返;如果 I 导联扑动波正向,则可能是顺钟向传导的下腔静脉–三尖瓣峡部依赖性房扑。如果扑动波振幅≤0.07mV,则考虑为右房高位环状折返[10]。右房高位环状折返的折返环较短,因此心动过速发作时心动周期短于典型房扑发作时的心动周期。典型房扑或房颤可诱发右房高位环状折返。如果拖带标测证实为右房高位环状折返,需将消融导管置于界嵴上部的缝隙附近进行消融,此处为折返环最狭窄的部位。

右房低位环状折返为激动通过下腔静脉–三尖瓣峡部,突破界嵴下部缝隙完成传导,下腔静脉–三尖瓣峡部为折返环的一部分。折返环路通常为逆钟向,因此需要和典型逆钟向房扑相鉴别。右房低位环状折返的激动突破点位于右房低位游离壁,因此下壁导联扑动波较典型逆钟向房扑正向成分相对较低,且心动过速周期通常更短。沿下腔静脉–三尖瓣峡部进行消融可终止右房低位环状折返引起的心动过速。

右房外侧和后外侧游离壁房扑

这种房扑通常发生于瘢痕组织附近或低电压区域附件,如外科术后的病例。心电图表现变异较大,取决于该区域的传导特性、折返环传导的方向和随后的心房激动顺序。右房游离壁房扑与下腔静脉–三尖瓣峡部房扑相似,在 V1 导联扑动波通常为负向。间隔部参与的右房房扑,V1 导联扑动波为等电位线或双向。需要精细标测寻找瘢痕区域和明确激动顺序。拖带标测能够帮助判断标测区域是否为折返环一部分,但由于存在瘢痕组织和低电压组织,拖带夺获通常很困难。需要完成线性消融,右侧游离壁折返环的消融线应从瘢痕区域到上腔静脉或下腔静脉。消融前,要对右侧膈神经进行标测。

左房房扑

区分左侧房扑和右侧房扑,心电图 V1 导联分析最重要。如果 V1 导联扑动波初始段负向,或等电位线且扑动波后半段正向,或整个心房扑动波为负向,则提示房扑来源于右侧;如果扑动波正向,则提示房扑来源于左侧。如果 V1 导联扑动波为等电位线,则很难定位房扑来源于左侧还是右侧。除了 V1 导联的心电图表现外,左侧房扑的下壁导联扑动波正向但振幅低,通常反映可能存在瘢痕区或低电压区。

评估心动过速的发作和终止是鉴别左侧房扑和房速最简单的方法。折返性房扑心动过速突发突止,而局灶性房速心动过速发作时逐渐加速,心动过速终止时逐渐减速。

大部分左侧房扑折返环包括二尖瓣环或肺静脉,以顺钟向或逆钟向传导。

二尖瓣峡部依赖性房扑

二尖瓣峡部依赖性房扑围绕二尖瓣环顺钟向或逆钟向传导,横穿二尖瓣峡部。相关解剖图参见图 7.12。二尖瓣峡部后边界为二尖瓣环,前边界为左房后壁。二尖瓣峡部依赖

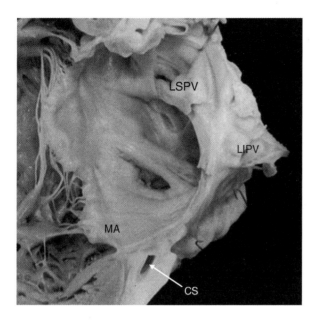

图 7.12 解剖图显示位于二尖瓣环(MA)和左下肺静脉(LIPV)之间的二尖瓣峡部。图中还显示冠状窦 (CS) 毗邻二尖瓣环。LSPV,左上肺静脉。(见彩图)

性房扑通常于肺静脉隔离后发生,特别是当导管向下略向前移动,消融左下肺静脉时形成的损伤可诱发二尖瓣峡部依赖性房扑。

为了完成二尖瓣峡部线性消融,一根导管应置于冠状窦内使远端电极略向后朝向消融线。然后将消融导管在 LAO 位 30°下置于二尖瓣环外侧 4 点钟位置,腔内图显示 A:V 之比为 1:2。 通常选择 4mm 灌注导管,瓣环区功率设定为 40W,下肺静脉区功率设定为 30W。顺钟向旋转消融导管可使导管从瓣环区移至靠后的下肺静脉区。消融线完成后,需在冠状窦远端或左心耳起搏验证传导。

左心耳起搏时,如果传导持续存在,需要再次进行标测寻找最早心房激动信号。如果传导持续存在,则将消融导管置于冠状窦内,头端弯曲朝向二尖瓣峡部消融线继续消融,形成心内膜下透壁损伤,此时功率设定为 25W。消融后于消融线靠前的左心耳起搏,验证传导是否阻滞,通过冠状窦内导管电极观察激动顺序。腔内图冠状窦电极显示由近及远的激动顺序时,则证明为顺钟向阻滞,提示仍存在围绕二尖瓣的逆钟向传导。此时,可能需要进一步电学隔离冠状窦,阻断冠状窦近端到远端的传导,类似于峡部阻滞。冠状窦远端相对二尖瓣环靠后,通过起搏冠状窦远端电极验证逆钟向传导阻滞。此时,腔内图显示冠状窦由远及近的激动顺序,且早于左心耳激动。

左心耳或冠状窦远端起搏时,消融导管还可沿二尖瓣消融线附近移动,寻找双电位。

参考文献

1. Shah DC, Takahashi A, Jais P, et al. Local electrogram-based criteria of cavo-tricuspid isthmus block. J Cardiovasc Electrophysiol. 1999;10:662–9.
2. Shah DC, Haissaguerre M, Jais P, et al. Simplified electrophysiologically directed catheter ablation of recurrent common atrial flutter. Circulation. 1997;96:2505–8.

3. Tada H, Oral H, Sticherling C, et al. Double potentials along the ablation line as a guide to radiofrequency ablation of typical atrial flutter. J Am Coll Cardiol. 2001;38:750–5.
4. Bazan V, Marti-Almor J, Perez-Rodon J, et al. Incremental pacing for the diagnosis of complete cavotricuspid isthmus block during radiofrequency ablation of atrial flutter. J Cardiovasc Electrophysiol. 2010;21:33–9.
5. Valles E, Bazan V, Benito B, et al. Incremental His-to-coronary sinus maneuver: a nonlocal electrogram-based technique to assess complete cavotricuspid isthmus block during typical flutter ablation. Circ Arrhythm Electrophysiol. 2013;6:784–9.
6. Redfearn DP, Skanes AC, Gula LJ, et al. Cavotricuspid isthmus conduction is dependent on underlying anatomic bundle architecture: Observations using a maximum voltage-guided ablation technique. J Cardiovasc Electrophysiol. 2006;17:832–8.
7. Ozaydin M, Tada H, Chugh A, et al. Atrial electrogram amplitude and efficacy of cavotricuspid isthmus ablation for atrial flutter. Pacing Clin Electrophysiol. 2003;26:1859–63.
8. Gula LJ, Redfearn DP, Veenhuyzen GD. Reduction in atrial flutter ablation time by targeting maximum voltage: results of a prospective randomized clinical trial. J Cardiovasc Electrophysiol. 2009;20:1108–12.
9. Ellis K, Wazni O, Marrouche N, et al. Incidence of atrial fibrillation post-cavotricuspid isthmus ablation in patients with typical atrial flutter: left-atrial size as an independent predictor of atrial fibrillation recurrence. J Cardiovasc Electrophysiol. 2007;18:799–802.
10. Yuniadi Y, Tai CT, Lee KT, et al. A new electrocardiographic algorithm to differentiate upper loop re-entry from reverse typical atrial flutter. J Am Coll Cardiol. 2005;46:524–8.

第 8 章

心房颤动

Benedict M. Glover, *Pedro Brugada*

要点

房颤是一种临床实践中最常见的心律失常，北美统计总体发生率为每 10 万人中 700~750 人(Chugh et al. Circulation 129: 837-47,2014)。房颤预后不良且住院率增加，非瓣膜性房颤使卒中的发生率增加 5 倍 (Wolf et al. Stroke 22: 983-8,1991)，典型瓣膜性心脏病使卒中发生率增加 17 倍(Fuster et al. Circulation 123: e268-367,2011)。年龄越大，房颤发生的风险越高，>65 岁的人群中约 5%发生房颤，>80 岁的人群中约 10%发生房颤(Miyasaka et al. Circulation 114: 119-25,2006)。

房颤的分类

房颤可分为阵发性、持续性、长程持续性和永久性房颤。阵发性房颤定义为,发生过两次或更多次房颤,每次房颤发作于 7 天内终止,常于 24 小时内终止。持续性房颤定义为,房颤持续发作超过 7 天(或在 7 天内转复的房颤),需要药物转复或电转复才能终止。长程持续性房颤定义为,房颤已经被诊断一年以上,以前诊断为永久性房颤的患者,但经过电转复或射频消融治疗能够恢复窦性心律。永久性房颤定义为,房颤持续时间超过 7 天,但任何形式的转复均不能使房颤终止,节律控制策略已经被证明不成功或不合适。

病因学

其他心脏性疾病、代谢性疾病及一些不良生活方式均可导致房颤发生率的增加。房颤也可继发于急性可逆性损伤或其他心律失常。

引起房颤的主要心脏性疾病可见图 8.1,包括高血压、冠心病和瓣膜性疾病。引起房颤的代谢性疾病包括:甲状腺功能紊乱、糖尿病及生活方式的危险因素,如肥胖、过度饮酒和阻塞性睡眠呼吸暂停。房颤经常发生于术后、感染、肺栓塞、心包炎和心肌炎的患者

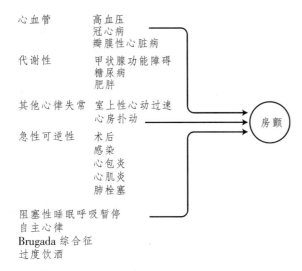

心血管　　　高血压
　　　　　　冠心病
　　　　　　瓣膜性心脏病

代谢性　　　甲状腺功能障碍
　　　　　　糖尿病
　　　　　　肥胖

其他心律失常　室上性心动过速
　　　　　　　心房扑动

急性可逆性　　术后
　　　　　　　感染
　　　　　　　心包炎
　　　　　　　心肌炎
　　　　　　　肺栓塞

阻塞性睡眠呼吸暂停
自主心律
Brugada 综合征
过度饮酒

房颤

图 8.1　房颤的原因。包括：心脏性疾病，如高血压、冠心病（CAD）和瓣膜性心脏病（HD）；代谢性疾病，如甲状腺功能障碍、糖尿病(DM)和肥胖；其他心律失常性疾病，如室上性心动过速和房扑；急性可逆性原因，如术后、感染、心包炎、心肌炎、肺静脉栓塞（PE）；其他原因，如阻塞性睡眠呼吸暂停（OSA）、自主神经功能紊乱、Brugada 综合征和过度饮酒。

中。房颤还和其他室上性心律失常发生相关，如房室结折返性心动过速、房室折返性心动过速及房扑。对于拟行房颤射频消融的患者，特别是年轻患者，首先要进行常规电生理检查，排除其他潜在的室上性心律失常。典型房扑消融成功的患者，术后 2.5 年后房颤的发生率可达 50%[1]。现有证据表明，肺静脉触发灶也可能在典型房扑的发生中起重要作用[2]。其他少见的房颤发作原因还包括：自律性增强、家族因素（特别是 Brugada 综合征）和炎症。

高血压

　　高血压患者中，发生房颤的男女比例为 1.5:1.4[3]。高血压并不是房颤发生的最高风险因素，但高血压发生率高，是房颤最常见的原因。高血压因压力负荷和容量负荷导致一定程度的左室舒张功能紊乱，进一步导致左房重构。这些结构组织的改变会导致肺静脉内心肌细胞电学特性的改变，最终形成触发灶。

　　针对合并房颤的高血压患者进行有效治疗，能够独立于降压效应降低全因死亡率（7.8%）、心血管死亡率（4.3%）、非致命性心肌梗死发生率（5.3%）和卒中发生率（2.2%）[4]。此外，针对高血压的有效治疗能够使房颤发生的总体风险下降 28%[5]。相关临床试验数据并不一致，但反映出达到最佳的降压效果很困难。

冠心病

　　房颤在急性心梗患者中相对常见，约占 15%。早期再灌注及应用 β 受体阻滞剂能够有效降低梗死后房颤发生率。窦房结动脉狭窄或闭塞、左室功能紊乱导致的血流动力学改变均可引起房颤发生。自主神经张力改变尤其是交感神经激活或心包炎也会引起房颤的发生。

　　值得注意的是，房颤患者临床症状也可表现为胸痛、肌钙蛋白升高，但并无明显冠状动脉阻塞的证据，具体的机制可能为：AT1 受体激活介导的氧化应激，导致冠脉微循环血流减少[6]。

瓣膜性心脏病

瓣膜性心脏病患者中房颤的发生率约为 30%，二尖瓣狭窄的患者中房颤的发生率约为 50%。房颤常是二尖瓣瓣膜病患者的早期临床表现，而在主动脉瓣瓣膜病中，房颤发生较晚。二尖瓣合并主动脉瓣瓣膜病的患者中，左房压力升高、左房扩张且左房纤维化，这些均可使折返性心律失常发生。西方国家中，风湿性心脏病的总体发生率下降，使风湿性心脏病相关的房颤发生率明显下降。

糖尿病

糖尿病使房颤发生率增加，随着糖尿病病程的延长及血糖控制不佳，房颤发生的风险随之升高[7,8]。糖尿病导致心脏自主神经功能紊乱，特别是增加交感神经张力，进而诱发房颤[9]。糖尿病患者自主神经功能紊乱同样会引起冠脉微循环功能障碍、舒张功能紊乱，进一步使房颤发生的风险增加[10-12]。炎症因素在糖尿病和房颤中起到重要作用。研究发现，孤立性房颤患者心房活检发现 CRP 和白介素-6 升高，同样还发现糖尿病患者中 CRP 和白介素-6 升高[13-14]。

肥胖和阻塞性睡眠呼吸暂停（OSA）

肥胖是目前世界关注的公共健康问题，流行趋势明显增加。肥胖人群的房颤发生风险是正常人体质量指数（body mass index，BMI）人群的 2.4 倍[15]。而且房颤发生风险随 BMI 增高而增高，BMI 为 25~30kg/m² 的人群房颤发生风险增加 1.2 倍，BMI>40kg/m² 的人群房颤发生风险增加 2.3 倍[16]。

超重或肥胖人群房颤发生风险增高的相关机制可能为：一是房颤可能是肥胖的直接结果；二是房颤可能与导致 BMI 升高的其他危险因素相关。

左房扩大与肥胖的直接相关证据为，超声心动图发现左房增大的肥胖患者，10 年内发生房颤的风险增高 2.4 倍[17]。

肥胖，尤其是合并高血压的患者中，左心室肥厚和舒张功能紊乱可能会导致左房压力升高。调整混杂变量（高血压、糖尿病和阻塞性睡眠呼吸暂停）后，分析发现肥胖患者左房和肺静脉的传导更慢、有效不应期更短[18]。总体而言，上述改变会导致心房重塑和房性心律失常。

心房重塑是一种心房异质化过程，以心房的电活动完整性被破坏为特征。房间传导延迟，心电图表现为下壁导联 P 波宽且双向，与 BMI 和腰围因素相关[19]。

肥胖患者中，心外膜脂肪垫增加，会导致心房传导的紊乱。脂肪组织的紊乱分布使心房出现异质性传导，进而导致房颤发生的风险增加[20]。

高达 90% 的肥胖患者出现阻塞性睡眠呼吸暂停（OSA）[21]。OSA 的特征性表现为：胸腔压力显著持续下降、间歇性的高碳酸性缺氧、反复发作末期短暂性憋醒。如果未进行有效治疗，则上述症状会持续存在。

胸腔压力持续性降低可导致左房腔直径的改变,而左房腔直径的变化本身就会增加房颤发生的风险。此外,高碳酸性缺氧和经常性睡眠模式的改变会引起交感张力的增加。上述这些改变最终导致左房容积的增加[22]。针对 OSA 但无房颤病史的患者进行有效的CPAP 治疗,可以减少右房和左房的直径[23]。OSA 与房颤消融失败独立相关[24]。与未经过CPAP 治疗的 OSA 患者相比,经过 CPAP 治疗的 OSA 患者房颤消融成功率更高[24,25]。

肥胖及其相关的临床疾病都是房颤发生的潜在风险因素。BMI>25 且合并一种并发疾病(糖尿病、糖尿病前期、高血压、血脂紊乱、腰围增加)的患者应该建议饮食及生活方式改变[25]。

等待消融治疗的患者,若 BMI>27 且合并至少一种其他危险因素(高血压、糖尿病、阻塞性睡眠呼吸暂停、吸烟和酗酒),在调整饮食和生活方式后,可改善上述临床症状,并使 30% 的患者避免消融治疗[26]。症状性房颤消融治疗的患者,术后根据房颤严重度评分发现症状明显改善[27]。危险因素调控后的患者,单次消融后无房颤发生的比例为 62%,而对照组仅为 26%。危险因素调控后的患者,多次消融后无房颤发生的比例为 87%,而对照组仅为 48%。经过危险因素调控的患者,心脏重构明显改善,左房容积及左室舒张容积明显减小。

自律性房颤

交感神经激活是房颤发生和维持中的重要因素之一,可以直接对肺静脉或左房心肌细胞的动作电位时程和不应期造成影响,或改变心房或肺静脉的结构。

交感神经激活可能会增强局部自律性,成为房颤的潜在触发灶。副交感神经激活会增加心肌细胞的动作电位时程,具体的机制可能为:一是对左房不同程度的影响缩短心房整体有效不应期,二是使心房出现异质性传导[28]。

迷走神经或交感神经诱发的房颤通常发生于较年轻的患者,通常这类患者无其他明显的危险因素。迷走神经诱发的房颤较交感神经诱发的房颤更常见,发作前有窦性停搏或窦性心动过缓。氟卡尼和丙吡胺能够治疗部分迷走神经诱发的房颤,但 β 受体阻滞剂通常会加重迷走神经诱发的房颤。锻炼或情绪应激可能会使交感神经诱发的房颤发作,发作前常有窦性心律的增加。这种类型的房颤对 β−肾上腺受体阻滞剂的反应很好。

目前有建议认为神经结去神经化消融在房颤治疗中起重要作用。临床实践中,消融左房的确可能会同时部分消融自主神经,使其去神经化。但神经节消融最主要的限制是消融导管很难覆盖所有神经结部位,而且从心内膜面很难消融成功。

家族性房颤

约 5% 的房颤患者存在家族遗传因素[29],在较年轻时无其他危险因素出现房颤的患者中,其后代出现房颤的比例更高。有房颤家族史的人群与无家族史的人群相比,房颤发生的风险增加 1.85 倍[30]。此外,长 QT 间期 4 型(LQT4)综合征、短 QT 间期综合征和Brugada 综合征患者中,房颤发生率明显增加。

已经发现一些遗传变异可以导致房颤发生。KCNQ1 基因错义突变可使电压门控型延迟钾离子通道电流 (IKS) 活性发生改变 [31];在 KCNQ1 基因上调过程中,检测到

SHOX2、TBX3 和 PITX2 基因变异。

KCNN3 基因变异同样会引起房颤发生,KCNN3 基因编码钙激活的钾通道, 主要分布于心房组织中[32]。

口服抗凝药

临床实践中,口服抗凝药是最复杂的环节之一。最大风险分层评分系统设计简单,方便记忆。目前临床中应用最广泛的风险评分系统是 CHA2DS2VASc 评分系统, 如图 8.2 所示。这是基于 CHADS2 评分系统的改良,更加注重年龄、血管疾病(心肌梗死史或外周血管疾病病史)、女性性别和糖尿病。如果 CHA2DS2VASc 评分≥2(I 类适应证,证据等级 B),推荐给予华法林纳或新型抗凝药口服治疗。如果 CHA2DS2VASc 评分≥1(Ⅱb 类适应证, 证据等级 C), 推荐给予口服抗凝药、阿司匹林或不给予抗血栓治疗。对于 CHA2DS2VASc 评分=0 的患者,通常不推荐给予抗血栓治疗。一般女性患者,如果无卒中等其他危险因素,不推荐给予口服抗凝治疗,但随着年龄的增加,需要重新评估女性患者的抗凝治疗策略。需要值得重视的是,单独的风险因素并不能转化为相同的卒中风险百

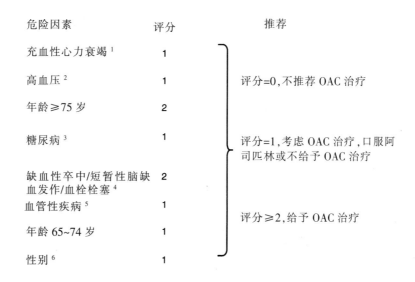

1.通过客观检查证明存在左室/右室/双心室功能障碍的体征/症状。
2.患者两次或多次测量静息收缩压>140mmHg 和(或)舒张压>90mmHg,接受抗高血压药物治疗。
3.餐前血糖≥7.0mmol/L 或 126mg/dL 或接受口服降糖药物或胰岛素治疗。
4.缺血性卒中定义为神经科医师诊断的突然局灶性神经功能缺损,是由持续 24 小时以上的缺血性起源灶所致。短暂性脑缺血发作是神经科医生诊断的突然局灶性神经功能缺损,持续时间不超过 24 小时。
5.血管性疾病考虑为既往有心肌梗死病史,或外周血管疾病病史,或主动脉斑块病史。
6.没有其他危险因素的女性患者,不推荐口服市售的新型抗凝药。

图 8.2 CHA2DS2VASc 评分系统汇总,用于非瓣膜性房颤的风险评估。

分比。

CHA2DS2VASc 评分系统在低风险患者中预测低事件发生率方面更加敏感,但鉴于其在受试者工作特征曲线(receiver-operating characteristic curve,ROC)下的阳性预测值曲线面积约为 0.6,因此该评分系统仅为中度有效[33]。

为了帮助计算卒中风险,还需检测生物标记物水平并测量左心耳形态。生物标记物包括:NT-pro-BNP,von Willebrand 因子水平、D-二聚体和肌钙蛋白等。目前生物标记物的检测有一定价值,但尚未归纳到临床指南中。左心耳形态与血栓-栓塞的风险有一定程度的相关性,因此左心耳小梁的增加、左心耳口部弯折带数目的增加和左心耳口部的狭窄均可增加血栓形成的风险。左心耳形态可以通过食管超声(TEE)或 CT 进一步明确,但并不建议广泛应用于口服抗凝药的临床决策中。

维生素 K 拮抗剂

华法林通过抑制维生素 K 和维生素 K 环氧化物的互相转化途径发挥作用,进而减少维生素 K 依赖的凝血因子 Ⅱ、Ⅶ、Ⅸ 和 Ⅹ 激活。与安慰剂相比,调整剂量的华法林维持 INR 在 2.0~2.9,可以明显减少缺血性或出血性卒中的发生率,每年可下降 2.7%[34]。卒中风险增加的患者中,应用华法林效果优于阿司匹林。

有一些因素限制华法林的应用。具有血栓栓塞风险的患者中,<75% 的患者华法林治疗时间窗满足标准;同时华法林同其他药物或食物之间的相互作用限制了其应用;经常性的剂量调整也很麻烦。尽管如此,华法林在瓣膜性心脏病和房颤患者中的治疗地位仍不能忽视。瓣膜性房颤患者中,非维生素 K 拮抗剂是禁忌的,而且在肾功能不全的患者中应用要非常小心。联合华法林和抗血小板药物有更多的临床经验,而且有能力监控药物治疗的效果,为患者提供合理化建议,增强患者的依从性。华法林相对便宜,尽管起效慢,但可以被维生素 K 中和。

非维生素 K 拮抗剂抗凝治疗(OAC)

新型口服抗凝药直接抑制凝血酶,或间接通过阻断 Xa 因子激活抑制凝血酶原转变为凝血酶。较华法林有一些优点:起效快、失效快,可合理预测药代动力学(不需要持续监控抗凝效果),较少的药物间相互作用。但对基础肾小球滤过率(eGFR)低于正常范围的患者,应用新型抗凝药监测肾功能非常重要。

直接凝血酶抑制剂

直接凝血酶抑制剂可以和可溶性的凝血酶或连接纤维素的凝血酶相结合。RELY 研究中,受试者最常用的是前体药达比加群,商品名为依托西拉特(etexilate),同华法林进行对比研究。在这个前瞻性随机试验中,给予非瓣膜性房颤患者 150mg 或 110mg 每日两次口服,同华法林达标剂量(INR 2.0~3.0)对比,观察在预防卒中和系统性栓塞中的治疗效果[35]。

达比加群 150mg 口服,同华法林相比,在主要出血安全终点中无显著性差异。达比加群 110mg 口服,效果不劣于华法林且出血风险更低。两种剂量的达比加群应用,颅内出血和出血性卒中的发生率均较低。

基于上述研究结果,美国食品药品监督管理局(Food and Drug Administration,FDA)推荐达比加群(依托西拉特)150mg 每天两次服用,肾功能不全的患者 75mg 每天两次服用。欧洲药品协会(European Medicines Association,EMA)建议,在非瓣膜性房颤患者中应用达比加群 110mg 或 150mg 每天两次口服均可。

Xa 因子抑制剂

临床中主要应用的 Xa 因子抑制剂为利伐沙班和阿哌沙班。

利伐沙班血浆半衰期为 7~11 小时,药物剂量释放平稳,因此每天只需口服一次。Rocket AF 试验中,对中至重度卒中风险的非瓣膜性房颤患者,分别应用利伐沙班和华法林进行比较,观察在卒中或系统性栓塞预防中的效果[36]。该双盲试验包括 14 264 名患者,比较利伐沙班 20mg 每天一次口服(预估肌酐清除率为 30~49mL/min 的给予 15mg 每天一次口服)与华法林的治疗效果。研究发现,利伐沙班在主要卒中和系统性栓塞终点方面不劣于华法林,且出血性卒中和颅内出血风险显著降低。利伐沙班最显著的优势在于每天只需服用一次。此外,ROCKET AF 试验中的老年受试者(平均年龄 73 岁),至少存在两个危险因素(充血性心衰、高血压、卒中或短暂性脑缺血发作),更高的 CHADS2 分数(平均值 3.5)和标准化 INR 治疗更低的中位数值,同其他临床试验相比,更符合临床真实情况。

约 1/3 激活的利伐沙班经过肾脏代谢,推荐用于中至重度肾功能不全的患者时,每天口服剂量由 20mg 减为 15mg 更合适,同时定期监测肾功能变化。Rocket AF 试验中的一项子试验表明,肌酐清除率为 30~49mL/min 的患者应用较低剂量的利伐沙班是安全和有效的。FDA 和 EMA 推荐利伐沙班用于非瓣膜性房颤的卒中预防。

同华法林相比,阿哌沙班能使卒中(主要是出血性卒中)、系统性栓塞、主要出血和死亡的风险降低[37]。此外,还有研究发现不适合维生素 K 拮抗剂治疗的患者中,阿哌沙班较阿司匹林能够降低卒中或系统性栓塞的风险,而并不增加大出血风险[38]。FDA 和 EMA 已经推荐阿哌沙班用于非瓣膜性房颤患者的临床治疗中。常规剂量为 5mg 一天两次服用,但如果满足下列三项标准中的两项,则推荐减为 2.5mg 一天两次服用:①年龄 ≥80 岁;②体重 ≤60kg;③血浆肌酐水平 ≥133mmol/L。新型口服抗凝药的主要临床试验具体数据总结于表 8.1 中。

HAS-BLED 评分系统

该评分系统用于预测大出血(如颅内出血、住院、输血或血色素下降>2g/L)的一年风险。HAS-BLED 评分系统主要包括以下方面:高血压 (不能控制的收缩期血压>160mmHg)、肾功能异常(血浆肌酐>200mmol/L,需要长期透析或有肾脏移植史)或肝功能异常(转氨酶升高超过正常上限 3 倍以上或有慢性肝炎病史)、卒中、出血、未达标的

表 8.1　新型口服抗凝药的随机临床对照试验汇总

参数	Rely 试验	Rocket-AF 试验	Averroes 试验
药物剂量	达比加群酯 150mg 或 110mg 一日两次口服 对比华法林（国际标准化比值 2.0~3.0）	利伐沙班每天 20mg 口服（肌酐清除率 30~39mL/min 的患者每日 15mg 口服）对比华法林（国际标准化比值 2.0~3.0）	阿哌沙班 5mg，一日两次，口服，对比 阿司匹林 81~315mg，每日一次口服
研究设计	随机,开放标签	随机双盲,双模拟	随机双盲
纳入标准	房颤 6 个月+1 个危险因素	房颤 6 个月+2 个危险因素	房颤 6 个月+1 个危险因素
患者数量	18 113	14 000	5600
平均年龄	71.5 岁	73 岁	70 岁
既往有卒中病史,或短暂性脑缺血发作病史	20%	55%	13.5%
平均 CHADS2 评分	2.1	3.5	2.1
卒中和系统性栓塞（百分比/年）	1.71%华法林 1.54%达比加群 110mg(P=0.34) 1.11%达比加群 150mg(P<0.001)	2.42%华法林 2.12%利伐沙班 (P=0.117)	3.9%阿司匹林 1.7%阿哌沙班 (p<0.001)
大出血	3.57%华法林 2.87%达比加群 110mg(P=0.001) 3.32%达比加群 150mg(P=0.001)	3.45%华法林 3.6%利伐沙班 (P=0.576)	1.2%阿司匹林 1.4%阿哌沙班 (P=0.33)
颅内出血概率（百分比/年）	0.74%华法林 0.23%达比加群 110mg(P<0.001) 0.3%达比加群 150mg(P<0.001)	0.74%华法林 0.49%利伐沙班 (P=0.019)	0.3%阿司匹林 0.4%阿哌沙班 (P=0.83)

INR 值（治疗达标窗<60%总时间）、老年、药物或酒精（非甾体类消炎药或抗血小板药）。

该系统最大评分为 9 分，分数≥3 提示高出血风险，需要临床医生提高警惕并进行常规随访。该系统不能单独被用于决定是否口服抗凝药，需要和其他评分系统共同评估，但可应用于高危出血风险的重点患者中，并可用以矫正任何可控的风险因素。

房颤消融治疗

导管消融治疗房颤的理念目前已深入人心，相关的主要机制为：心肌组织延伸至肺静脉形成肌袖，起源于肌袖的异位灶能触发房颤[39]。射频消融治疗隔离这些肺静脉触发灶，能够减少房颤的发生。消融这些肺静脉内触发灶可能会导致肺静脉狭窄，目前多应用宽肺静脉窦周环状消融的方法（wide antral circumferential ablation，WACA）。与传统的肺静脉节段性消融策略相比，宽肺静脉窦周环状消融能够降低再发心律失常的概率[40]，这可能与隔离左房–肺静脉交界区的微折返相关。此外，WACA 消融能更有效地去除左房后壁其他非肺静脉的触发灶，稳定左房基质，而且对自主神经去神经化有更好的效果。

肺静脉隔离是目前导管消融治疗阵发性房颤的主流方法。在永久性房颤消融中，在肺静脉隔离的基础上再考虑其他消融策略。一些中心在第一次消融永久性房颤时仅隔离肺静脉，如果消融术中房颤未终止，给予电转复。如果房颤复发，则考虑其他消融策略，如线性消融、碎裂电位（CFAF）消融或转子消融。另一些中心在第一次消融永久性房颤时，采用联合消融策略，但这种联合消融策略会增加房性心动过速发生的概率。

房颤消融的风险

房颤消融主要并发症的风险概率约为 2.9%[41]，最常见的是血管并发症（约占 1%），大部分是腹股沟血肿，有时会出现股动脉假性动脉瘤形成。其他主要并发症包括：卒中和短暂性脑缺血发作（0.6%）、心包压塞（1%）和临床证实的肺静脉狭窄（0.5%）。膈神经麻痹发生率约0.4%。食道损伤常见，但心房–食管瘘罕见，发生率仅为 0.1%。总体死亡率为 0.06%。

如何完成肺静脉隔离

术前准备

通常于全身麻醉下完成肺静脉隔离，同时静脉应用镇静止痛药物。全身麻醉相对于其他麻醉方法有一些优点，如全身麻醉可使患者不适感和移动减少，缩短消融时间。但有时，一些术者在术中为避免患者消融时反应过大而应用镇静药物。

术前应用食管超声（TEE）有助于判断房颤（特别是持续性房颤尚未进行抗凝治疗）患者左心耳是否存在血栓。大部分接受华法林抗凝治疗的患者，围术期应继续应用华法林抗凝，但需要监测 INR 值不能超过 3.5 以上，如果 INR 值>3.5，出血风险将增加 6 倍[42]。

如果房颤患者已经接受非维生素 K 拮抗剂类抗凝药治疗，需要判断是否停用抗凝治疗。

有研究结果表明,同持续应用华法林相比,持续应用达比加群会增加出血和血栓-栓塞并发症的风险[43]。达比加群与肝素相互作用,可使肝素效应增加2倍,而利伐沙班和阿哌沙班并未发现同等程度的药物相互作用[44]。在临床实践中,通常在房颤消融术前停止达比加群治疗。何时停用达比加群治疗取决于患者的肾功能,如果肾功能正常,推荐于手术当天的清晨或手术前一天晚上开始停止达比加群治疗,但不能超过术前24小时[45]。如果肾功能不全,需要更早停用达比加群治疗。

如果患者肾脏肌酐清除率正常,最佳选择是手术当天清晨停用达比加群治疗,或手术前一天晚上停用,但通常不能超过术前24小时。术中ACT目标值应>350s。鞘管拔除3~4小时后推荐继续应用达比加群抗凝治疗[45]。术后应用达比加群抗凝治疗的剂量,应根据患者肾功能水平和潜在的出血风险进行综合评估。

近期研究表明,房颤消融的患者给予持续利伐沙班治疗,在预防血栓-栓塞和出血并发症方面与华法林效果相当[46]。如果术前决定停用利伐沙班治疗,推荐手术当天清晨开始停用。临床实践中,常规于手术当天清晨或手术前一天晚上停用利伐沙班治疗,但目前相关的临床试验数据有限。

笔者所在中心的经验是,常规于消融术前24小时最后一次服用新型抗凝药,且完成术前食道超声检查。术中持续应用肝素抗凝,术后即刻拔除鞘管,3小时后再次给予新型抗凝药,拔除鞘管后至口服新型抗凝药前,无需用肝素进行替代。

如果给予患者全身麻醉,可将食道超声探头置于左侧,有助于指导房间隔穿刺并监控心包渗出。

通常经股静脉途径置入2个8F鞘管和一个6F鞘管。十极导管置入冠状窦,指导间隔穿刺且辅助消融标测,尤其是在术中出现房性心动过速时。

两个穿间隔鞘管沿0.032导丝送入上腔静脉,并用肝素盐水冲洗。尚未华法林治疗或INR值<2.0的患者,可给予肝素100IU/kg使ACT>300s[47]。如果患者已经接受华法林治疗且INR值达标,则给予肝素75IU/kg使ACT>300s。每间隔20min需重新检测ACT值,通过肝素静推或静脉输注使ACT值达到手术标准。

穿间隔途径

选择卵圆窝靠后的位置穿刺可方便消融导管抵达所有肺静脉附近区域。间隔穿刺通常于X线影像下完成,但有时需要超声辅助,特别是在卵圆窝很难穿刺通过或卵圆窝存在瘤样扩张时。

准备好穿刺鞘和穿刺针。应用BRK1穿刺针可抵达良好的穿刺点,且有助于心房扩大的病例穿刺成功。如果卵圆窝隆起而不能穿刺通过,需使穿刺针头端轻度减少弯曲,或考虑更换BRK或Baylis穿刺针。需要在不同体位下进行间隔穿刺,如PA位、左侧位、RAO位和LAO位。通常仅进行肺静脉隔离,普通标准鞘管即可,但可弯曲鞘管的贴靠更好,有时困难情况下容易操控可弯曲鞘管向上进入右上肺静脉区域消融。此外,可弯曲鞘管有助于完成二尖瓣峡部到左下肺静脉的线性消融。如果准备将非标准鞘管更换为可弯曲鞘管,将0.032导丝延伸进入左上肺静脉即刻,而不用更换导丝。

无论选择哪种鞘管,必须要通过鞘管侧壁进行肝素冲洗,确保整个鞘管系统为封闭环路,无气泡进入。

左房的解剖学重建

通常选择多极环状导管进行左房解剖学重建。三维系统下重建的左房需同术前的CT 图像相融合。术前 CT 有助于明确变异肺静脉及共干的存在。如果时间充裕,可完成左房的 MRI 成像。CT 或 MRI 成像均可同电解剖图像相融合。Carto-Merge(Biosense Webster)系统在选择的解剖学结构如肺静脉口部进行采点,然后旋转图像观察比较不同的解剖壳下的结构,如果存在差异,则需要电解剖标测进行再次采点。

NavX Fusion 系统(St Jude Medical)同样可以将电解剖图和 CT 图像进行整合。获取解剖壳后,该系统通过场域定标算法(field scaling algorithm)测量心房几何空间内所有位点的电极间距,调整心房几何空间的非线性分布。CT 图和电解剖图上采集四个基准点进行再次融合,减少两种图像之间的误匹配[48]。

这些三维标测系统有助于确定左房结构,但左房直径随心律状态变化较大,而且取决于血管内容量的大小。总体而言,没有令人信服的研究数据表明,图像融合能够增加消融成功率或减少并发症,但可减少 X 线暴露时间。

消融技巧

左房电解剖重建后,将环状标测导管置于肺静脉窦口,在此记录肺静脉的近场电位和左房的远场电位。如果应用压力触控导管进行消融,可将其置于左房中间,与左房任何结构无接触,设定导管接触压力为零。

然后将导管置于肺静脉窦口心房侧。很难从 X 线影像,甚至电解剖图上精细定位肺静脉窦口,肺静脉窦口的解剖通常是左房组织延伸至肺静脉内或肺静脉组织延伸至左房内。如果确实无法确定分界,肺静脉起搏夺获时,可将消融导管置于窦口的静脉侧,肺静脉起搏不能夺获的位点考虑为窦口所在的位置。

通常用 3.5~4.0mm 灌注消融导管进行点对点消融。在肺静脉靠前消融时,设定消融功率为 30~35W,在肺静脉靠后消融时,设定消融功率为 25~30W,这样可以减少消融能量对食管和迷走神经分支的损伤。同时设定目标温度为 40℃,灌注速率为 17mL/min。压力触控导管目标压力值最小为 10g,消融每 30~60s 移动导管至下一个消融点。

肺静脉的某些区域导管很难到位,具有很强的挑战性,需要精细操作导管才能完成消融。左肺静脉和左心耳之间的 Coumadin 嵴是左心房侧壁上的结节样凸起结构,可参见图 8.3。Coumadin 嵴在 LSPV 边界处最窄,测量为 2.2~6.3mm,在左下肺静脉边界处最宽,测量为 6.2~12.3mm[49]。Coumadin 嵴的前上部最厚。

为了在 Coumadin 嵴部消融,需要将消融导管从左上肺静脉后撤并逆钟向旋转,朝前向左心耳方向移动,这能使消融导管与该区域贴靠最佳。过度的逆钟向扭力旋转会使导管进入左心耳,此时通常需要将导管顺钟向旋转抵消过度的逆钟向扭力。在 Coumadin 嵴部消融会使自主神经明显去神经化,因此会导致窦性心律减慢。

消融左上肺静脉或左下肺静脉需要将导管弯曲或延伸。通常在左上肺静脉靠上的顶部开始消融,会导致局部肺静脉电位和左心耳远场电位分开。

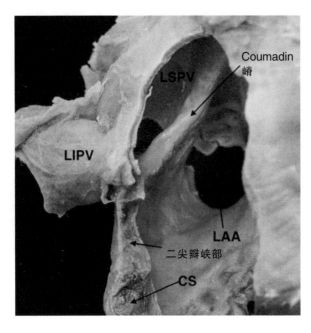

图 8.3　如图示,Coumadin 嵴位于左上肺静脉 (LSPV)、左下肺静脉 (LIPV) 和左心耳 (LAA)之间。LIPV 和二尖瓣环(MA)之间为二尖瓣。图中还显示冠状窦(CS)。(见彩图)

消融右上肺静脉或右下肺静脉需要将导管旋转并弯曲或延伸。有时,可弯曲鞘管有助于消融导管更好地抵达右侧肺静脉消融区域,普通鞘管搭配双向消融导管也可顺利抵达右侧肺静脉消融区域。当消融右侧肺静脉靠下的区域时,该区域心房面积很小,需要将导管弯曲成锐角到位,这样能有效减少消融导管从间隔穿刺孔脱位的风险。

宽肺静脉窦周环状消融(WACA)完成后,仍需将消融导管置于肺静脉间的隆起部进行再次消融,此处为心内膜和心外膜的连接处,容易形成连续传导。此外,同侧肺静脉间的连接处容易形成传导的峡部区,完成环肺静脉隔离后需要考虑再次消融这些峡部区,这也是节段性消融效果较差的原因之一[50]。

肺静脉电位和远场电信号

肺静脉窦口的腔内图显示,初始为非环状激动顺序的低幅度心房信号,紧随其后的是等电位线,再接着可见尖锐的肺静脉电位[51]。由于存在左房及其周围组织结构的重叠,以及标测导管的指向不同,远场电位和肺静脉电位间的间期存在变异。如图 8.4 所示,房颤消融的腔内图上可见第一个电位为远场电位,紧随其后的是等电位线,再接着可见肺静脉电位,为尖锐高频电信号。

左心耳相对于左上肺静脉靠前,因此尖锐的肺静脉电位经常和左心耳电信号融合在一起。冠状窦起搏可帮助区分左心耳电信号和肺静脉电位,如图 8.4 所示。此外,还可直接起搏左心耳区分肺静脉电位和左心耳电信号。从冠状窦远端或左心耳起搏,均可增加左上肺静脉和左下肺静脉腔内图的等电位线间期,便于更好地区分近场电位和远场电位。起搏冠状窦远端相对简单可行,但因冠状窦与左房之间的连接变异较大,有时近场电位和远场电位也不易区分。而且左下肺静脉腔内图还可记录到左室的远场电位。

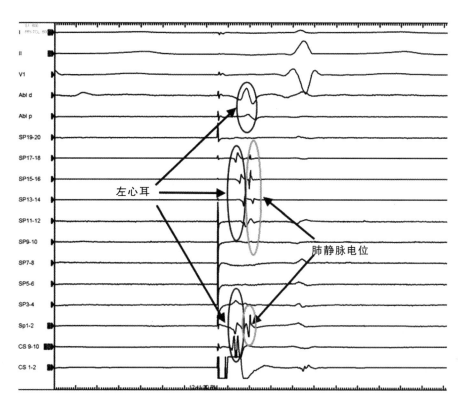

图 8.4　一个环状电极导管(SP 1-20)置于左上肺静脉。冠状窦远端(CS 1-2)起搏下,可见第一个切迹为左心耳远场电位(上方和左侧圈内电位),紧随其后的是等电位线,再接着可见尖锐的肺静脉电位(右侧圈内电位)。

　　消融时,如果房颤持续存在,则有时很难区分左心耳远场电位和局部肺静脉电位。一例房颤时隔离左上肺静脉病例可见图 8.5。在这个病例消融时,环状电极导管置于附近左上肺静脉与左心耳之间。消融时,可在电极 13~14 上记录到心房最早激动。消融后,在电极 9~10、11~2 和 19~20 上记录到左心耳远场电位,这些电极的位置靠前。另一例右上肺静脉隔离的病例见图 8.6,消融时可见局部肺静脉电位逐渐减慢出现,直至消失,仅可记录到心房激动的远场电位。

　　图 8.7 解剖图显示,上腔静脉较右上肺静脉靠前。为了区分上腔静脉电位和右上肺静脉电位,需要将标测到的电信号与体表心电图 P 波进行比较。上腔静脉与窦房结毗邻,如果电信号非常早,则表明该电信号来源于上腔静脉。如果腔内图电信号较体表心电图 P 波提前 30ms 以内,则考虑该电信号来源于上腔静脉。通常在右下肺静脉很难记录到明显的远场电位。消融时,环状电极上的肺静脉电位逐渐减慢出现,加强消融后肺静脉电位消失,仅可见远场心房电信号。

验证肺静脉隔离

　　肺静脉隔离可通过双向传导阻滞加以验证,还可通过静脉给予腺苷或沿肺静脉消融线附近起搏观察是否存在双向传导阻滞加以验证。值得注意的时,高达 40% 的病例发生

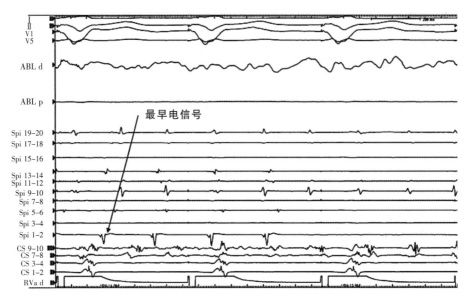

图 8.5 左上肺静脉隔离。环状电极导管置于左上肺静脉。环状电极 Spi 1-2 记录最早的近场激动,Spi 13-14 记录第二早的近场激动。这些环状电极相互之间总有重叠,位于嵴部附近左上肺静脉与左心耳的低位交界处(靠近消融导管所在的位置)。消融该区域使左上肺静脉被隔离,环状电极上仅记录到左心耳远场电位(CS 9-10,冠状窦近端;CS 1-2,冠状窦远端)。消融过程中,出现心动过缓立即给予右室心尖部心室起搏。

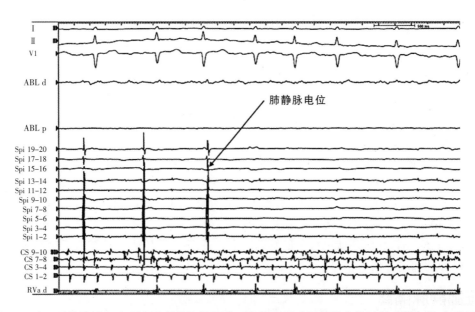

图 8.6 右上肺静脉隔离时,局部肺静脉电位消失。消融时,这些肺静脉电位逐渐减慢出现,加强消融后仅可见远场心房电信号。环状(Spi)电极导管位于右上肺静脉(CS 9-10,冠状窦近端;CS 1-2,冠状窦远端)。

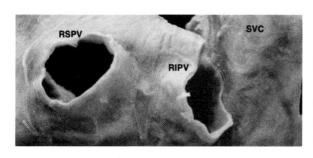

图 8.7　解剖标本后位显示右上肺静脉（RSPV）和右下肺静脉（RIPV）。上腔静脉（SVC）靠前，且邻近 RSPV 和 RIPV。标测这些静脉时，可能记录到起源于上腔静脉的远场电信号。（见彩图）

入口阻滞但出口未阻滞[52]。

　　可以在窦性心律时或窦性心律下心房起搏的方式观察入口阻滞。环状电极置于肺静脉窦口处，但仅环状电极远端位于消融线上。最重要的原则是，需要在环状电极上区分肺静脉电位和来自左房或右房的远场电信号。腔内图上肺静脉电位尖锐，且较远场心房电信号更高频，但两者可能会重叠在一起。在心房远场电信号所在的区域或附近起搏，会使这些心房电信号更早出现。对于来自左心耳的电位，可以选择在左心耳或冠状窦远端进行起搏（如果导管位置合适）。一例心房到左上肺静脉 2:1 传导的病例可参见图 8.8，可以记录到每两个心房电位跟随着一个肺静脉电位，这代表在电极 SP3-4 所在的位置存在慢传导区域，位于左上肺静脉后侧。在此区域进行消融可隔离左上肺静脉。

　　为了验证出口阻滞，需要将消融导管和环状电极导管置于同一个肺静脉内。单独消融导管起搏或单独环状电极导管起搏，很容易在另一个导管电极上发现肺静脉电位（消融导管电极间距或环状导管电极间距很近，不存在重叠的起搏信号伪差）。可以采用递减起搏刺激，直到仅有肺静脉夺获。这样可以避免夺获邻近组织，因为邻近组织可能会模拟

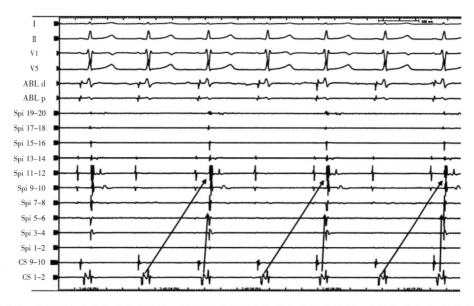

图 8.8　左房到左上肺静脉 2:1 传导。可记录到每两个心房电位后跟随着一个肺静脉电位，这表明在左下肺静脉后侧区域仍存在持续传导（SP 3-4），需要再次进行消融隔离左下肺静脉。

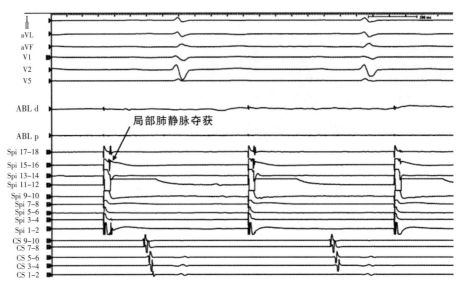

图 8.9 环状电极(SP 1-18)位于右上肺静脉内,在环状电极 15-16 处起搏,可见局部夺获和随后紧跟的尖锐肺静脉电位,没有夺获心房。(CS 9-10,冠状窦近端;CS 1-2,冠状窦远端。

完整传导。肺静脉到左房的传导消失表明消融线已达到传导阻滞。具体病例参见图 8.9。

分离的肺静脉电位是出口阻滞很好的预测指标,但仍有 10%的分离肺静脉电位病例存在传导[53]。右下肺静脉存在分离肺静脉电位的病例请参见图 8.10。高位右房起搏下,环状电极上出现远场心房电位,同时出现间歇性肺静脉电位,但这些肺静脉电位并不能传导至心房。

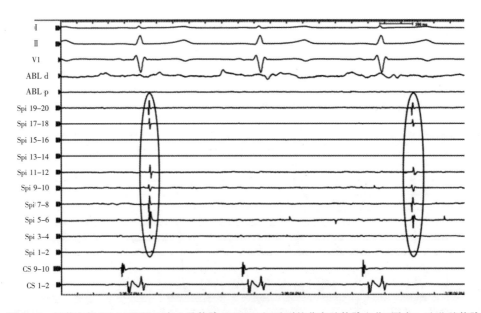

图 8.10 环状电极(Sp 1-20)置于右上肺静脉(RSPV),记录到的分离肺静脉电位(圈内)。这些肺静脉电位不能传导至心房。消融导管置于右上肺静脉(RSPV)。CS 9-10,冠状窦近端;CS 1-2,冠状窦远端。

另一个帮助验证肺静脉完整消融线阻滞的方法是评估起搏下的兴奋性。消融后窦性心律下,导管置于消融线附近,给予输出能量 10mA,脉宽 2ms[54]。如果没有局部夺获,将消融导管沿消融线移动 5mm,然后按上述参数设置重复起搏。如果出现局部夺获,则在该区域进行再次消融,消融后在此位点再按上述参数设置重复起搏观察消融效果。

隔离肺静脉后,由于急性消融损伤会导致心肌细胞超极化,进而导致传导沉默,此时静脉给予腺苷进行评估消融效果。可以在消融后观察期静脉给予腺苷,如果出现传导沉默的证据(即传导恢复),则需进行再次消融,具体病例参见图 8.11。

非肺静脉触发灶的评估

有些房颤病例中存在非肺静脉触发灶,特别是在肺静脉已被隔离需要进行二次消融的病例中。如图 8.12 所示,这些非肺静脉触发灶部位包括上腔静脉、冠状窦、界嵴、卵圆窝、Marshall 韧带和左心耳。

为了标测这些非肺静脉触发灶,需将一个多极导管置于冠状窦,另一个多极导管沿右房后外侧延伸至上腔静脉放置。以递增剂量静脉给予异丙肾上腺素,从 3mg/min 逐渐增加至 20mg/min。如果房颤不能被诱发,可进行心房起搏。局部最早激动消融后,再标测其他触发灶。如果 WACA 向肺静脉外增宽扩大消融范围,则会有很多非肺静脉触发灶在第一次消融时就被形成消融损伤。

冷冻消融

冷冻消融是通过一套系统(Arctic Front Cardiac CryoAblation,Medtronic,Inc)将冷冻

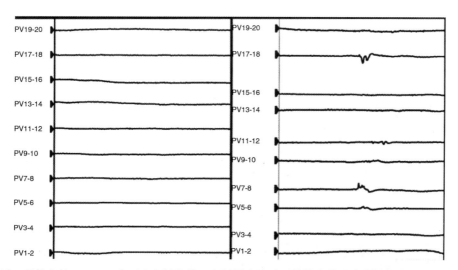

图 8.11　环状电极(PV1-20)位于右上肺静脉。左侧图为消融后静脉未给予腺苷时记录的电图,看起来肺静脉已经被隔离。右侧图为静脉给予腺苷后记录的电图,在 PV 7-8 出现最早激动电位信号,随后是 PV 5-6,PV 17-18,PV 9-10 和 PV 11-12。该区域为右上肺静脉偏前的位置,与肺静脉连接部隆起在同一水平。于此处再次进行消融,然后重复应用腺苷进行验证,显示肺静脉已被隔离。

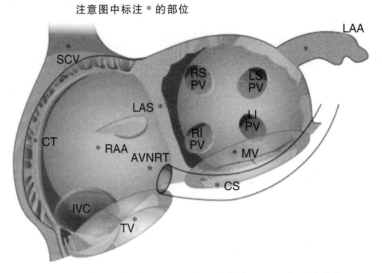

图 8.12 非肺静脉触发灶可能存在的部位。RSPV,右上肺静脉;RIPV,右下肺静脉;LSPV,左上肺静脉;LIPV,左下肺静脉;MV,二尖瓣;CS,冠状窦;LAA,左心耳;LAS,左前间隔;RAA,右心耳;LAS,左前间隔;RAA,右心耳;AVNRT,房室结折返性心动过速;TV,三尖瓣;SVC,上腔静脉;IVC,下腔静脉。(见彩图)

的 N20 注入可膨胀的球囊中完成的消融,如图 8.13 所示。冷冻消融导管置于肺静脉窦口部。将造影剂注入肺静脉内观察冷冻球囊是否和肺静脉窦口贴靠良好,每次冷冻时间通常>4min。环状电极导管用于评估肺静脉隔离,根据需要可进行再次冷冻消融。冷冻消融

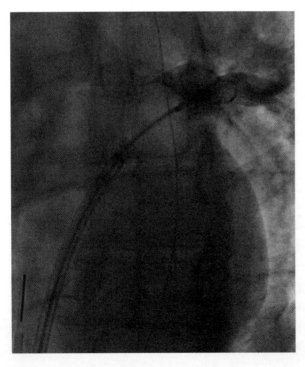

图 8.13 图示用新一代冷冻球囊对肺静脉窦进行消融隔离。影像图可见冷冻球囊置于左上肺静脉(ⒸMedtronic plc 2015)。

通常需要一根 15F 鞘管进行房间隔穿刺。冷冻球囊通过导丝前进,至肺静脉窦口部进行消融。球囊直径通常为 23mm 或 28mm,通过 CT 或腔内超声(ICE)判断肺静脉窦口部大小可选择直径不同的球囊。在无房颤发生方面,冷冻球囊消融效果不劣于点对点热消融,且无持续性并发症发生[55]。目前,第二代冷冻球囊与第一代冷冻球囊相比,增加了一个内置的标测导丝,冷冻能量释放孔数量增多。

房颤的杂交消融

房颤外科消融已从 Cox 迷宫手术进展到最小侵入性心外膜方法消融。外科最小侵入性心外膜消融是在肺静脉窦建立顶部和底部消融线,形成后侧的盒式损伤。在无房颤发生方面,这种消融方法对阵发性房颤相对有效,但对持续性房颤消融效果较差。目前建立了联合心内膜和心外膜的杂交消融方法。从心外膜途径不易到达的区域可以采用心内膜途径进行消融,如三尖瓣关键峡部区域和二尖瓣峡部区域。建立透壁损伤,评估消融线阻滞,阻断所有缝隙传导。杂交消融可以同时完成,但为了更好地在一段时间内评估传导阻滞,也可以考虑外科消融术后数月再进行心内膜消融。杂交消融手术对合并心房增大的持续性房颤患者是一个很好的选择。

持续性房颤的消融

目前持续性房颤的消融策略并不完美。一些用于持续性房颤的消融技术已经取得了进展。窦性心律恢复、能够进行电转复、消融线传导阻滞均表明已经存在线性消融损伤。碎裂电位(CFAE)消融可以用于左房和右房,通过侵入性或非侵入性手段标测的转子可以进行选择性消融。

线性消融损伤

肺静脉隔离后可以进行线性消融。最常见线性消融为连接右上肺静脉和左上肺静脉的左房顶部线。二尖瓣峡部的线性消融很难成功并达到永久阻滞,该部位组织相对较厚,可能需要经冠状窦以较低能量进行心外膜消融。除了在所有房颤患者中进行线性消融外,房颤消融术中出现新发房扑时,或既往有房扑病史,房颤消融时诱发出现房扑时,均需要进行线性消融。如果发现房扑,肺静脉隔离后首先要进行三尖瓣关键峡部的标测。如果激动标测结果阴性,则需要对某些解剖部位进行拖带标测,或进行局部电位标测。最常见的标测部位是二尖瓣环和左房顶部,因为大部分大折返性房扑存在于这些区域。如果心动过速周期不稳定(变异程度>15%),通常提示机制为局灶性房性心动过速。笔者的经验是,局灶性房速和大折返性房扑的心动过速周期变异程度可能均<15%,因此通过心动过速周期变异程度鉴别并不可靠。

顶部依赖性的左房房扑

为了标测顶部依赖性的左房房扑,可将消融导管置于左房顶部偏前的位置,此处较二尖瓣环前侧更靠下。将消融导管沿左房顶部逐渐向后移动,朝向冠状窦进行反复标测,冠状窦通常代表二尖瓣环后侧的走行方向。如果激动方向为逆时针,如左房前壁下侧比上侧激动更早,左房后壁上侧比下侧激动更早,提示可能存在顶部依赖性房扑,反之亦然。在左房顶部前侧和后侧区域进行拖带标测,PPI-TCL<30ms 则更提示存在顶部依赖性房扑。如果已经存在顶部消融线,或以 WACA 方法隔离肺静脉,还需要考虑在该区域进行碎裂电位标测。

　　大折返性房性心动过速围绕肺静脉激动,左房顶部作为折返环的一部分,此时应对连接左上肺静脉和右上肺静脉的左房顶部进行线性消融。为了完成左房顶部线性消融,可将鞘管朝向右上肺静脉,而消融导管则弯曲朝向左上肺静脉(见图 8.13)。功率为 30~35W, 消融导管头端弯曲慢慢释放进行点对点消融,每个消融点消融时间约为 30~60s。上侧位和后前位下观察确保消融线在左房顶部而不是在左房后壁。窦性心律下,起搏左心耳可评估消融线阻滞。起搏时,如果沿消融线出现双电位或心房后壁为头到尾的激动顺序,则证明存在顶部线阻滞(见图 8.14)。

二尖瓣峡部依赖性房扑

　　二尖瓣峡部依赖性房扑是肺静脉隔离后相对常见的房性心动过速。通常二尖瓣峡部消融或肺静脉隔离后,在左下肺静脉靠下的区域存在缓慢传导区,冠状窦激动顺序可表现为由远及近,或由近及远。用消融导管标测二尖瓣环前侧,如果冠状窦激动顺序为由近及远,则二尖瓣环前侧激动顺序为由外侧到间隔侧;如果冠状窦激动顺序为由远及近,则二尖瓣环前侧激动顺序为由间隔侧到外侧,具体病例可参见图 8.15。

　　此时需要完成二尖瓣峡部后侧线的消融,后侧线连接左下肺静脉到二尖瓣环后侧(毗邻冠状窦)。搭配可弯曲鞘管的消融导管置于二尖瓣环外侧的靠心室侧,腔内图显示A:V 比例为 1:1 或 1:2[56]。

　　冠状窦近端电极起搏下,同时顺时针旋转消融导管和鞘管抵达左下肺静脉,消融功

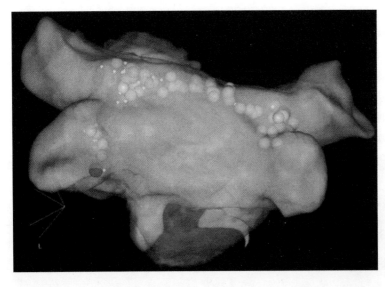

图 8.14　电解剖图显示连接左上肺静脉和右上肺静脉的线性消融。消融线使大折返性房扑终止。更进一步的起搏证实消融线阻滞。(见彩图)

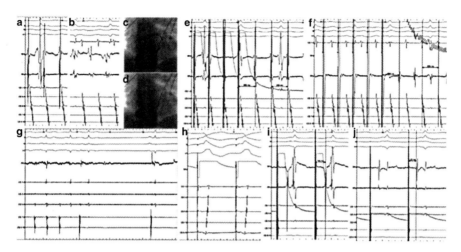

图 8.15　肺静脉隔离后的患者出现二尖瓣峡部依赖性的房扑。(a)冠状窦激动顺序由远及近。标测导管位于前外侧。(b)显示标测导管沿左房前壁移至间隔,激动顺序明显由间隔侧到外侧,提示二尖瓣附近房扑。(c,d)为前后位下,心电图(a,b)标测导管所在位置的各自影像。(e)冠状窦远端和(f)二尖瓣间隔侧进行拖带标测,两种情况下的回波周期均在 20ms 以内。(g)完成二尖瓣环外侧至左下肺静脉的消融线,心动过速终止。(h)消融线附近起搏验证消融线完整性,冠状窦激动顺序为由近及远,(i)靠近消融线起搏较 (j) 远离消融线起搏传导更延迟, 则证明存在双向阻滞。(图片来源:Weerasooriya et al. [62],Wiley Brothers)

率为 30W,每个位点消融 90~120s。局部电图出现电位分开时,可将导管移至下一个位点进行消融。二尖瓣峡部沿其纵向走行厚度变异较大,瓣环侧较薄,而内侧较厚。

　　冠状窦起搏下,测量左心耳激动顺序可验证二尖瓣峡部后侧线是否阻滞。正常情况下,冠状窦最远端电极起搏冠状窦次远端电极起搏到左心耳的传导时间更短。但在二尖瓣峡部后侧线阻滞时,更远位置的激动刺激要花费更长的时间才可传导至左心耳。冠状窦电极起搏下,沿完整消融线出现双电位也是一个有用的消融终点指标。

　　如果未达到消融线阻滞,则需要再次进行标测和消融。在一些病例中,需要在冠状窦内以 20W 功率消融阻断心外膜激动传导。另一个可选择的方法是,完成二尖瓣峡部前侧线消融阻滞,二尖瓣峡部前侧线连接二尖瓣环前侧至左上肺静脉。

碎裂电位(CFAE)标测与消融

　　碎裂电位定义为房颤时,腔内图显示局部电位碎裂,至少包含两个成分,周期<120ms,持续至少 10s[57]。常于房颤发作时,在左心房邻近肺静脉窦区域记录到碎裂电位,因此在肺静脉隔离时应对碎裂电位进行消融并进行电学隔离。

　　持续性房颤中,碎裂电位可能位于左房或右房的任何部位,多见于间隔、左房下后壁和左心耳。

　　碎裂电位有多种解释,如转子的锚定点、传导减慢区域或自律性增强。长期结果表明,碎裂电位消融效果并不佳,持续性房颤的消融治疗中,碎裂电位消融可能并不是一个非常有效的策略。

转子标测

转子定义为一个非兴奋性的核,命名为相位奇点,激动后可导致混乱传导并以极高的速率向周围组织发散传播[58]。相位奇点周围散布着不同动作电位时程的心肌组织,这些心肌组织可支持转子的播散传导,因此该区域可以作为消融靶点。转子区域可位于心内膜、中层心肌或贯穿整个心肌层。理论上认为肺静脉触发房颤后,非肺静脉来源的转子维持房颤的发生。

转子在某些方面与折返环不同。转子核激活后,引发围绕转子核的螺旋式播散传导。转子核是功能性的,并没有发现与之相关的组织学障碍基础。转子不是静止不动的,而是会在相当大的范围内移动[59]。螺旋波之间相互碰撞会改变整体的激动类型。此外,没有发现转子与碎裂电位之间存在紧密联系[59]。

转子的一些特点使对转子标测非常困难。转子激动非常复杂,标测过程中随时会发生变化,而且会在不同的心内膜、心肌层、心外膜之间游走。目前有两套系统用于转子标测。一个系统是侵入性标测,通过篮网多电极导管进行标测,称为局部冲动和转子调节系统(focal impulse and rotor modulation system,FIRM);另一个系统为非侵入性标测,通过多电极背心与心脏 CT 成像进行叠加标测转子。

房颤的局灶冲动和转子改良

篮网多电极导管系统共 64 个电极,平均分布于 8 个条索状分支上,可置于右房、左房或双房内,见图 8.16。房颤时,记录单极电图并导出分析。如果为窦性心律,则通过心房快速起搏的方法诱发房颤,持续房颤发作 10min 后开始记录并分析。电极接触良好非常重要。应选择合适大小的篮网状多电极导管,特别是在心房增大的病例中。X 线影像下使导管位于最佳位置,通过三维标测系统记录左房关键部位的电激动,包括肺静脉、左心耳、间隔、顶部、前壁和后壁。

利用 Rhythm View™(Topera Inc.)系统对采集的电信号进行处理。该系统基于心房快速起搏和房颤时采集的单相动作电位数据进行恢复分析。在二维图像上显示激动信号,术者可以明确潜在的转子或局灶冲动。每个心房均平展开展示在图像上,例如右房的二维图像上显示三尖瓣环在右房的下方,间隔部在图像的右侧,侧壁在图像的左侧。左房的二维图像中,二尖瓣环在图像的底部并被分割开。将转子核相关的兴趣电极从电解剖系统中分离出作为参考,然后完成消融。

几乎所有的房颤患者中,均可通过该系统记录到局灶冲动和转子。可在右房记录到约 1/3 的局灶冲动或转子[60],可记录到超过一半的转子的区域将完成大范围的环状消融[61]。研究结果表明,与单独肺静脉隔离相比,联合转子消融能够增加房颤消融的成功率。

 a. 篮网多电极导管置于左房(图示)和右房后,对双房腔进行标测。良好的位置能使高顺应性的网状电极导管变形,电极与心房组织贴靠良好,多电极条索状分支与左房顶部和底部相贴靠。如果篮网多电极导管呈球形,则表明尺寸相对较小,与心房组织贴靠不佳。

 b. 通过已经建立的方法进行电图滤波分析,有时能明确一些难以检测到的心房电

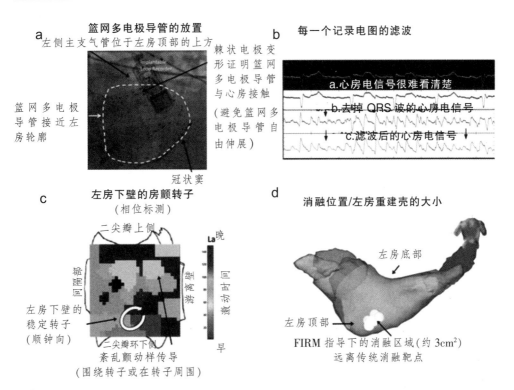

图 8.16　FIRM（局部冲动和转子标测）方法指导下的房颤消融。（图片来源：Dr Sanjiv Narayen）（见彩图）

信号。

c.　房颤时,左房的转子标测:通过空间相位标测滤波后的心房电信号,可以瞬间抓拍到顺钟向旋转的激动图(等时图),在此处早激动和晚激动相遇,周围为不规则颤动样传导。如果房颤时,激动呈动态改变,则进行激动标测很具有挑战性,此时可应用相位标测来完成消融。相位标测时,可通过生动的 FIRM 电影模式做出诊断,并更好地揭示转子运动以及转子与颤动样传导灶之间的动态内在关系。

d.　FIRM 指导下的消融区:对左房下壁进行标测,通常消融区面积≈3cm²。

非侵入性多电极标测

房颤时,给患者穿戴上带有 252 个电极的网状背心(CardioInsight,ⓒ Medtronic plc 2015),记录单极体表电位。穿戴网状电极背心的患者完成非对比性心脏 CT 扫描,以便能够计算出每个电极相对心脏腔的位置,并采集解剖数据。系统自动对体表单极电图进行计算,并显示心脏体表的电数据。通过寻找最负向的 dV/dT 计算激动顺序。右房和左房的三维重建图可以利用颜色不同,生动地显示出除极和复极的不同相位表现,具体见图 8.16,进一步分析局灶冲动或转子。该系统同时对双房进行标测,因此可以有助于鉴别激动转子和被动激活转子。同时,该系统并不依赖于电极贴靠来记录电图。但存在一个问题,即该系统是在消融前完成数据采集和分析的,当消融时,将可能无法确定激动的变化或与消融本身相关的激动表现。

重要知识点

1. 房颤可分为阵发性、持续性、长程持续性和永久性房颤。阵发性房颤定义为，仅有两次或多次房颤发作，每次发作均在 7 天以内自动终止，大部分在 24 小时内自行终止。持续性房颤通常持续时间超过 7 天(或在 7 天内转复的房颤)，需要药物转复或电转复才能终止。长程持续性房颤通常持续时间超过 1 年，或以前诊断为永久性房颤，需要电转复或射频消融才能恢复窦性心律。永久性房颤持续时间超过 7 天，但不能以任何方式终止，因此节律控制策略不成功或不适合。

2. 房颤的主要心脏原因包括高血压、冠心病和瓣膜性心脏病。房颤发作相关的代谢性疾病包括甲状腺功能紊乱、糖尿病以及相关的生活方式危险因素，如肥胖、过度饮酒和阻塞性睡眠呼吸暂停。房颤发作与手术后急性期相关，或在感染、肺栓塞、心包炎或心肌炎的情况下发作。房颤发作和其他室上性心律失常相关，如房室结折返性心动过速、房室折返性心动过速和房扑。

3. 阵发性房颤患者，如果药物治疗无效，或对药物不能耐受，或患者有手术意愿，则考虑行肺静脉隔离术治疗。可以通过点对点或单点消融完成手术。持续性房颤中，可利用肺静脉隔离术隔离电位触发灶。

4. 肺静脉窦口部记录的电图显示，最初的非环状激动顺序的低振幅心房电信号，紧接着为等电位线，再接着为尖锐的肺静脉电位。由于左房与周围组织之间存在组织重叠且标测导管的指向存在细微差异，因此在腔内图上远场电位和肺静脉电位之间的间期延迟存在变异。左上肺静脉可记录到来自左心耳的远场电位，左下肺静脉有时也可记录到来自左心耳的远场电位。左心耳起搏或冠状窦远端电极起搏下，可以区分远场电位和肺静脉电位。右上肺静脉可以记录到来自于上腔静脉的远场电位。如果腔内图显示该电位距离体表心电图 P 波的初始部在 30ms 以内，可以基本明确为上腔静脉远场电位。

5. 正常窦性心律下，或在窦性心律下进行心房起搏，均可观察入口阻滞。环状电极置于肺静脉窦部，仅远端电极靠近消融线。

6. 为了验证出口阻滞，可将消融导管和环状电极导管置于同一个肺静脉内。单独消融导管起搏或单独环状电极导管起搏，均可在另一个导管上轻易明确肺静脉电位，因消融导管和环状电极导管电极间距紧密，而无重叠的起搏伪差存在。

7. 另一个用于评估完整环肺静脉消融线的技巧是对非兴奋组织的起搏观察。在消融后恢复窦性心律时，将导管沿消融线放置，给予 10mA 能量输出，脉宽 2ms。如果局部无夺获，则将导管沿消融线移动 5mm，重复起搏观察。如果局部夺获出现，则对该区域进行再次消融，然后以同样的能量输出进行起搏观察。

8. 有些房颤病例存在非肺静脉触发灶。可能的解剖位置包括：上腔静脉、冠状窦、界嵴、卵圆窝、Marshall 韧带和左心耳。

9. 肺静脉隔离后可能出现房性心律失常,相关的发生部位有:下腔静脉-三尖瓣环的关键峡部、环肺静脉消融线的缝隙、二尖瓣环或左心房顶部。消融导管进行激动标测时,稳定的冠状窦电图有助于判断房性心律失常的发生机制。

10. 更新的消融技巧,如转子标测消融,有助于深入理解房颤的发生机制。

参考文献

1. Chinitz JS, Gerstenfeld EP, Marchlinski FE, et al. Atrial fibrillation is common after ablation of isolated atrial flutter during long-term follow-up. Heart Rhythm. 2007;4:1029–33.

2. Schneider R, Lauschke J, Tischer T, et al. Pulmonary vein triggers play an important role in the initiation of atrial flutter: initial results from the prospective randomized Atrial Fibrillation Ablation in Atrial Flutter (Triple A) trial. Heart Rhythm. 2015;12:865–71.

3. Benjamin EJ, Levy D, Vaziri SM, et al. Independent risk factors for atrial fibrillation in a population-based cohort. The Framingham Heart Study. JAMA. 1994;271:840–4.

4. Dagenais GR, Pogue J, Fox K, Simoons ML, Yusuf S. Angiotensin-converting-enzyme inhibitors in stable vascular disease without left ventricular systolic dysfunction or heart failure, a combined analysis of three trials. Lancet. 2006;368:581–8.

5. Healey JS, Baranchuk A, Crystal E, et al. Prevention of atrial fibrillation with angiotensin converting enzyme inhibitors and angiotensin receptor blockers. A meta-analysis. J Am Coll Cardiol. 2005;45:1832–9.

6. Goette A, Bukowska A, Dobrev D, et al. Acute atrial tachyarrhythmia induces angiotensin II type receptor-mediated oxidative stress and microvascular flow abnormalities in the ventricles. Eur Heart J. 2009;30:1411–20.

7. Dublin S, Glazer NL, Smith NL, et al. Diabetes mellitus, glycemic control, and risk of atrial fibrillation. J Gen Intern Med. 2010;25:853–8.

8. Tesfaye S, Chaturvedi N, Eaton SE, et al. Vascular risk factors and diabetic neuropathy. N Engl J Med. 2005;352:341–50.

9. Dimmer C, Tavernier R, Gjorgov N, et al. Variations of autonomic tone preceding onset of atrial fibrillation after coronary artery bypass grafting. Am J Cardiol. 1998;82:22–5.

10. Di Carli MF, Bianco-Batlles D, Landa ME, et al. Effects of autonomic neuropathy on coronary blood flow in patients with diabetes mellitus. Circulation. 1999;100:813–991.

11. Sacre JW, Franjic B, Jellis CL, et al. Association of cardiac autonomic neuropathy with subclinical myocardial dysfunction in type 2 diabetes. JCMG. 2010;3:1207–15.

12. Pop-Busui R, Kirkwood I, Schmid H, et al. Sympathetic dysfunction in type 1 diabetes: association with impaired myocardial blood flow reserve and diastolic dysfunction. J Am Coll Cardiol. 2004;4:2368–74.

13. Chung MK, Martin DO, Sprecher D, Wazni O, Kanderian A, Carnes CA, et al. C-reactive protein elevation in patients with atrial arrhythmias: inflammatory mechanisms and persistence of atrial fibrillations. Circulation. 2001;104:2886–91.

14. Frustaci A, Chimenti C, Bellocci F, Morgante E, Russo MA, Maseri A. Histological substrate of atrial biopsies in patients with lone atrial fibrillation. Circulation. 1997;96:1180–4.

15. Frost L, Hune LJ, Vestergaard P. Overweight and obesity as risk factors for atrial fibrillation or flutter: the Danish Diet, Cancer, and Health Study. Am J Med. 2005;118:489–95.

16. Zacharias A, Schwann TA, Riordan CJ, Durham SJ, Shah AS, Habib RH. Obesity and risk of new-onset atrial fibrillation after cardiac surgery. Circulation. 2005;112:3247–55.

17. Stritzke J, Markus MR, Duderstadt S, Lieb W, Luchner A, Döring A, Keil U, Hense HW, Schunkert H, MONICA/KORA Investigators. The aging process of the heart: obesity is the main risk factor for left atrial enlargement during aging the MONICA/KORA (monitoring of trends and determinations in cardiovascular disease/cooperative research in the region of Augsburg) study. J Am Coll Cardiol. 2009;54:1982–9.

18. Munger TM, Dong YX, Masaki M, et al. Electrophysiological and hemodynamic characteris-

tics associated with obesity in patients with atrial fibrillation. J Am Coll Cardiol. 2012; 60:851–60.

19. Magnani JW, Lopez FL, Soliman EZ, Maclehose RF, Crow RS, Alonso A. P wave indices, obesity, and the metabolic syndrome: the atherosclerosis risk in communities study. Obesity. 2012;20:666–72.

20. Magnani JW, Johnson VM, Sullivan LM, Gorodeski EZ, Schnabel RB, Lubitz SA, Levy D, Ellinor PT, Benjamin EJ. P wave duration and risk of longitudinal atrial fibrillation in persons >/= 60 years old (from the Framingham Heart Study). Am J Cardiol. 2011;107:917–21.

21. Frey WC, Pilcher J. Obstructive sleep-related breathing disorders in patients evaluated for bariatric surgery. Obes Surg. 2003;13:676–83.

22. Otto ME, Belohlavek M, Romero-Corral A, Gami AS, Gilman G, Svatikova A, Amin RS, Lopez-Jimenez F, Khandheria BK, Somers VK. Comparison of cardiac structural and functional changes in obese otherwise healthy adults with versus without obstructive sleep apnea. Am J Cardiol. 2007;99:1298–302.

23. Colish J, Walker JR, Elmayergi N, Almutairi S, Alharbi F, Lytwyn M, Francis A, Bohonis S, Zeglinski M, Kirkpatrick ID, Sharma S, Jassal DS. Obstructive sleep apnea: effects of continuous positive airway pressure on cardiac remodeling as assessed by cardiac biomarkers, echocardiography, and cardiac MRI. Chest. 2012;141:674–81.

24. Patel D, Mohanty P, Di Biase L, et al. Safety and efficacy of pulmonary vein antral isolation in patients with obstructive sleep apnea: the impact of continuous positive airway pressure. Circ Arrhythm Electrophysiol. 2010;3:445–51.

25. Fein A, Shvilkin A, Shah D, et al. Treatment of obstructive sleep apnea reduces the risk of atrial fibrillation recurrence after catheter ablation. JACC. 2013;62(4):300–5.

26. Abed HS, Wittert GA, Leong DP, et al. Effect of weight reduction and cardiometabolic risk factor management on symptom burden and severity in patients with atrial fibrillation: a randomized clinical trial. JAMA. 2013;310:2050–60.

27. Pathak R, Middeldorp M, Lau D, et al. Aggressive risk factor reduction study for atrial fibrillation and implications for the outcome of ablation. The ARREST-AF Study. JACC. 2014;64(21):2222–31.

28. Liu L, Nattel S. Differing sympathetic and vagal effects on atrial fibrillation in dogs: role of refractoriness heterogeneity. Am J Physiol. 1997;273(2 Pt 2):H805–16.

29. Darbar D, Herron KJ, Ballew JD, Jahangir A, Gersh BJ, Shen WK, Hammill SC, Packer DL, Olson TM. Familial atrial fibrillation is a genetically heterogeneous disorder. J Am Coll Cardiol. 2003;41:2185–92.

30. Fox CS, Parise H, D'Agostino Sr RB, Lloyd-Jones DM, Vasan RS, Wang TJ, Levy D, Wolf PA, Benjamin EJ. Parental atrial fibrillation as a risk factor for atrial fibrillation in offspring. JAMA. 2004;291:2851–5.

31. Chen YH, Xu SJ, Bendahhou S, et al. KCNQ1 gain-of-function mutation in familial atrial fibrillation. Science. 2003;299(5604):251–4.

32. Ellinor PT, Lunetta KL, Glazer NL, et al. Common variants in KCNN3 are associated with lone atrial fibrillation. Nat Genet. 2010;42(3):240–4.

33. Troughton RW, Crozier I. Fine tuning risk stratification for atrial fibrillation. J Am Coll Cardiol. 2013;61(22):2285–7.

34. Hart RG, Pearce LA, Aguilar MI. Meta-analysis: antithrombotic therapy to prevent stroke in patients who have nonvalvular atrial fibrillation. Ann Intern Med. 2007;146:857–67.

35. Connolly SJ, Ezekowitz MD, Yusuf S, et al. Dabigatran versus warfarin in patients with atrial fibrillation. N Engl J Med. 2009;17(361):1139–51.

36. Patel MR, Mahaffey KW, Garg J, et al. Rivaroxaban versus warfarin in nonvalvular atrial fibrillation. N Engl J Med. 2011;365:883–91.

37. Granger CB, Alexander JH, McMurray JJV, et al. Apixaban versus warfarin in patients with atrial fibrillation. N Eng J Med. 2011;365:981–92.

38. Connolly SJ, Eikelboom J, Joyner C, et al. Apixaban in patients with atrial fibrillation. N Engl J Med. 2011;364:806–17.

39. Haissaguerre M, Jais P, Shah DC, Takahashi A, Hocini M, Quiniou G, Garrigue S, Le Mouroux A, Le Metayer P, Clementy J. Spontaneous initiation of atrial fibrillation by ectopic beats originating in the pulmonary veins. N Engl J Med. 1998;339:659–66.

40. Proietti R, Santangeli P, Di Biase L, et al. Comparative effectiveness of wide antral versus ostial pulmonary vein isolation: a systematic review and meta-analysis. Circ Arrhythm Electrophysiol. 2014;7:39–45.

41. Gupta A, Perera T, Ganesan A, et al. Complications of catheter ablation of atrial fibrillation. Circ Arrhythm Electrophysiol. 2013;6:1082–8.
42. Kim JS, Jongnarangsin K, Latchamsetty R, et al. The optimal range of international normalized ratio for radiofrequency catheter ablation of atrial fibrillation during therapeutic anticoagulation with warfarin. Circ Arrhythm Electrophysiol. 2013;6:302–9.
43. Lakkireddy D, Reddy YM, Di Biase L. Feasibility and safety of dabigatran versus warfarin for periprocedural anticoagulation in patients undergoing radiofrequency ablation for atrial fibrillation: results from a multicenter prospective registry. J Am Coll Cardiol. 2012;59:1168–74.
44. Walenga JM, Adiguzel C. Drug and dietary interactions of the new and emerging oral anticoagulants. Int J Clin Pract. 2010;64:956–67.
45. Providência R, Albenque JP, Combes S, et al. Safety and efficacy of dabigatran versus warfarin in patients undergoing catheter ablation of atrial fibrillation: a systematic review and meta-analysis. Heart. 2014;100:324–35.
46. Lakkireddy D, Reddy YM, Di Biase L, et al. Feasibility & safety of uninterrupted rivaroxaban for periprocedural anticoagulation in patients undergoing radiofrequency ablation for atrial fibrillation: results from a multicenter prospective registry. JACC J Am Coll Cardiol. 2014;63:982–8.
47. Calkins H, Kuck KH, Cappato R, et al. 2012 HRS/EHRA/ECAS expert consensus statement on catheter and surgical ablation of atrial fibrillation: recommendations for patient selection, procedural techniques, patient management and follow-up, definitions, endpoints, and research trial design: a report of the heart rhythm society (HRS) task force on catheter and surgical ablation of atrial fibrillation. Heart Rhythm. 2012;9:632–96.
48. Brooks AG, Wilson L, Kuklik P, et al. Image integration using NavX fusion: initial experience and validation. Heart Rhythm. 2008;5:526–35.
49. Ho SY, Cabrera A, Sanchez-Quintana D. Left atrial anatomy revisited. Circ Arrhythm Electrophysiol. 2012;5:220–8.
50. Cabrera A, Ho SY, Climent V, et al. Morphological evidence of muscular connections between contiguous pulmonary venous orifices: relevance of the interpulmonary isthmus for catheter ablation in atrial fibrillation. Heart Rhythm. 2009;6(8):1192–8.
51. Patel N, Kay GN, Sanchez J, Ideker RE, Smith WM. Discrimination of left atrial and pulmonary vein potentials in patients with paroxysmal atrial fibrillation. J Cardiovasc Electrophysiol. 2003;14:698–704.
52. Takahashi A, Iesaka Y, Takahashi Y, et al. Electrical connections between pulmonary veins: implication for ostial ablation of pulmonary veins in patients with paroxysmal atrial fibrillation. Circulation. 2002;105:2998–3003.
53. Electrophysiological evaluation of pulmonary vein isolation. Europace. 2009;11:1423–33.
54. Steven D, Sultan A, Reddy V, et al. Benefit of pulmonary vein isolation guided by loss of pace capture on the ablation line: results from a prospective 2-center randomized trial. J Am Coll Cardiol. 2013;62:44–50.
55. Luik A, Radzewitz A, Kieser M, et al. Cryoballoon versus open irrigated radiofrequency ablation in patients with paroxysmal atrial fibrillation: the prospective, randomised, controlled, non-inferiority freeze AF study. Circulation. 2015;6(132):1311–9.
56. Jais P, Hocini M, Hsu LF, et al. Technique and results of linear ablation at the mitral isthmus. Circulation. 2004;110:2996–3002.
57. Nademanee K, McKenzie J, Kosar E, et al. A new approach for catheter ablation of atrial fibrillation: mapping of the electrophysiologic substrate. J Am Coll Cardiol. 2004;43:2044–53.
58. Pandit SV, Jalife J. Rotors and the dynamics of cardiac fibrillation. Circ Res. 2013;112:849–62.
59. Narayan SM, Shivkumar K, Krummen DE, et al. Panoramic electrophysiological mapping but not electrogram morphology identifies stable sources for human atrial fibrillation: stable atrial fibrillation rotors and focal sources relate poorly to fractionated electrograms. Circ Arrhythm Electrophysiol. 2013;6:58–67.
60. Narayan SM, Krummen DE, Shivkumar K, et al. Treatment of atrial fibrillation by the ablation of localized sources-CONFIRM (Conventional Ablation for Atrial Fibrillation With or Without Focal Impulse and Rotor Modulation) trial. J Am Coll Cardiol. 2012;60:628–36.
61. Narayan SM, Krummen DE, Clopton P, et al. Direct or coincidental elimination of stable rotors or focal sources may explain successful AF ablation: on-treatment analysis of the CONFIRM trial. J Am Coll Cardiol. 2013;60:138–47.
62. Weerasooriya R, Jais P, Wright M, et al. Catheter ablation of atrial tachycardia following atrial fibrillation ablation. J Cardiovasc Electrophysiol. 2009;20:833–8.

第 9 章

室性心动过速

Benedict M. Glover, Pedro Brugada

要点

室性心动过速定义为心律失常发作起源于心室,通常至少 3 次或更多的连续心室搏动,频率>100/min,且独立于房室或心房传导存在。如果在 30s 内自行终止,则定义为非持续性室性心动过速。如果持续时间超过 30s,或经治疗才能转复的心动过速定义为持续性室性心动过速。大部分常见的室性心动过速与结构性心脏病相关,如既往有心肌梗死病史的患者存在瘢痕相关性折返。有时,室性心动过速与结构正常的心脏相关,称为特发性室性心动过速,常见于右室流出道、主动脉无冠窦、冠状静脉或瓣环的附近。

心电图诊断标准

在心动过速发作时记录心电图十分重要,能够帮助判断心律失常是来源于心室,还是室上性,如果判断为室性心动过速,可根据心电图确定室速的出口。如图 9.1 所示,一些心电图诊断标准有助于鉴别诊断。

Brugada 诊断标准是一个非常直接的、分步的诊断方法。对 348 例室性心动过速和 170 例室上性心动过速伴差异性传导进行比较,确定该诊断标准[1]。没有患者接受抗心律失常药物治疗。第一步看所有胸前导联的 QRS 是否呈 RS 型,如果不呈 RS 型,则室性心动过速(VT)诊断成立;如果胸前导联 QRS 波呈 RS 型,则需要看最长的 RS 间期,如果>100ms,则 VT 诊断成立。如果胸前导联不存在最长 RS 间期>100ms,还可以寻找是否存在房室分离。几乎一半的 VT 患者存在 VA 传导,因此 VT 存在房室分离时,不应将 1:1 VA 传导同 SVT 1:1 AV 传导或 2:1 VA 传导相混淆。

如果不存在房室分离,则根据经典的 Wellens 诊断标准观察 V1 导联、V2 导联或 V6 导联[2]。如果在 V1 或 V2 导联 QRS 波呈 QR 型、R 型或 RSr'型且 V6 导联 RS<1,或者 V6 导联 QRS 波呈 QS 型的类 RBBB 形态,或者 V1 导联 QRS 波中的 R 波时程>30ms 伴 S 波有切迹，或 V1、V2 导联 QRS 波起始部至 S 波间距>70ms 伴 V6 导联 Q 波呈 LBBB 形态，则提示为 VT。

另一个有意义的诊断流程中，对肢体 aVR 导联进行分析[3]。如图 9.1 所示，如果 aVR 导联存在初始 R 波，或初始 r 波或 q 波的宽度>40ms，或明显负向的 QRS 波初始下降支存在切迹，且 Vi/Vt≤1，则更提示为 VT。

瘢痕相关的 VT

大折返相关的瘢痕单形室速是导管消融的常规适应证。瘢痕相关的 VT 最常见于冠心病，其他的原因还包括浸润性心肌病和扩张性心肌病。抗心律失常药物治疗效果相对不佳或有明显副作用时，可考虑导管消融治疗。导管消融的潜在并发症值得警惕，包括：

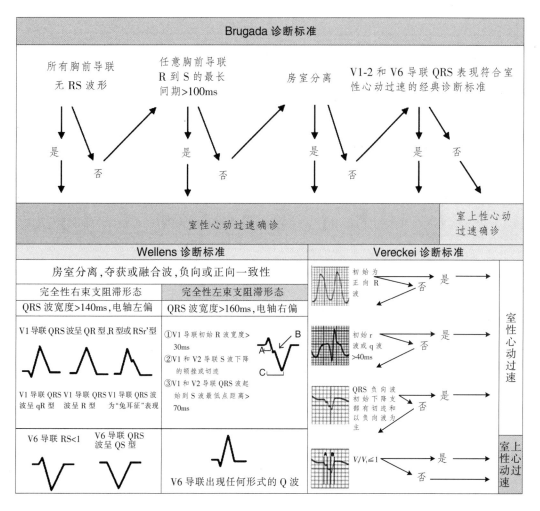

图 9.1 Brugada，Wellens 和 Vereckei 室性心动过速诊断标准。(图片来源：Alzand ang Crijns [15]. Oxford University Press)

血管损伤、血栓栓塞、血流动力学不稳定和功能障碍、传导系统损伤和心包压塞。

机制

大部分瘢痕相关性 VT 为大折返环机制，存在功能性单向传导阻滞或结构性障碍（如瘢痕造成的慢传导区）。同其他折返性心律失常一样，可以用拖带和重整的方法，在折返环的附近以略短于心动过速周期的频率起搏，观察起搏后间期(PPI)和心动过速周长(TCL)的差值，差值越小，则提示为折返机制。通常存在峡部区域，可通过舒张期电活动进行确定。峡部区域为消融的靶点区域。在此部位起搏，可以观察到起搏刺激到 QRS 波起始部的长间期，如果起搏的 QRS 波形与临床有意义的 VT QRS 波形一致，则提示为 VT 的出口位。VT 的出口决定心电图 QRS 波的形态。激动从 VT 出口传出后，围绕着瘢痕组织进行外环折返，也在瘢痕组织内部进行内环折返(图 9.2)。

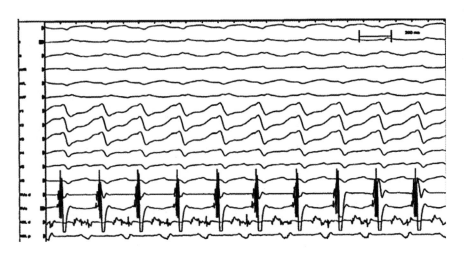

图 9.2 心室舒张期时，对瘢痕相关的折返性 VT 进行标测，消融导管远端电极(ABL d)显示长的碎裂电位信号，更多提示为关键峡部。在关键峡部进行消融可终止心动过速，并使心动过速不能被再次诱发。

瘢痕相关 VT 的标测和消融

消融开始时可以诱发 VT，并在消融后以同样的刺激模式验证消融终点。进行 VT 的激动标测与消融，本身有不良效应，可以造成明显的血流动力学障碍。因此，笔者所在中心的经验是，标测基质，以碎裂电位、低振幅电位或延迟电位为消融靶点。瘢痕一般定义为双极电压<1.5mV，致密瘢痕双极电压<0.5mV。如图 9.3 所示，沿左室间隔、心室前壁和心尖部的瘢痕组织显示为红色，围绕这些瘢痕的异质性组织显示为黄色、绿色和蓝色，高电压区域显示为粉色。

瘢痕附近纤维失偶联，表现在腔内图上为局部异常的心室电活动(local abnormal ventricular activities，LAVA)，将 LAVA 作为消融靶点是很有效的策略[4]。

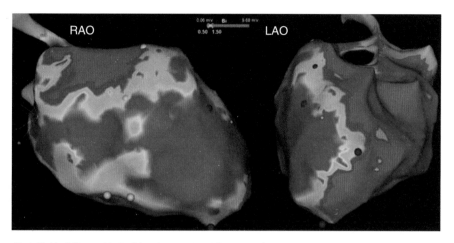

图 9.3　缺血性单形性 VT 的基质标测。左室间隔部、左室前壁和左室心尖部可见瘢痕组织，瘢痕组织周围为异质性组织。左图为 RAO 位，右图为 LAO 位。

窦性心律下，LAVA 的典型特征有以下几点。

1.高频且通常双电位或多电位，电位之间通过低振幅的电位线分开。

2.与心室远场电位分开，有时会紧跟随在心室远场电位后。

3.可能在此位点起搏才能区分 LAVA 和心室远场电位。

寻找 LAVA，可能位于远场电位中，不同能量输出的心室起搏可能会导致不同的 LAVA 形态，意味着起搏基质很复杂（见图 9.4）。

有意义的概念是：心室晚电位很重要，通常需要测量这些晚电位相对于体表心电图 QRS 波的时程，但这不仅取决于局部传导，而且取决于解剖位置，较早的电位更接近间隔部心内膜侧，最晚的电位更接近于后基底部心外膜侧（此部位激动至少晚 30ms）[5]。

因此，合理的策略是通过起搏将局部碎裂电位和心室远场电激动分开。

对关键峡部进行标测起搏同样是一个非常有用的策略。刺激信号到 QRS 波的长间期，且起搏形态良好，提示该部位更接近峡部区域。对于间隔部 VT 的病例，笔者所在的中心在间隔左右侧均进行起搏标测。如图 9.5 所示，心室间隔部、心室前壁、心室下壁和心室心尖部均存在广泛的瘢痕区域。右室间隔部起搏标测时，显示电压正常，起搏形态完全符合临床 VT。在间隔部两侧进行消融，成功阻断折返环，提示 VT 起源点可能位于间隔深部。

如果消融不成功，可于其他部位进行标测，如峡部区域，在此区域 VT 可被诱发，记录心动过速发作时的电信号，或进行试消融放电观察心动过速是否终止。此外，如果心律失常未终止，可进行拖带标测，明确导管头端相对于折返环所在的位置。

消融后，需要进行更进一步的电生理检查，验证心动过速能否再次被诱发。

心外膜途径与消融

瘢痕相关的单形 VT 折返环可能分布于心内膜心肌、中层心肌和心外膜心肌。缺血

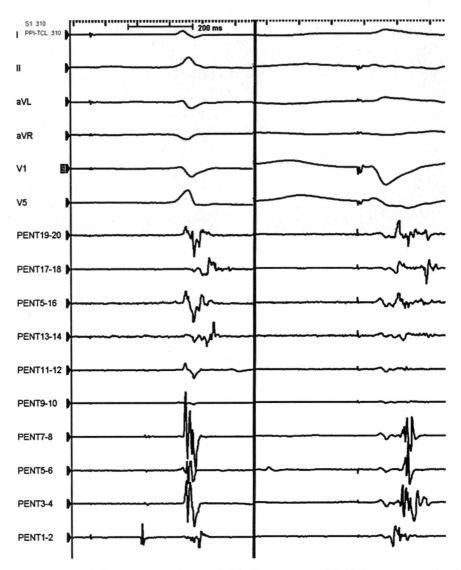

图 9.4 右室心尖部起搏暴露的 LAVA 电位(见图右半部分)。Pentarray 电极导管(PENT 1-20)置于左室下壁。图左半部分显示,一个心房早搏后引起的第一次心搏,在 PENT 13-20 记录到碎裂电位。图右半部分显示,导管在右室心尖部起搏,在 PENT 15-20 和 PENT 3-4 记录到更高频的棘状电位,此处为消融靶点。

性 VT 中常见,但也见于其他类型 VT 中。某些病例需要通过心外膜途经才能成功标测到折返环的关键靶点。通过三维成像,可有助于明确瘢痕组织的分布,根据潜在基质的性质确定是否经心外膜途径进行消融,或在心内膜面消融不成功时,或心电图发现某些心外膜特点时,均可通过心外膜途经进行消融。

心外膜 VT 的相关心电图特征

如果 VT 起源于心外膜或心外膜参与 VT 的折返环,通常于体表心电图上发现更宽

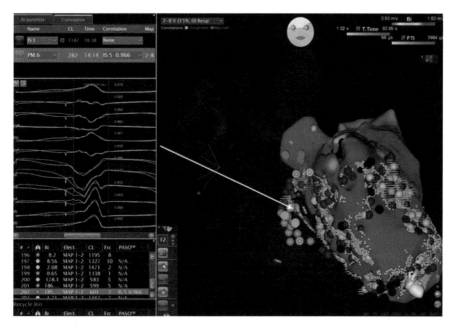

图 9.5　基质标测显示左室间隔部、前壁、下壁和心尖部存在广泛的瘢痕组织。VT 很容易被诱发,以功率 50W 沿间隔部消融,VT 很容易被终止(绿点代表消融终止点)。VT 能够被再次诱发,因此在间隔两侧进行起搏标测。右侧间隔部起搏时,起搏图形良好,与临床 VT 图形几乎一致。尽管在右侧间隔部起搏时,电信号相对正常,但仍在此部位进行消融,消融后未再诱发心动过速。箭头指向最佳起搏形态的区域,提示 VT 出口可能位于右侧间隔部,但需要对间隔部两侧均进行消融(黄点所在的区域为起搏形态欠佳的部位,黑点代表 LAVA 所在的部位,LAVA 作为靶点进行消融)。

QRS 波,可能的机制为心外膜起源点距离希氏束–浦肯野纤维系统更远。对于心外膜 VT,心电图呈 RBBB 形态考虑 VT 出口位于左室,进一步进行相关参数测量,可有助于明确是否存在心外膜折返。

这些参数包括[6]:

1. 假性 δ 波到 QRS 波起始部的距离>34ms。假性 δ 波定义为,QRS 波上升支早期快速的切迹。

2. R 波峰值时限>85ms。R 波峰值时限定义为,在 V2 导联上测量的 QRS 波起始部到 R 波峰值的间期。

3. RS 波时程定义为,在任何胸前导联上测量的最早心室激动到第一个 S 波最低点的时程≥121ms。

对于起源于右室心外膜的 VT,上述参数测量帮助不大[7]。

局部激动心电图 QRS 波呈 Q 型或 QS 型,则更有预测价值。因此起源于心室下壁的 VT,体表心电图表现为Ⅱ、Ⅲ、aVF 导联 QRS 波呈 Q 型或 QS 型。在明确流出道心动过速来源于心内膜还是心外膜方面,上述参数意义不大。一例左室下壁心外膜起源的 VT 心电图表现可见图 9.6。

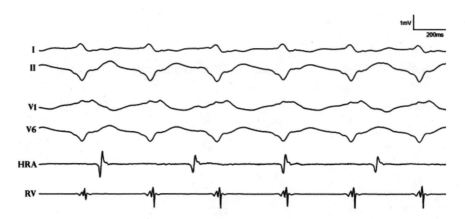

图 9.6　起源左室下壁心外膜侧 VT 的心电图表现。V1 导联和 V6 导联提示左室起源，I 导联和 II 导联提示下壁起源。V1 导联 QRS 波增宽，起始部可见假性 δ 波。右室激动与右房激动明显分离。

心外膜 VT 的消融

　　心外膜 VT 消融可在局麻下进行，但患者通常会出现不适感，因此应考虑全身麻醉下进行心外膜 VT 消融。对胸骨以下区域进行无菌备皮，准备 X 线成像，必要时可考虑超声辅助成像。

心外膜途径

　　应用 17G Tuohy 穿刺针，初始成角为 45°，通过膈肌后将穿刺针成角缩小一些。在 RAO 位下，穿刺针的方向指向右室中 1/3 区域（此处无主要冠脉血管），在 LAO 位下观察穿刺针的深度。

　　穿刺针进入心包腔时，术者会有突破感，然后会感觉到心脏搏动。常规注入造影剂，但造影剂注入量要最小，避免模糊视野。更直接的方法是将一根长导丝置入心包腔。如果确实在心包腔内，长钢丝不应在任何心腔内走行。如果穿刺针进入右室，长钢丝将跨过右室流出道进入肺动脉主干，此时经常会看到明显的早搏。另一个判断方法是看穿刺针的压力波形，如果穿刺针进入心包腔，则压力波形由平直变为突然负向。如果穿刺针进入右室，则会出现右室压力波形。仅穿刺针和导丝进入右室，一般不会造成严重并发症，可继续尝试重新穿刺，但要严密监控血流动力学变化。

　　一旦确认穿刺针和导丝进入心包腔，则沿钢丝进入鞘管和扩张鞘。通常应用短的可弯曲鞘管。笔者所在的中心也尝试沿鞘管进入第二根导丝，避免鞘管从穿刺孔脱位。

　　一定要确保导管位于鞘管内一起移动，移动时，必须使鞘管沿钢丝移动，避免鞘管的尖端刺破或划伤心室壁。

　　心外膜途径的相关解剖见图 9.7 的解剖图和 CT 成像。

　　约 10% 的患者心外膜途径不可行。主要的原因是：患者既往有心脏外科手术史或既往有心包炎病史。针对这些患者，需要进行外科开窗手术消融。

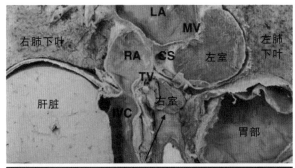

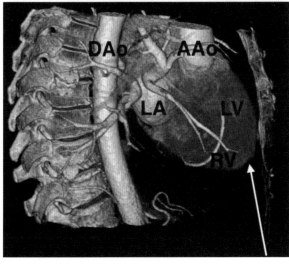

图 9.7 前冠状位显示心外膜穿刺途径的相应解剖关系图像（上图）和侧矢状位的CT 成像(下图)。上图的箭头表明穿刺针应指向右室中 1/3 区域行进。下图的 CT 成像可见穿刺针的角度，箭头为穿刺针的走行方向。LA,左房;RA,右房;LV,左室;RV,右室;TV,三尖瓣;MV,二尖瓣;CS,冠状窦;IVC,下腔静脉;AAo,升主动脉;DAo,降主动脉。

心外膜的标测与消融

灌注导管用于标测和消融。标测的原则与心内膜标测一样。需要关注的问题是如何区分心外膜脂肪垫和瘢痕组织。如果脂肪厚度>5mm,局部电位幅度将会下降。瘢痕组织有碎裂电位,而脂肪组织没有,因此观察电位碎裂的程度是一个很有用的鉴别方法。如果低振幅电信号沿冠状血管分布,则考虑为脂肪垫组织。一例心外膜电压标测病例见图 9.8,显示瘢痕组织沿左室下壁分布,沿着该区域完成消融。

消融导管以环状形式释放能量,因此总会对周围组织形成一定程度的损伤。但消融区域通常邻近心外膜心肌和胸膜组织,较为耐受,一般不会形成严重的并发症。消融时,最需要关注的是邻近心外膜的冠脉和膈神经。通常,消融开始时三维图像与 CT 成像相融合,有助于发现冠脉所在的区域,消融前还可通过冠脉造影的方法确定冠脉的走行和所在区域。应保持消融位点与冠脉距离至少 5mm,避免冠脉痉挛或急性血栓事件的发生。

心包腔内没有血液流动,因此导管灌注速率调整为 10mL/min。灌注时,应从鞘管侧臂抽吸,避免心包压塞的发生。消融能量范围为 25~50W。

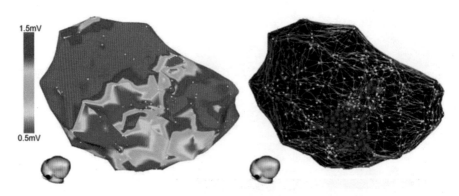

图 9.8　VT 时,沿左室下壁心外膜侧进行电压激动标测。左侧图中的红色代表致密瘢痕组织,周围为异质性组织区,正常电压显示为粉色。右侧图显示关键峡部的消融,消融点以红色表示。

心外膜消融的困难

心外膜标测与消融的困难与心内膜标测与消融或其他消融策略类似。首先需要注意的是心外膜心包穿刺途径,要尽量减少并发症。穿刺针位于膈肌以下时,应保持相对较浅的穿刺角度,最大程度地减少肝刺破或划伤及膈下组织损伤的风险。如果出现低血压状态,但无心包渗出证据,应考虑膈下血管被穿刺针穿破。

另一个需要重视的问题是,消融区域毗邻膈神经时的技术处理。通常情况下,可通过心包鞘管注入空气将膈神经隔开远离消融导管。如果出现心室颤动或消融完成后,应立即从鞘管侧臂将空气抽出。

一些医疗中心在心外膜消融术后,心包腔内局部应用非甾体类抗炎药物,但笔者所在的中心以简单止痛原则处理大部分心外膜消融术后的患者。

特发性 VT

束支折返

正常情况下,通过希氏束–浦肯野系统的前向传导相对较快。组织不应期相对较长,能够避免束支之间折返的发生。出现前向或逆向传导减慢或暂时阻滞的情况下,可发生折返。如图 9.9 所示,VT 时经右束支前传,左束支逆传,心电图表现为左束支传导阻滞;VT 时也可经左束支前传,右束支逆传,心电图表现为右束支传导阻滞。

束支折返性 VT 的电生理检查和消融

束支折返性 VT 的体表心电图表现为:窦性心律下呈 I 度房室阻滞,伴不同程度的室内传导延迟或不完全性束支传导阻滞。

基本电生理检查常发现,窦性心律下 HV 间期延长 >60ms[8]。心房或心室起搏可诱发心动过速。LBBB 形态较 RBBB 形态多见。心动过速时,如果每个 QRS 波前均可见 His 电

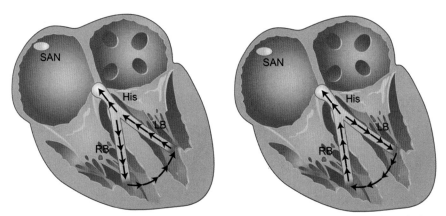

图 9.9　束支折返的可能折返环。图中显示,常见的 VT 折返环是沿右束支(RB)前传,左束支(LB)逆传;不常见的 VT 折返环是沿左束支前传,右束支逆传。SAN,窦房结;His,希氏束。

位,同时 HV 间期较窦性心律时轻度缩短,则可明确诊断。根据折返环的方向不同,通常于 His 电位后可见右束支电位,也可见左束支电位。束支、左束支和右束支均是折返环的关键成分,因此 H-H、RB-RB 或 LB-LB 间期的变化均可延长心动过速周期。在右室心尖部进行起搏拖带,如果 PPI–TCL<30ms,则考虑为束支折返性 VT[9]。

通常对右束支进行消融治疗。沿前基底部标测出 His 所在的部位,在 His 更远的部位如果出现右束支电图,但无心房电信号,则可在此部位进行消融。

分支折返性 VT

分支折返性 VT 有时定义为维拉帕米敏感性室性心动过速或 Belhassen 室性心动过速。束支折返性 VT 中 His 激动在左束支激动之前,而分支折返性 VT 中 His 激动通常位于左束支激动之后,同时伴更短的 HV 间期。很多其他类型 VT 心电图的 QRS 波形明显增宽,而分支折返性 VT 心电图的 QRS 波形适当增宽,通常<140ms。间隔上部的分支折返性 VT 心电图 QRS 波形更窄,很难与 SVT 相鉴别。有三种类型的分支折返性 VT。

最常见的是左后分支型 VT,折返环的前传成分通常为慢传导,浦肯野纤维组织从室间隔基底部延伸至左室心尖部,对维拉帕米呈递减性敏感。折返环沿左下后间隔侧的后分支逆传,在左后分支形成出口,体表心电图表现为 RBBB 型,且电轴向上。

较少见的是左前分支型 VT。心动过速时,折返环沿左室前侧壁的左前分支逆传,在左前分支形成出口,体表心电图 QRS 波呈 RBBB 型,且电轴向下。

间隔上部 VT 中,左后分支和左前分支均为折返环的前传支,体表心电图 QRS 波呈相对较窄的 RBBB 形态,有时可表现为 LBBB 形态,电轴向下或正常。具体图例参见图 9.10。

分支折返性 VT 的电生理检查和消融

大部分分支折返性 VT 的患者,均可进行电生理检查和导管消融治疗。折返环分布于左室,因此可采用经主动脉逆行途径或穿间隔途径进行标测和消融。消融风险与其他左室心律失常消融风险类似,但进展为 LBBB 和房室阻滞的风险更高。

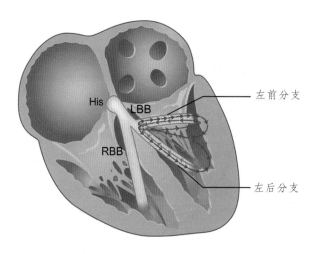

图 9.10 图示分支型 VT 折返环为左右分支前传(绿色),左前分支逆传(粉色)。少见的间隔上部分支折返环路（紫色）。His,希氏束;LBB,左束支;RBB,右束支。

分支折返性 VT 有意义的诊断学特征之一为,可通过心房起搏的方法诱发和拖带。如果起搏不足以诱发 VT,则可给予异丙肾上腺素帮助诱发。

正常窦性心律下或心动过速发作时,可记录到尖锐的高频浦肯野电位,较 QRS 波起始部提前,代表分支除极。窦性心律下,可记录到较低频的电位信号,称为前-浦肯野电位。在心动过速发作时,该电位代表维拉帕米敏感性 VT 折返环的前向传导,同浦肯野电位相比,提前出现。标测导管从室间隔基底部向左室心尖部移动时,前-浦肯野电位逐渐晚出现。慢传导位于分支和折返环前传支的交界处,此处浦肯野电位最早,而前-浦肯野电位最晚。

心动过速时进行消融,合理的消融终点为心动过速终止且不能再被诱发。将邻近出口的区域作为消融靶点,位于大概左室心尖部的前 1/3 区域,记录到浦肯野电位较 QRS 波提前约 20ms。在此区域,前-浦肯野电位出现于 QRS 波之后。另一个标测方法为,心动过速时寻找最早的前-浦肯野电位作为消融靶点,当心动过速终止时,前-浦肯野电位晚出现。但该方法出现房室传导阻滞或 LBBB 的风险较高。

如果 VT 不能被诱发或维持,则考虑为左后分支型 VT,需要在距离 VT 出口 1cm 处进行线性消融。通过仔细的起搏标测可以确定 VT 出口的位置。如果线性消融成功,腔内图上浦肯野电位由 QRS 波前变为 QRS 波后。

困难病例

消融分支折返性 VT 会遇到一些困难。从临床实践角度看,最主要的两个困难是心动过速的诱发和确保诊断正确。

心房和心室起搏能够诱发心动过速,此外,还可以应用异丙肾上腺素。

消融失败的病例需要重新回顾诊断流程。很可能 VT 起源于浦肯野纤维网,心电图 QRS 波也可以表现为 RBBB 型,电轴向上或向下。如果为局灶性起源,则不能通过心房或心室起搏进行诱发或拖带。对于这种少见的局灶性起源 VT,应寻找心室最早激动区域作为消融靶点。另一种不易鉴别的 VT 是起源于二尖瓣环的 VT,心电图 QRS 波也可表现为 RBBB 型,电轴向上。

分支型 VT 体表心电图 QRS 波相对较窄,且可以通过心房起搏诱发,容易与 SVT 相混淆,不易鉴别。最佳的鉴别点在于分支型 VT 存在房室分离。

流出道 VT

心电图室性早搏最常见的起源部位为右室和左室流出道。正常左室功能的患者心电图出现孤立的室性早搏,临床意义很小。室性早搏消融的适应证为:左室功能不全,或出现明显症状且药物治疗无效或不能耐受。持续性或非持续性局灶性 VT 可起源于流出道。同左室流出道(left ventricular outflow tract,LVOT)相比,右室流出道(right ventricular outflow tract,RVOT)更易出现持续性或非持续性局灶性 VT,这同室性早搏类似。右室流出道室性早搏在女性患者更常见,而左室流出道室性早搏,男女比例近似相等。

流出道室性心动过速常于静息时出现,较锻炼时发作频繁,窦性心律增快会抑制室性心动过速的发生。一部分病例为锻炼诱发的室性心动过速,通常于峰值锻炼时或锻炼后的恢复期发作。

解剖和心电图特点

RVOT 起始于三尖瓣环上侧,向上走行至肺动脉瓣。LVOT 上部为主动脉瓣靠上的无冠窦,向下延伸至主动脉–二尖瓣连接处,下部为二尖瓣环上侧。RVOT 和 LVOT 大部分局灶触发点相对靠近瓣环(主动脉瓣环或二尖瓣环),容易导致各向异性传导,致心律失常发生。

RVOT 和 LVOT 为上位结构,因此心室激动方向为由上至下,体表心电图 Ⅱ、Ⅲ、aVF 导联电轴正向,aVR 和 aVL 导联电轴负向。

通过心电图判断起源点来源于 RVOT 还是 LVOT 相对复杂。大部分起源于 RVOT 上间隔和前间隔的流出道心动过速,有时很难判断起源于右侧还是左侧,其中约 15% 的病例起源于 LVOT。有时,起源点可能位于较肺动脉瓣靠上的右室漏斗部,或主动脉–二尖瓣连接处,或靠近前部室间隔静脉。

如图 9.11 CT 成像所示,右室流出道同左室流出道相比,解剖位更靠前,更靠上走行于左室流出道左侧,因此肺动脉瓣实际位于主动脉瓣左侧。鉴于此,来自 RVOT 的心室激动通常由前向后传导,体表心电图表现为 V1 导联 QRS 波负向伴 LBBB。如果胸前导联移行在 V4 导联或更晚的导联,则几乎肯定起源点在 RVOT。

当胸前导联移行位于 V3 导联或接近 V3 导联时,且较早的胸前导联 QRS 波形态呈 rS 型,则诊断相对困难。小 r 波提示起源点可能位于 RVOT 的后侧或上侧,也可位于 LVOT 的前侧,但起源于 LVOT 的 VT 心电图 r 波振幅较高。一些心电图诊断流程可以帮助更好地定位 VT 的起源点。

鉴别 RVOT 和 LVOT 起源的呈 LBBB 型的心室早搏,可以应用 V2S/V3R 指数进行区分[10]。如图 9.12 所示,V2 导联 S 波振幅除以 V3 导联 R 波振幅来进行简单计算。如果比值≤1.5,则提示为 LVOT 起源;如果比值>1.5,则提示为 RVOT 起源。

当初步判断室性早搏为 RVOT 起源或 LVOT 起源后,需要进一步分析心电图明确起源点的精确位置。

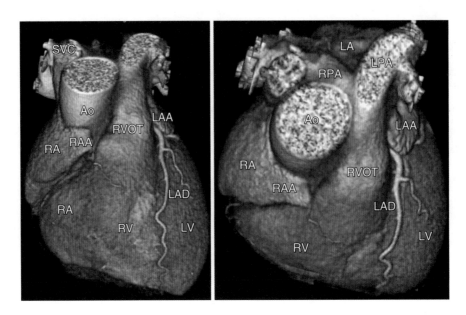

图 9.11   CT 成像显示左室流出道和右室流出道之间的解剖学关系。左图显示前位下,RVOT 较 LVOT 偏前、偏左。右图显示前上位下,两者的解剖学关系。Ao,主动脉;RA,右心房;RAA,右心耳;RV,右室; LAA,左心耳;SVC,上腔静脉;LV,左心室;LAD,冠脉左前降支;LPA,左肺动脉;RPA,右肺动脉。

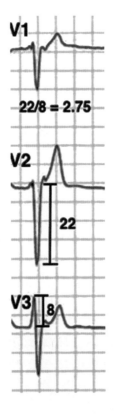

图 9.12   对流出道室性早搏测量并计算 V2S/V3R 比值。V2 导联 S 波振幅为 22,V3 导联 R 波振幅为 8, 则计算出的 V2S/V3R 比值为 2.75,提示 RVOT 起源。

如图 9.13 所示，侧壁导联如 I 导联可以帮助进一步明确流出道起源心动过速的位置。RVOT 起源的心动过速中，I 导联 QRS 波负向，则提示起源点位于更靠上的区域，接近或位于肺动脉瓣膜之上。I 导联 QRS 波正向，则提示起源点更偏右下侧，如 RVOT 游离壁。间隔部和前部起源在 I 导联，QRS 波一般为双向。

进一步详细分析心电图 aVL 和 aVR 导联。几乎所有流出道心动过速 aVL 和 aVR 导联 QRS 波均为负向。但如果 aVL 导联 QRS 波形为等电位线或正向，则考虑为起源点位于 RVOT 下部接近希氏束和右束支的区域。

流出道心动过速：电生理检查和消融

适应证

流出道 VT 最主要的两个适应证为：症状频繁发作且药物治疗效果欠佳，或频繁心律失常发作导致左室功能下降。对于症状不明显的患者，通常不需要治疗。如果症状持续，药物治疗效果通常一般。药物治疗包括：β 受体阻滞剂、氟卡尼和钙离子通道阻滞剂。给予腺苷可以急性终止发作的流出道 VT，具体机制为：腺苷可以阻断细胞内钙离子内流导致的 β 肾上腺受体激活[11]。

风险

流出道 VT 消融最常见的风险为腹股沟血管并发症，尤其是对于左侧来源的心动过

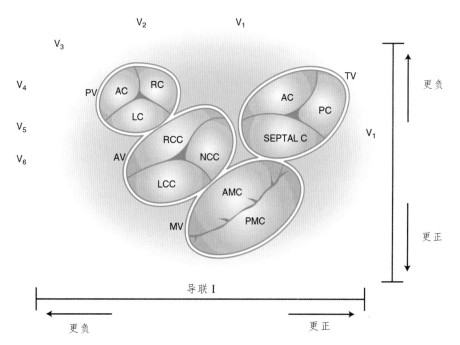

图 9.13　显示胸前 V1 导联和肢体 I 导联对于流出道的解剖学关系。PV，肺动脉瓣；AC，肺动脉前窦；RC，肺动脉右窦；LC，肺动脉左窦；AV，主动脉瓣；RCC，主动脉右冠窦；LCC，主动脉左冠窦；NCC，主动脉无冠窦；MV，二尖瓣；AMC，二尖瓣前窦；PMC，二尖瓣后窦；TV，三尖瓣；AC，三尖瓣前窦；PC，三尖瓣后窦；SEPTAL C，三尖瓣间隔窦。

速,通常需要经动脉途径进行消融。对左侧来源的心动过速进行消融时,应在术中给予肝素,最大程度减小血栓-栓塞的风险。标测和消融主动脉窦起源的心动过速时,容易损伤冠状动脉,因此推荐在消融前进行冠状动脉造影检查,明确冠脉走行和具体部位。同时,因冠状静脉毗邻冠状动脉,应尽量完成冠状静脉造影检查。

右侧起源的 VT 消融风险依赖于消融的部位。如果消融部位靠近右室下壁和间隔,则可能增加希氏束损伤的风险。如果对更靠上、靠前的 RVOT 部位进行消融,需要警惕此处距离左冠状动脉主干仅 5mm[12]。

心包压塞也容易出现在流出道 VT 消融过程中,RVOT 很多部位相对较薄,消融时应注意避免能量过大或贴靠过紧。

消融程序

诱发与导管放置

通常,术前应尽量将所有抗心律失常药物停用至少 5 个半衰期。一个导管用于标测和消融,也可将另一个导管置于右室心尖部或流出道作为参考电极导管,帮助确定起源点的位置。对于 RVOT 心动过速,将导管进入右室,顺钟向旋转使导管进入右室流出道。导管的弯形尖端可使导管在行进过程中减少创伤,减少发生右室流出道穿孔的概率。

为了进入 LVOT,导管需通过股动脉途径,导管头端弯曲塑形可顺利跨过主动脉弓。有时,可经房间隔穿刺途径进入 LVOT,但需要注意导管的稳定性。可从冠状静脉内对 LVOT 心外膜进行标测。

消融开始时,需要诱发心动过速,方便观察心律失常的激动顺序,并标测最早和最感兴趣的位点。流出道心动过速进行激动标测较起搏标测能提高消融的成功率。通常静脉镇静药物应用要最小化。如果不能自发心律失常,房室传导功能良好时需要进行快速心房起搏进行诱发,如果房室功能传导差,可选择心室起搏方法进行诱发。心室起搏频率增加可使一些流出道心律失常诱发成功。如果起搏不能诱发,则需给予异丙肾上腺素或肾上腺素进行诱发。

标测

激动标测优于起搏标测。出现异位节律(室性早搏)时,可通过双极电图寻找至 QRS 波起始部的早激动点,如果单极电图呈 QS 型且无 R 波存在,则为消融靶点。靶点电信号越早越好,消融成功率越高,激动局部电位起始部至 QRS 波起始部应≥10ms。激动局部电位起始部至 QRS 波起始部>60ms 并不常见。早激动位点明确后,通过最小能量输出进行起搏夺获,比较此位点起搏时 QRS 波形态与临床相关室性早搏 QRS 波形态。消融前,获得良好的起搏形态是很有用的消融指标。

消融

标测早激动位点并获得良好的起搏形态后,即可对流出道 VT 进行消融。通常选择 4mm 尖导管。对于 RVOT 起源的,如果选择非灌注导管,则能量通常设定为 40W,目标温度 55℃,消融时间 60s;如果选择灌注导管,则能量设定为 30W,最大不能超过 35W。

对于 LVOT 起源的,通常选择灌注导管,能量设定为 25~30W。在左冠窦和右冠窦内进行消融时要格外警惕,消融时导管距离冠状窦口至少 8mm。值得注意的是,标测冠状窦起源的 VT 时,很难获得良好的起搏形态,需要通过高能量输出才能起搏,但此时判断是否夺获相对不可靠。在此区域进行激动标测更可靠。出现异位节律时，该区域腔内电图通常表现为双向，应记录第一个电信号的最早成分作为最早的激动。如果在心脏静脉系统进行消融，需要限制能量为 20~25W，并采用灌注导管进行消融。该区域消融存在的问题有：冠脉损伤的可能性（因此应保持消融导管距离冠脉最少 1cm 以上），以及血液流速慢导致的阻抗升高。

消融成功前的 10~15s，经常出现非持续性的 VT 或孤立局灶性心室早搏，之后则变为窦性心律。腔内单极电图出现 ST 段升高，则提示局部消融损伤良好。

消融终点和成功率

消融后需要监护观察 30min。如果异位节律以同样的形态再次出现，则需要进一步标测和消融。消融导管可使异位节律灶的出口转移，因此需要常规验证所有心电图导联，确保出口位置无变化。如果消融前给予药物诱发心动过速，则消融后也同样需要给予药物再次诱发心动过速。

流出道心动过速消融的总体即刻成功率约为 90%。消融后 1 年可能再次发作异位节律。再发的两个预测因素为：不是最早的激动位点作为消融靶点，或选择起搏标测而不是激动标测作为标测策略[13]。

困难病例

缺乏自主异位节律

最困难的是在消融开始时无法稳定诱发心动过速。理想情况下，所有抗心律失常药和 β 受体阻滞剂应停用 5 个半衰期。静脉镇静药物剂量应最小，消融开始时，如果没有自发异位节律，则需要给予心房或心室起搏，或给予异丙肾上腺素或肾上腺素进行诱发。RVOT 消融时，应停止应用异丙肾上腺素或肾上腺素，因为其能导致消融区域心肌收缩张力明显增高，可能会导致穿孔风险增加。如果自主异位节律发作非常少，则需要进行精细的起搏标测，以低能量输出进行局部起搏夺获，寻找最佳与自主异位心律非常接近的起搏形态。

缺乏早激动位点

如果没有局部早激动区域，或早激动位点与 QRS 波起始部平齐或轻度领先，则需要对其他流出道进行标测。如果仍然没有特别好的早激动位点，还可以考虑从心脏静脉系统进行标测。

消融后心律失常持续存在

有一些可能的原因会导致消融后心律失常持续存在，其中最常见的原因是标测和消融的局灶起源点不准确。此外，导管贴靠不佳也是重要原因，需要将导管头端弯曲，改变与消融心内膜面的贴靠角度。如果局灶起源点部位较深，消融时心内膜 VT 出口很可能会发生改变，12 导联心电图表现为 QRS 波形的轻度改变。如果消融后出现与临床心室早搏完全不一致的心室早搏，则需要考虑是否在其他区域进行进一步标测和消融。

静脉系统消融不能稳定输出消融能量

静脉系统消融输出能量不稳定，这种情况不常见。最常见的原因是消融导管靠近冠状动脉。有时，在最早激动位点稍远的位置进行消融也可以成功消融。

　　另一个在静脉系统消融可能存在的问题是，由于此部位血液流速低导致的阻抗升高，不能稳定输出足够的消融能量。可将消融导管轻度移动至稍微不同的位点，或改变消融导管与静脉系统的接触角度，使灌注流速增加，能明显改善消融效果。

二尖瓣环 VT

　　与流出道相比，二尖瓣环是较少见的室性异位节律部位。典型心电图表现为 RBBB 型且胸前导联移行非常早，通常在 V1 导联或 V1 导联和 V2 导联之间。二尖瓣环同体表心电图导联相比，解剖位置更靠后，因此从 V1 导联到 V6 导联 R 波振幅逐渐增高。对于前外侧二尖瓣环起源的室性早搏，心电图 Ⅱ、Ⅲ、aVF 导联 QRS 波以正向波为主，Ⅰ 导联和 aVL 导联 QRS 波以负向波为主。对于二尖瓣环后侧或二尖瓣后间隔起源的室性早搏，心电图 Ⅱ、Ⅲ、aVF 导联 QRS 波以负向波为主，Ⅰ 导联和 aVL 导联 QRS 波以正向波为主。间隔部起源的室性早搏与左室游离壁起源的室性早搏相比，前者的体表心电图 QRS 波形大多较窄。对二尖瓣环室性早搏的标测和消融见图 9.14。

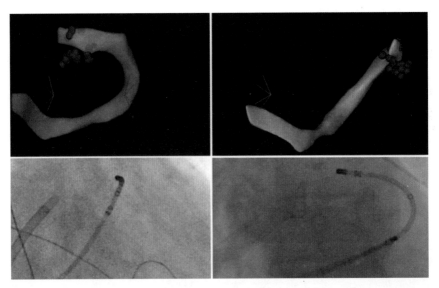

图 9.14　对引起左室收缩功能不全的二尖瓣环室性早搏进行消融治疗。对前侧二尖瓣环进行标测，但在此处进行消融不能使室性早搏终止。将消融导管移至心前静脉进行消融可以终止室性早搏发作。可见电解剖图（左上图为 LAO 位，右上图为 RAO 位）和对应的影像图（左下图为 LAO 位，右下图为 RAO 位）下成功消融的心外膜靶点。消融前通过起搏标测确定消融靶点。从心外膜面进行起搏标测，可见起搏形态良好，与临床相关室性早搏形态更接近一致，而从类似位点的心内膜面进行起搏标测，则起搏形态欠佳。（待续）

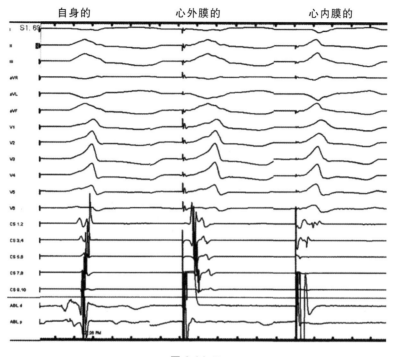

图 9.14(续)

重要知识点

1. 室性心动过速定义为心律失常发作起源于心室，通常至少 3 次或更多的连续心室搏动,频率>100/min,且独立于房室或心房传导存在。

2. 大部分瘢痕相关性 VT 为大折返环机制,存在功能性单向传导阻滞或结构性障碍(如瘢痕造成的慢传导区)。

3. 峡部以舒张期电活动为特征,通常可作为消融的靶点。

4. 瘢痕定义为双极电图电压<1.5mV,致密瘢痕组织双极电图电压<0.5mV。

5. 窦性心律下,LAVA 的典型特征有以下几点:①高频且通常双电位或多电位,电位之间通过低振幅的电位线分开;②与心室远场电位分开,有时会紧跟随在心室远场电位后;③可能在此位点起搏才能区分 LAVA 和心室远场电位。

6. RBBB 型 VT 可能为心外膜起源,存在以下特点:①假性 δ 波到 QRS 波起始部的距离>34ms。假性 δ 波定义为,QRS 波上升支早期快速的切迹。②R 波峰值时限>85ms。R 波峰值时限定义为,在 V2 导联上测量的 QRS 波起始部到 R 波峰值的间期。③RS 波时程定义为,在任何胸前导联上测量的最早心室激动到第一个 S 波最低点的时程≥121ms。④局部激动心电图 QRS 波呈 Q 型或 QS 型,则更有预测价值,因此起源于心室下壁 VT,体表心电图表现为Ⅱ、Ⅲ、aVF 导联 QRS 波呈 Q 型或 QS 型。

7. 对于起源于右室心外膜的 VT,上述参数测量帮助不大。

8. 束支出现前向或逆向传导减慢或暂时阻滞的情况下,可发生束支折返。束支折返可使心电图呈 LBBB 形态,少见 RBBB 形态。

9. 左前分支前向或逆向传导时,左后分支以与左前分支相反的方向传导,可发生分支折返。分支折返性 VT 发作时,心电图呈 RBBB 形态,电轴向上。

10. 流出道室性早搏常见,多发生于 RVOT,较少见于 LVOT。RVOT 和 LVOT 为上位结构,因此心室激动方向为由上至下,体表心电图 II、III、aVF 导联电轴正向,aVR 和 aVL 导联电轴负向。

11. 来自 RVOT 的心室激动通常由前向后传导,体表心电图表现为 V1 导联 QRS 波负向伴 LBBB。如果胸前导联移行在 V4 导联或更晚的导联,则几乎肯定起源点在 RVOT。

12. 当胸前导联移行位于 V3 导联或接近 V3 导联时,且较早的胸前导联 QRS 波形态呈 rS 型,则诊断相对困难。小 r 波提示起源点可能位于 RVOT 的后侧或上侧,也可位于 LVOT 的前侧,但起源于 LVOT 的 VT 心电图 r 波振幅较高。一些心电图诊断流程可以帮助更好地定位 VT 的起源点。

13. 鉴别 RVOT 和 LVOT 起源的呈 LBBB 型的心室早搏,可以应用 V2S/V3R 指数进行区分。如果比值≤1.5,则提示为 LVOT 起源;如果比值>1.5,则提示为 RVOT 起源。

14. 侧壁导联如 I 导联可以帮助进一步明确流出道起源心动过速的位置。RVOT 起源的心动过速中,I 导联 QRS 波负向,则提示起源点位于更靠上的区域,接近或位于肺动脉瓣膜之上。I 导联 QRS 波正向,则提示起源点更偏右下侧,如 RVOT 游离壁。间隔部和前部起源在 I 导联 QRS 波一般为双向。

15. 如果 aVL 导联 QRS 波形为等电位线或正向,则考虑为起源点位于 RVOT 下部接近希氏束和右束支的区域。

16. 与流出道相比,二尖瓣环是较少见的室性异位节律部位。典型心电图表现为 RBBB 型且胸前导联移行非常早,通常在 V1 导联或 V1 导联和 V2 导联之间。二尖瓣环同体表心电图导联相比,解剖位置更靠后,因此从 V1 导联到 V6 导联 R 波振幅逐渐增高。对于前外侧二尖瓣环起源的室性早搏,心电图 II、III、aVF 导联 QRS 波以正向波为主,I 导联和 aVL 导联 QRS 波以负向波为主。对于二尖瓣环后侧或二尖瓣后间隔侧起源的室性早搏,心电图 II、III、aVF 导联 QRS 波以负向波为主,I 导联和 aVL 导联 QRS 波以正向波为主。间隔部起源的室性早搏与左室游离壁起源的室性早搏相比,前者的体表心电图 QRS 波形大多较窄。

二尖瓣环起源的室性早搏消融与流出道起源的心动过速消融一样,成功率同样很高[14]。可通过房间隔穿刺途径或经主动脉逆行途径进行标测消融。如果考虑起源点位于心外膜侧,则需要在冠状窦内进行标测消融。

参考文献

1. Brugada P, Brugada J, Mont L, et al. A new approach to the differential diagnosis of a regular tachycardia with a wide QRS complex. Circulation. 1991;83:1649.

2. Wellens HJ, Bar FW, Lie KI. The value of the electrocardiogram in the differential diagnosis of a tachycardia with a widened QRS complex. Am J Med. 1978;64:27–33.

3. Vereckei A, Duray G, Szénási G, et al. New algorithm using only lead aVR for differential diagnosis of wide QRS complex tachycardia. Heart Rhythm. 2008;5:89–98.

4. Jaïs P, Maury P, Khairy P, et al. Elimination of local abnormal ventricular activities: a new end point for substrate modification in patients with scar-related ventricular tachycardia. Circulation. 2012;125:2184–96.

5. Komatsu Y, Daly M, Casher F, et al. Electrophysiologic characterization of local abnormal ventricular activities in postinfarction ventricular tachycardia with respect to their anatomic location. Heart Rhythm. 2013;10:1630–7.

6. Berruezo A, Mont L, Nava S, et al. Electrocardiographic recognition of the epicardial origin of ventricular tachycardias. Circulation. 2004;109:1842–7.

7. Bazan V, Bala R, Garcia FC, et al. Twelve-lead ECG features to identify ventricular tachycardia arising from the epicardial right ventricle. Heart Rhythm. 2006;3:1132–9.

8. Blanck Z, Dhala A, Deshpande S, Sra J, Jazayeri M, Akhtar M. Bundle branch reentrant ventricular tachycardia: cumulative experience in 48 patients. J Cardiovasc Electrophysiol. 1993;4:253–62.

9. Merino JL, Peinado R, Fernandez-Lozano I, et al. Bundle-branch reentry and the postpacing interval after entrainment by right ventricular apex stimulation: a new approach to elucidate the mechanism of wide-QRS-complex tachycardia with atrioventricular dissociation. Circulation. 2001;103:1102–8.

10. Yoshida N, Yamada T, McElderry T, et al. A novel electrocardiographic criterion for differentiating a left from right ventricular outflow tract tachycardia origin: the V2S/V3R index. J Cardiovasc Electrophysiol. 2014;25(7):747–53.

11. Lerman BB. Mechanism of outflow tract tachycardia. Heart Rhythm J. 2007;4(7):973–6.

12. Vaseghi M, et al. Catheter ablation of right ventricular outflow tract tachycardia: value of defining coronary anatomy. J Cardiovasc Electrophysiol. 2006;17:632.

13. Chung F-P, Chong E, Lin Y-J, et al. Different characteristics and electrophysiological properties between early and late recurrences after successful catheter ablation of idiopathic right ventricular outflow tract arrhythmias during long term follow-up. Heart Rhythm. 2014;11(10):1760–9.

14. Tada H, Ito S, Naito S, et al. Idiopathic ventricular arrhythmia arising from the mitral annulus: a distinct subgroup of ventricular arrhythmias. J Am Coll Cardiol. 2005;45:877–86.

15. Alzand BS, Crijns HJ. Diagnostic criteria of broad QRS complex tachycardia: decades of evolution. Europace. 2011;13:465–72.

第 **10** 章

抗心律失常药物

Benedict M. Glover, Paul Dorian

要点

抗心律失常药物(Anti-arrhythmic drugs,AAD)能够改变心脏电学特性,主要机制包括:延长心脏动作电位、减慢传导速率、降低局部自律性或这些机制共同作用。很多AAD最初用于室性心律失常中,但目前最常用于房颤中。

这些AAD相对特异性作用于某些受体,但这些受体在心室肌和心房肌分布广泛,很容易导致副作用的发生,如尖端扭转型室性心动过速(Torsades de Pointes,TdP),主要通过IA类药物和Ⅲ类药物发生,而IC类药物可导致房室传导延长、QRS波形增宽和单形性VT发生。

一项针对44个临床试验11 322名患者进行的荟萃分析表明,除了胺碘酮和普罗帕酮,几乎所有的AAD均会增加致心律失常的风险 (Lafuente-Lafuente et al. Arch Intern Med 166: 719-28,2006)。胺碘酮可广泛用于房性和室性心律失常的治疗,但其长期的心外副作用限制了胺碘酮的应用 (Rothenberg et al. Heart Dis Stroke 3: 19-23,1994)。

最近,心房选择性的AAD研制取得了很大进展,效果明显改善且副作用明显减少。此外,一些药物,如肾素-血管紧张素醛固酮抑制剂和抗炎药物,可以通过影响致心律失常基质间接发挥抗心律失常作用。

作用机制概论

目前大部分AAD有多种效应机制,可以直接作用于心肌细胞动作电位,也可以调节自主神经,但根据主要的作用机制或电生理效应,可将AAD进行分类。该分类系统称为Vaughan Williams系统,随后Singh和Harrsion对该系统进行了改良(表10.1)。需要注意的是,大部分AAD具体特性各组间可能相互重叠。

Ⅰ类药物作用于快速钠通道,快速钠通道主要负责动作电位的0相,影响其斜率和

196

幅度。根据快速钠通道与其受体结合和分离的速度进行亚分类。IB 类药物影响动作电位的最快速成分并与受体的分离相关，ⅠA 类药物作用中等强度，IC 类药物作用最慢（图 10.1）。

心脏频率相关的药物与受体结合和分离的速度最慢，具有频率依赖性特性，即随着心率增快药物效应增高，这种特性差异会使临床应用效果不一，但 IB 类药物不受心率的影响。Ⅰ 类药物除了影响快速除极的斜率，还对心肌细胞的复极（和动作电位时程）产生影响，即影响心脏不应期。ⅠA 类药物通常会造成心脏动作电位时程（APD）增加，IB 类药物可以缩短心脏动作电位时程（体外实验），IC 类药物对 APD 无影响。

Ⅱ 类药物的作用机制为阻断 β 肾上腺素能受体，主要通过拮抗循环、神经系统和局部释放的儿茶酚胺来实现，对所有心肌组织均有效，延长动作电位 2 相和 3 相期（长期应用后），进而延长有效不应期。

Ⅲ 类药物如索他洛尔和胺碘酮，主要通过抑制钾离子通道延长动作电位时程。

Ⅳ 类药物在某些组织中，主要是窦房结和房室结，通过抑制慢钙离子通道缩短动作电位 2 相和 3 相期。

表 10.1 目前的抗心律失常药物分类、对心室变力作用的影响及潜在的致心律失常效应

分类	举例	机制	肌力效应	致心律失常性
ⅠA 类	普鲁卡因胺 奎尼丁	对中间型钠通道抑制	负向	QRS 波形增宽和室性心动过速
ⅠB 类	利多卡因 美西律	对快钠通道抑制	负向	室性心动过速
ⅠC 类	氟卡尼 普罗帕酮	对慢钠通道抑制	负向	1:1 房室阻滞
Ⅱ 类	β 受体阻滞剂	β 肾上腺素能受体阻断	负向	心动过缓
Ⅲ 类	胺碘酮 索他洛尔	钾通道阻断	中性	索他洛尔：心动过缓，↑QT，尖端扭转型室速
Ⅳ 类	钙通道阻滞剂	钙通道阻断	负向	心动过缓

ⅠA 类抗心律失常药物

普鲁卡因胺与激活的代谢物 N-乙酰普鲁卡因胺结合，结合速率取决于患者是否快速乙酰化[3,4]。普鲁卡因胺先前用于房性和室性心律失常的治疗，目前多用于逆转室性心动过速。WPW 综合征时，出现房颤，普鲁卡因胺可用于急性期稳定血流动力学（ⅡB 类适应证）[5]。致心律失常效应在病例中可高达 9%[6]，同其他 ⅠA 类药物一样，普鲁卡因胺的应用受到严格限制，主要由于其尖端性扭转型室速（TdP）的风险，特别是在心动过缓和左心室肥厚（left ventricular hypertrophy，LVH）中常见[7]。所有 ⅠA 类药物和部分 Ⅲ 类药物发生尖端扭转型室速的危险因素有：基线长 QT 间期、尖端性扭转型室速家族史、女性、心

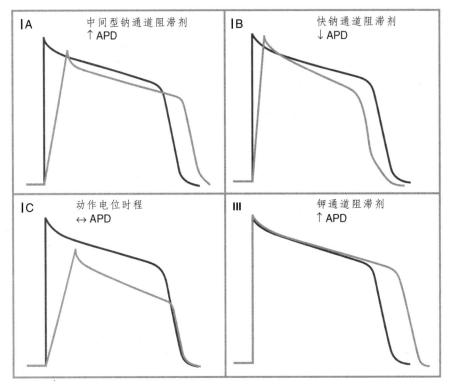

图 10.1 图示 IA、IB、IC 和 III 类抗心律失常药物对心脏动作电位的效应。

动过缓、肾功能受损(经肾脏代谢的药物)和低钾、低镁[8]。

普鲁卡因胺同样增加未控制房颤或房扑的患者心室频率(IA类效应),可能的机制为:通过普鲁卡因胺对迷走神经的直接效应,减慢的颤动波或扑动波、或刺激脉冲可通过房室结。因此,应用普鲁卡因胺前,要减慢房室结的前向传导并控制心室反应。普鲁卡因胺应用1年以上,几乎所有患者均会出现抗核抗体阳性,约1/3患者会出现狼疮样综合征[9]。长期应用普鲁卡因胺的患者还会出现嗜中性白细胞减少症[10]。在终止单形性室性心动过速方面,现有临床证据不足以说明普鲁卡因胺与利多卡因效果相当或优于利多卡因[11]。此外,在Brugada综合征的风险分层中,常应用普鲁卡因胺。

奎尼丁与普鲁卡因胺药物特性、副作用相似,由于其对瞬时外向电流的作用,临床中可将其用于Brugada综合征的治疗,但临床证据有限。有一些临床试验数据支持奎尼丁在房颤的电转复后有助于维持窦性心律[12],但其带来的致心律失常副作用会增加相关的死亡率[13]。奎尼丁应用时,TdP的发生率为0.5%~8%[14],与其他IA类药物一样,应用早期可出现QT间期延长,因此推荐院内持续心电监护下应用[15]。QT间期中等程度延长相对常见,但过度延长很少见,如果出现QT间期过度延长通常提示奎尼丁中毒。存在结构性心脏病和LVH的患者中,IA类药物是禁忌证,且对任何房性心律失常,IA类药物均不是一线治疗用药。停用IA类药物更常见的原因之一为胃肠道副作用,如恶心、食欲减退、异常苦味等,腹部不适相对常见,约1/3 IA类药物应用患者会出现。

应用奎尼丁治疗无症状性 Brugada 综合征[16,17]似乎不合理,而其他钠通道阻滞剂均仅诱发,但奎尼丁能够阻断瞬时外向电流 Ito 预防 II 相折返和室颤,因此可能具有潜在的有益效应[18]。约 1/3 的患者因胃肠道副作用而停用奎尼丁治疗。一项研究奎尼丁对无症状 Brugada 综合征患者临床效应的人群试验正在进行中。总体而言,奎尼丁并没有在世界范围内广泛应用,除非在特殊环境下的特殊病例。

丙吡胺有明显的抗胆碱能效应,因此理论上可以治疗迷走神经介导的房颤[5]。在一项小型临床试验中,对 90 例经电转复恢复窦性心律的房颤患者进行研究,1 个月后约 70% 应用丙吡胺进行治疗的患者维持窦性心律, 而给予安慰剂的对照组仅有 39% 的患者维持窦性心律。试验结果表明丙吡胺有治疗效果,但临床证据很弱[19]。目前认为丙吡胺可作为二线或三线药物治疗房性或室性心律失常,或转复房颤为正常窦性心律。丙吡胺有负性肌力效应,可用于治疗肥厚型心肌病,减少流出道压力阶差并改善症状[20]。除了致心律失常效应和负性肌力效应外,丙吡胺的其他主要副作用与抗胆碱能效应相关,这些副作用包括:尿潴留、视野模糊、便秘和口干。因此丙吡胺很少在临床中应用。

I B 类抗心律失常药物

两种主要的 I B 类药物为利多卡因和美西律,均主要作用于心室肌。

利多卡因静脉作用时间很短,广泛被用于治疗和预防室性心律失常。最初的临床试验结果表明,利多卡因可抑制急性心肌梗死后的室性早搏,并预防室颤的发生[21]。但后来的临床试验证明,利多卡因增加死亡率,并可能导致缓慢性心律失常和低血压[22]。一项研究证明利多卡因可增加院前生存率[23],但其他临床随机试验结果显示,同利多卡因相比,在恢复自主窦性心律方面,胺碘酮疗效更优[24],且异位节律发生率更低[25]。因此,ALS 指南(英国)建议,不能应用胺碘酮治疗时,利多卡因可以作为替代治疗。

美西律与利多卡因结构相似,但口服生物利用度更高,因此常规用于口服治疗。美西律的主要作用部位为希氏束–浦肯野纤维和心室肌,对窦房结、心房和房室结效应很低[26,27]。最常见的副作用为消化系统紊乱和中枢神经系统毒性。心血管副作用包括:低血压、窦性心动过缓和室性心律失常恶化,发生率为 10%~15%[27]。据报道,美西律与死亡率增加相关[28],但可用于胺碘酮不耐受的患者。

I C 类抗心律失常药物

I C 类药物如氟卡尼和普罗帕酮,通过抑制快速钠通道使动作电位起始部传导速率减慢,但不影响动作电位时程。

两项随机对照试验[29,30]显示,存在症状的阵发性房颤中,氟卡尼和普罗帕酮治疗效果相当。近期发作的房颤,氟卡尼可使 90% 的房颤终止[31]。在药物转复方面,氟卡尼口服和氟卡尼静脉应用疗效相当,但口服明显起效较慢[32]。

临床中普遍联合应用氟卡尼使"口袋药物"处方成为可能,症状性阵发房颤的患者可以随时自己服用一定剂量的氟卡尼(通常与 β 受体阻滞剂联用)进行药物转复。联合用药的"口袋药物"处方可使 94% 阵发性房颤的患者成功转复且无明显副作用,但仍需谨慎对阵发性房颤的患者进行筛选[33]。如果选择"口袋处方"进行阵发性房颤的患者治疗,则需要在院内以同样剂量治疗,以此来评估副作用及致心律失常作用,有 5% 的患者会出现药物副作用,如晕厥前态、晕厥和窦性停搏[34]。

ⅠC 类药物临床效果良好,但仍需从安全方面考虑谨慎应用。有时会将房颤转为房扑,导致 1:1 房室传导,矛盾性增加心室反应。ⅠC 类药物存在类似 VT 的宽 QRS 波心律失常(药物引起)和对房室传导功能的轻度影响,建议和房室结阻滞剂如 β 受体阻滞剂联合应用。一系列临床试验结果发现,应用这些药物在临床需要特别注意的是,冠心病合并室性心律失常或其他结构性心脏病的患者死亡率增加。心脏心律失常抑制试验(the cardiac arrhythmia suppression trial, CAST)对氟卡尼、恩卡尼和莫雷西嗪在心肌梗死后室性早搏中应用与应用安慰剂进行了比较[35],试验共纳入 1498 名心肌梗死后室性早搏抑制的患者,发现应用氟卡尼和恩卡尼的患者死亡率增高(后来将恩卡尼撤出试验),主要由于药物的致心律失常作用。

普罗帕酮副作用相对较少,但在汉堡心脏骤停生存试验 (cardiac arrest survival in Hamburg, CASH)中,纳入 349 名室性心动过速导致的心脏骤停幸存者,随机分为 ICD 组、胺碘酮组、普罗帕酮组、美托洛尔组,结果显示普罗帕酮组中患者死亡率明显升高[36]。

ⅠC 类药物的绝对禁忌证是既往有心肌梗死或室性心动过速病史。相对禁忌证是结构性心脏病。

Ⅱ 类抗心律失常药物

Ⅱ 类药物主要通过抑制 β 肾上腺素能受体抑制交感神经活性。根据特异的肾上腺素能受体谱和相关的药物特性,对 Ⅱ 类药物进行亚分类。普萘洛尔是第一代 β 受体阻滞剂,与 β1 和 β2 受体亲和力一样。高剂量普萘洛尔还能组织钠离子通道。普萘洛尔能够减少房颤时的心室率,但并不作为心房的抗心律失常药物[37]。

美托洛尔和比索洛尔是第二代 β 受体阻滞剂,优先抑制 β2 受体,较普萘洛尔抗房性心律失常作用更强。在电转复后 12 个月维持窦性心律方面,比索洛尔和索他洛尔疗效类似[38]。美托洛尔,在维持窦性心律方面,优于安慰剂,且再发房颤时心室率更低[39]。

大部分病例中,β 受体阻滞剂能降低死亡率,并能减少心律失常性猝死,包括:长 QT 综合征[40]、心脏骤停幸存者[41]、心肌梗死后[42]和左室收缩功能不全[43]。

Ⅲ 类抗心律失常药物

Ⅲ 类抗心律失常药物阻断钾离子通道,因此延长复极、动作电位时程和不应期,心电图表现为 QT 间期延长。药物包括:索他洛尔、胺碘酮、多非利特、维那卡兰和伊布利特。

索他洛尔由两个同分异构体 D 和 L 组成,这两个同分异构体均可发挥抗心律失常效应。同分异构体 D 阻断动作电位 3 相期的延迟整流钾通道的快成分(IKr 通道),延长动作电位时程。同分异构体 L 也延长心脏动作电位,并有一定程度的 β 受体阻滞效应。

同分异构体 D 剂型研究取得较大进展,但其使左室功能不全、近期心肌梗死或既往有心肌梗死病史的心衰发作患者死亡风险增高[44]。因此,β 肾上腺素受体的阻断效应可能为其优势所在。

索他洛尔能够有效维持窦性心律并减少房颤的发生概率,但效果不如胺碘酮。CFAF 临床试验随机将房颤的患者分成索他洛尔治疗组、胺碘酮治疗组或普罗帕酮治疗组[45]。随访 16 个月后,索他洛尔治疗组和普罗帕酮治疗组患者再发房颤的比例近似,而胺碘酮治疗组的房颤再发比例明显更少。

临床实践中,索他洛尔通常作为氟氯普/普罗帕酮和胺碘酮之后的二线或三线药物控制阵发性房颤。有试验表明索他洛尔可以减少室性心律失常再发[46,47],但效果劣于胺碘酮(OPTIC 试验),而且可以考虑为胺碘酮治疗之后的二线药物用于减少 ICD 误放电。

索他洛尔最显著的风险是 TdP,特别在心率更慢时风险更高。中位随访 164 天后,TdP 的实际风险约为 2.5%[48]。女性患者、心衰病史的患者、肾功能不全的患者和高剂量索他洛尔(每天>320mg)应用的患者出现 TdP 的风险明显增加[48]。

在 20 世纪 60 年代,胺碘酮首先用于心绞痛的治疗,1970 年首次报道了胺碘酮的抗心律失常特性。主要的 Ⅲ 类效应机制为抑制 IKr 和 IKs 通道,减少不应期离散度、折返和致心律失常性,总体上延长心肌一致性复极。此外,胺碘酮还可阻断钠通道(I 类效应),因此减慢传导速率,具有非选择性 β 受体阻滞效应(Ⅱ 类效应)和抑制 L 型钙离子通道效应(Ⅳ 类效应)。胺碘酮有心率依赖性钾通道阻滞特性,即随着心率增加,不应期逐渐延长[49]。

起效和作用模式取决于给予胺碘酮的方式。如果通过静脉输注胺碘酮,则在数小时内起效,除了房室结,其他心肌组织动作电位都会轻度延长。胺碘酮口服需数天才能起效,但总体而言,口服用药效果更明显。

胺碘酮是治疗心房颤动和室性心动过速最有效的抗心律失常药物。一项加拿大临床试验中,将至少发作一次房颤的患者随机给予不同的抗心律失常药物,结果发现给予胺碘酮的患者再次房颤概率为 35%,而给予其他抗心律失常药物(如索他洛尔或普罗帕酮)的患者,再发房颤的概率为 63%[44]。在维持窦性心律方面,接受索他洛尔治疗的患者和接受普罗帕酮治疗的患者之间无统计学差异。胺碘酮有多离子通道阻滞效应,且负性肌力作用小,在左室功能不全的患者中应用相对安全,因此推荐作为一线药物用于室性心律失常的治疗,除非存在禁忌证[22]。胺碘酮延长 QT 间期,但尖端扭转型室性心动过速的风险<1%[50]。

最常见和显著的副作用通常是心外副作用,限制了胺碘酮的长期应用,据报道,接受胺碘酮治疗的患者,1 年内心外副作用发生率高达 15%,长期应用心外副作用为 50%[50]。因此,监控接受胺碘酮治疗患者的副作用很重要,见图 10.2。

胺碘酮可使血钾降低,较甲状腺毒性更常见。在前 3 个月治疗中,促甲状腺激素(thyroid stimulating hormone,TSH)、游离 T4 增加,而游离 T3 下降。随后 TSH 恢复正常,而 T3 和 T4 持续异常。因此,在治疗前 3 个月,无须检测甲状腺功能,而随后需要关注 TSH 水平变化[50]。胺碘酮诱发的甲状腺毒性较少能够提前预知,因其可相对突然在治疗的任何时刻发生。如果既往有甲状腺疾病病史,突然加重或甲状腺炎,则很难区分是药物作用还是本身疾病导致。建议长期接受胺碘酮治疗的患者初始治疗时应进行甲状腺功能检查(TFT),3个月后复查重新建立基线值,每隔6个月再进行一次甲状腺功能检查,如果临床需要,则需提前检查[50]。

肺毒性在接受胺碘酮治疗的患者中高达2%[50]。肺纤维化的危险因素有:既往有肺部疾病病史、每日胺碘酮服用剂量>400mg[51]。服用胺碘酮一周后任何时间均可发生肺毒性,相对不可预测,因此经常完成肺功能检查,但预测价值有限。

这些副作用和其他心外副作用会慢慢导致非碘化苯并呋喃衍生物的增多。

电转复的房颤患者中胺碘酮的应用研究 (Dronedarone Atrial Fibrillation Study after Electrical Cardioversion,DAFNE)建立了胺碘酮的应用剂量[52]。电转复成功的患者每日接受三种不同剂量(800mg,1200mg,1600mg)的胺碘酮治疗,同安慰剂治疗进行比较。6个月内每日800mg延迟了房颤再发的时间(35%胺碘酮对比10%安慰剂)。更高剂量的胺碘酮会使房颤转复的心室节律控制更佳。该试验没有发现明显甲状腺、肺部或视觉副作用。更高剂量的胺碘酮会使QT间期延长,但无尖端扭转型室性心动过速发生。该试验中,最常见的胺碘酮副作用是胃肠功能紊乱。基于这些临床试验结果,建议胺碘酮以每天两次400mg应用。对腔碘酮应用剂量的研究,也体现在两个姊妹临床试验中,即:欧洲房颤或房扑患者胺碘酮窦性心律维持试验 (European Trial in Atrial Fibrillation or Flutter Patients Receiving Dronedarone for the Maintenance of Sinus Rhythm,EURIDIS)和美国–澳大利亚–非洲房颤或房扑患者胺碘酮窦性心律维持试验(American-Australian-African Trial with Dronedarone for the Maintenance of Sinus Rhythm,ADONIS)[53]。试验随机将既往有房颤或房扑的患者分为接受胺碘酮治疗组和安慰剂治疗组。结果发现,胺碘酮延长了首次再发房颤的时间:接受安慰剂治疗组为53天,接受胺碘酮治疗组为116天。此外,如果患者出现再发房颤,接受胺碘酮治疗的患者心室率控制更佳,能有效降低心室率。一项

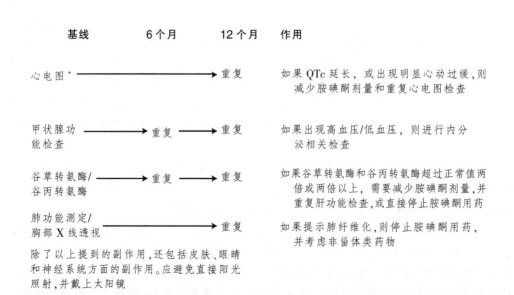

基线	6个月	12个月	作用
心电图*	→	重复	如果QTc延长,或出现明显心动过缓,则减少胺碘酮剂量和重复心电图检查
甲状腺功能检查	重复 →	重复	如果出现高血压/低血压,则进行内分泌相关检查
谷草转氨酶/谷丙转氨酶	重复 →	重复	如果谷草转氨酶和谷丙转氨酶超过正常值两倍或两倍以上,需要减少胺碘酮剂量,并重复肝功能检查,或直接停止胺碘酮用药
肺功能测定/胸部X线透视	→	重复	如果提示肺纤维化,则停止胺碘酮用药,并考虑非甾体类药物

除了以上提到的副作用,还包括皮肤、眼睛和神经系统方面的副作用。应避免直接阳光照射,并戴上太阳镜

图10.2 建议监控长期应用胺碘酮治疗的副作用(*QTc延长、窦房结或房室结传导异常应该密切监控)。

事后分析研究结果表明,胺碘酮治疗可以使相关住院和死亡风险下降27%。

胺碘酮治疗控制心室率的安全性和有效性 (Efficacy and Safety of Dronedarone for Control of Ventricular Rate,ERATO)试验[54]中,对胺碘酮治疗控制心室率的有效性进行了研究。标准节律控制下给予胺碘酮每天800mg,应用2周后,心室率每分钟下降11.7次,锻炼后心室率平均下降24.5次。

充血性中–重度心衰患者中进行胺碘酮治疗评估死亡率是否降低的抗心律失常试验 (Antiarrhythmic Trial with Dronedarone in Moderate-to-Severe Congestive Heart Failure Evaluating Morbidity Decrease,ANDROMEDA)中,无论心律如何,均给予中至重度左室功能不全的患者进行胺碘酮治疗[55]。左室射血分数<35%的患者,或新发或加重的心衰患者进行住院治疗。纳入试验的患者存在至少一次最小用力或静息状态下的呼吸短促 (NYHA Ⅲ或Ⅳ级),或住院前一月出现阵发性睡眠状态下的呼吸困难。试验对肾功能水平没有限制。

平均随访2个月后,胺碘酮治疗组死亡率显著升高(8.1%),而相比之下,安慰剂治疗组死亡率偏低(3.8%)。左室功能越重,死亡风险越高。试验结果表明,避免在严重左室功能不全和心衰的患者中进行胺碘酮治疗。

另一项研究中,纳入持续发作房颤的患者,并至少具有一个心血管危险因素。该研究为评估房颤/房扑全因住院的患者进行胺碘酮治疗从而降低心血管疾病住院率或死亡率的试验。(Assess the Efficacy of Dronedarone for the Prevention of Cardiovascular Hospitalization or Death from Any Cause in Patients with Atrial Fibrillation/Atrial Flutter, ATHENA)[56]该临床试验全因死亡率和心血管住院率的主要终点很复杂。试验共纳入4628名有阵发性房颤或房扑的患者,随机分成胺碘酮治疗组(400mg,2次/日)和安慰剂治疗组,进行12个月随访。胺碘酮治疗组中,死亡率和心血管住院率的主要终点明显下降27%。研究中胺碘酮治疗最常出现的副作用是胃肠道症状,主要是恶心和腹泻,在一些病例中进行了停药处理。胺碘酮治疗组住院率明显降低,这是胺碘酮能在北美获准使用的主要原因。近期,英国国家临床规范研究所 (National Institute for Clinical Excellence,NICE)进行第二次指南修订,将推翻之前的指南建议(房颤的患者不建议进行胺碘酮治疗),建议存在其他风险因素的房颤患者,如果一线治疗(如β受体阻滞剂)不能控制,应考虑将胺碘酮作为二线治疗方案。

Ⅳ类抗心律失常药物

维拉帕米和地尔硫草阻断L–型钙离子通道,主要延长房室结不应期。VERDICT研究结果表明,在维持窦性心律方面,维拉帕米并无临床获益,不优于地高辛[57]。两个大型的临床试验中,对转复后应用维拉帕米维持窦性心律进行了研究,结果表明维拉帕米联用奎尼丁治疗与索他洛尔治疗效果相当,但在索他洛尔治疗组中尖端扭转型室性心动过速的发生率更高[58,59]。维拉帕米存在显性负性肌力效应,因此在左室功能不全的患者中应用要格外小心。此外,维拉帕米能够抑制窦房结自律性,因此应避免在病态窦房结综合征的患者中应用。维拉帕米和地尔硫草疗效和副作用类似,但只有维拉帕米存在便秘副作用。在左室功能正常的患者中,应用钙通道阻滞剂进行心室节律的控制是一个合理的选择,可以考虑作为 β 受体阻滞剂的替代治疗。

未在 Vaughan Williams 分类系统中的其他抗心律失常药物

一些药物如地高辛、腺苷和伊伐布雷定并未在传统的 Vaughan Williams 分类系统中。

地高辛,直接作用于心肌细胞,增加细胞内的钠浓度,具有正性肌力效应。值得注意的是,尽管地高辛有正性肌力效应和迷走张力效应,但其实际上缩短了心房有效不应期,因此可能会增加窦性心律患者发生房颤的风险[60]。地高辛在房颤患者治疗中的作用主要是通过减慢房室传导(通过迷走张力效应),减慢心室率。地高辛起效时间为 4~6 小时,在急性心室率控制治疗中应用地高辛效果并不理想,如果心室率是由交感神经驱动的,则地高辛治疗效果欠佳。在房颤的治疗中,地高辛仍起到重要的作用,特别是和 β 受体阻滞剂联用能发挥协同效应[5]。近期研究数据表明,地高辛有不良反应,因此其应用受到一定限制。

腺苷,是三磷酸腺苷的代谢物,能够减慢房室结传导、缩短心房肌的有效不应期,抑制窦房结的自律性[61]。房室结是室上性心律失常(如房室结折返性心动过速和顺向型折返性心动过速)折返环的一部分,因此应用腺苷能更有效地终止室上性心律失常。

此外,腺苷还可用于诊断性治疗中,如 SVT 时应用腺苷减慢房室传导,观察心律的性质,还可以用于鉴别 SVT 和 VT(尽管很罕见腺苷能够终止室性心动过速)。据报道[62],约 30% 的患者应用腺苷后会出现面部潮红、呼吸困难和胸闷等副作用。腺苷的半衰期非常短,因此上述副作用持续时间不超过 60s。起效短的缺点是,在一些病例中,心律失常终止后数分钟后可再次发作。

伊伐布雷定,是一种新型的选择性窦房结 If 通道抑制剂,能够减慢窦性心律,而不影响房室结或室内传导时间[64]。伊伐布雷定原则上用于稳定性心绞痛的症状缓解,但也可用于不适当窦性心动过速的患者中。近期,一项研究对 18 例不适当窦性心动过速(定义为非阵发性心动过速,P 形态和心内膜激动顺序类似窦性心律,轻度体育锻炼或情绪激动时心率过度增快,夜间正常)的患者进行了研究,通过动态心电图和运动应激试验发现伊伐布雷定能有效减慢心率[65]。这是一个小规模的研究,但当不适当窦性心动过速患者其他治疗效果不佳,或消融治疗存在较大风险时,可以考虑应用伊伐布雷定治疗。

未来:新型抗心律失常药物

目前抗心律失常药物的心脏或心外副作用明显,需要研制新型抗心律失常药物,如"心房选择性药物"用于治疗房颤。这些新型抗心律失常药物广义上可以分为:胺碘酮衍生物,如决奈达隆、PM101 和布碘酮;选择性 Iks 阻断剂,如 HMR1556;心房复极延迟类药物,如维那卡兰,以及钠通道阻滞剂,如雷诺嗪。

上面提及的药物包括：已经用于心绞痛的药物（美国批准）、正在进行房颤试验的药物（决奈达隆）和减少 ICD 放电的药物（NIH 资助的 RAID 研究）。

心房复极延迟类药物：维那卡兰

维那卡兰主要作用于心房早激活钾通道和频率依赖性钠通道。研究发现，近期发作的房颤紧急转复成功率维那卡兰为 52%，而安慰剂对照组仅为 4%[66]。晚近，AVRO 研究对维那卡兰和胺碘酮进行了对比研究，这是一项随机双盲多中心的优效性试验研究，共纳入 254 名房颤的患者，结果表明维那卡兰转复房颤的有效率更高（维那卡兰 51.7%对比胺碘酮 5.2%），且症状缓解率更高。维那卡兰能快速转复房颤，平均转复时间为 11 分钟，而且患者耐受性好、安全性相对较高，无室性心律失常或药物相关的死亡。目前，维那卡兰正在考虑被欧洲和北美批准进入临床应用。主要的副作用包括：味觉异常（30%）、暂时性眩晕（17%）、低血压（5%）和心动过缓（5%）。

钠通道阻滞剂：雷诺嗪

雷诺嗪辅助标准治疗心绞痛非常有效，可能通过不同的机制，但最主要的机制是抑制内向钠电流。推测可能雷诺嗪有类似机制的心房抗心律失常效应，房颤时，快速的心房率会导致氧化应激和心房肌缺血。非 ST 段抬高型急性冠脉综合征雷诺嗪代谢减少缺血效应——心肌梗死溶栓试验 （Metabolic Efficiency with Ranolazine for Less Ischaemia in Non-ST-elevation acute coronary syndrome—Thrombolysis in Myocardial Infarction, MERLINTIMI 36）纳入 6560 名因急性冠脉综合征住院的患者，比较雷诺嗪和安慰剂的治疗效果。连续 7 天心脏监护发现，雷诺嗪治疗的患者同安慰剂治疗的患者相比，心动过速性心律失常（SVT 和 VT）的发生显著减少[67]。对持续性心律失常（如 AF 和 VT）的患者，无临床获益；在死亡率或再发缺血方面，无总体获益。需要进一步进行临床试验，观察雷诺嗪作为抗心律失常药物的临床效应。

重要知识点

1. 抗心律失常药物能够改变心脏的电生理特性，主要包括：延长心脏动作电位时程、减慢传导速率、降低局部自律性或综合上述效应。

2. 根据抗心律失常药物不同的作用机制，Vaughan Williams 分类系统将抗心律失常药物进行以下分类：

Ⅰ类药物作用于快速钠通道，快速钠通道主要负责动作电位的 0 相，影响其斜率和幅度。根据快速钠通道与其受体结合和分离的速度进行亚分类。ⅠB 类药物影响动作电位的最快速成分并与受体的分离相关，ⅠA 类药物作用中等强度，ⅠC 类药物作用最慢。

Ⅱ类药物的作用机制为阻断 β 肾上腺素能受体，延长动作电位 2 相和 3 相期（长期应用后），进而延长有效不应期。

Ⅲ类药物主要通过抑制钾离子通道延长动作电位时程。

Ⅳ类药物在某些组织中,主要是窦房结和房室结,通过抑制慢钙离子通道缩短动作电位 2 相和 3 相期。

参考文献

1. Lafuente-Lafuente C, Mouly S, Longas-Tejero MA, et al. Antiarrhythmic drugs for maintaining sinus rhythm after cardioversion of atrial fibrillation: a systematic review of randomized controlled trials. Arch Intern Med. 2006;166:719–28.
2. Rothenberg F, Franklin JO, DeMaio SJ. Use, value, and toxicity of amiodarone. Heart Dis Stroke. 1994;3:19–23.
3. Jusko W, Evans W, Schentag J. Applied pharmacokinetics: principles of therapeutic drug monitoring. San Francisco: Applied Therapeutics; 1980. p. 618–38.
4. Atkinson A, Ruo T. Pharmacokinetics of N-acetylprocainamide. Angiology. 1986;37:959–67.
5. Fuster V, Ryden LE, Cannom DS, et al. European Heart Rhythm Association, Heart Rhythm Society, ACC/AHA/ESC 2006 guidelines for the management of patients with atrial fibrillation – executive summary: a report of the American College of Cardiology/American Heart Association Task Force on Practice Guidelines and the European Society of Cardiology Committee for Practice Guidelines (Writing committee to revise the 2001 guidelines for the management of patients with atrial fibrillation). J Am Coll Cardiol. 2006;48:854–906.
6. Podrid PJ, Lampert S, Graboys TB, et al. Aggravation of arrhythmia by antiarrhythmic drugs – incidence and predictors. Am J Cardiol. 1987;59:38E–44.
7. Yap YG, Camm AJ. Drug induced QT prolongation and torsades de pointes. Heart. 2003;89:1363–72.
8. Camm AJ. Safety considerations in the pharmacological management of atrial fibrillation. Int J Cardiol. 2008;127:299–306.
9. Brogan BL, Olsen NJ. Drug-induced rheumatic syndromes. Curr Opin Rheumatol. 2003;15:76.
10. Katkov W, Ellrodt AG. Neutropenia and procainamide. Am Heart J. 1985;110:1321–2.
11. Gorgels AP, Van der Dool A, Hofs A, et al. Comparison of procainamide and lidocaine in terminating sustained monomorphic ventricular tachycardia. Am J Cardiol. 1996;78:43–6.
12. Coplen SE, Antman EM, Berlin JA, et al. Efficacy and safety of quinidine therapy for maintenance of sinus rhythm after cardioversion. A meta-analysis of randomized control trials. Circulation. 1990;82:1106–16.
13. Reimold SC, Chalmers TC, Berlin JA, Antman EM. Assessment of the efficacy and safety of antiarrhythmic therapy for chronic atrial fibrillation: observations on the role of trial design and implications of drug-related mortality. Am Heart J. 1992;124:924–32.
14. Grace AA, Camm AJ. Quinidine. N Engl J Med. 1998;338:35–45.
15. Thibault B, Nattel S. Optimal management with Class I and Class III antiarrhythmic drugs should be done in the outpatient setting: protagonist. J Cardiovasc Electrophysiol. 1999;10:472–81.
16. Belhassen B, Glick A, Viskin S. Efficacy of quinidine in high-risk patients with Brugada syndrome. Circulation. 2004;110:1731–7.
17. Tsai CF, Chen SA, Tai CT, et al. Idiopathic ventricular fibrillation: clinical, electrophysiologic characteristics and long-term outcomes. Int J Cardiol. 1998;64:47–55.
18. Antzelevitch C. The Brugada syndrome: ionic basis and arrhythmia mechanisms. J Cardiovasc Electrophysiol. 2001;12:268–72.
19. Karlson BW, Torstensson I, Abjorn C, et al. Disopyramide in the maintenance of sinus rhythm after electroconversion of atrial fibrillation. A placebo-controlled one-year follow-up study. Eur Heart J. 1988;3:284–90.
20. Pollick C. Muscular subaortic stenosis: hemodynamic and clinical improvement after disopyramide. N Engl J Med. 1982;307:997–9.

21. Lie KI, Wellens HJ, van Capelle FJ, Durrer D. Lidocaine in the prevention of primary ventricular fibrillation: a double-blind, randomized study of 212 consecutive patients. N Engl J Med. 1974;291:1324–6.

22. MacMahon S, Collins R, Peto R, et al. Effects of prophylactic lidocaine in suspected acute myocardial infarction. An overview of results from the randomized, controlled trials. JAMA. 1988;260:1910–6.

23. Herlitz J, Bang A, Holmberg M, et al. Rhythm changes during resuscitation from ventricular fibrillation in relation to delay until defibrillation, number of shocks delivered and survival. Resuscitation. 1997;34:17–22.

24. Dorian P, Cass D, Schwartz B, et al. Amiodarone as compared with lidocaine for shock-resistant ventricular fibrillation. N Engl J Med. 2002;346:884–90.

25. Weaver WD, Fahrenbruch CE, Johnson DD, et al. Effect of epinephrine and lidocaine therapy on outcome after cardiac arrest due to ventricular fibrillation. Circulation. 1990;82:2027–34.

26. Roos JC, Paalman ACA, Dunning AJ. Electrophysiologic effects of mexiletine in man. Br Heart J. 1976;38:62.

27. McCornish M, Robinson C, Kitson D, et al. Clinical electrophysiologic effects of mexiletine. Postgrad Med. 1977;33(Suppl):85.

28. Campbell RW. Mexiletine. N Engl J Med. 1987;316:29–34.

29. Chimienti M, Cullen MT, Casadei G. Safety of long-term flecainide and propafenone in the management of patients with symptomatic paroxysmal atrial fibrillation: report from the Flecainide and Propafenone Italian Study Investigators. Am J Cardiol. 1996;77:60A–75.

30. Aliot E, Denjoy I. Comparison of the safety and efficacy of flecainide versus propafenone in hospital out-patients with symptomatic paroxysmal atrial fibrillation/flutter. The Flecainide AF French Study Group. Am J Cardiol. 1996;77:66A–71.

31. Martinez-Marcos FJ, Garcia-Garmendia JL, et al. Comparison of intravenous flecainide, propafenone, and amiodarone for conversion of acute atrial fibrillation to sinus rhythm. Am J Cardiol. 2000;86:950–3.

32. Alp NJ, Bell JA, Shahi M. Randomised double blind trial of oral versus intravenous flecainide for the cardioversion of acute atrial fibrillation. Heart. 2000;84:37–40.

33. Alboni P, Botto GL, Baldi N, et al. Outpatient treatment of recent-onset atrial fibrillation with the "pill-in-the-pocket" approach. N Engl J Med. 2004;351:2384–91.

34. Alboni P, Botto GL, Boriani G, et al. Intravenous administration of flecainide or propafenone in patients with recent-onset atrial fibrillation does not predict adverse effects during 'pill-in-the-pocket' treatment. Heart. 2010;96:546–9.

35. Preliminary report: effect of encainide and flecainide on mortality in a randomized trial of arrhythmia suppression after myocardial infarction. The Cardiac Arrhythmia Suppression Trial (CAST) Investigators. N Engl J Med. 1989;321:406–12.

36. Kuck KH, Cappato R, Siebels J, Ruppel R. Randomized comparison of antiarrhythmic drug therapy with implantable defibrillators in patients resuscitated from cardiac arrest: the Cardiac Arrest Study Hamburg (CASH). Circulation. 2000;102:748–54.

37. Tsolakas TC, Davies JP, Oram S. Propranolol in attempted maintenance of sinus rhythm after electrical defibrillation. Lancet. 1964;18:1064.

38. Plewan A, Lehmann G, Ndrepepa G, et al. Maintenance of sinus rhythm after electrical cardioversion of persistent atrial fibrillation; sotalol vs bisoprolol. Eur Heart J. 2001;22:1504–10.

39. Kuhlkamp V, Schirdewan A, Stangl K, et al. Use of metoprolol CR/XL to maintain sinus rhythm after conversion from persistent atrial fibrillation: a randomized, double-blind, placebo-controlled study. J Am Coll Cardiol. 2000;36:139–46.

40. Sauer AJ, Moss AJ, McNitt S, et al. Long QT syndrome in adults. J Am Coll Cardiol. 2007;49:329–37.

41. Hallstrom AP, Cobb LA, Yu BH, et al. An antiarrhythmic drug experience in 941 patients resuscitated from an initial cardiac arrest between 1970 and 1985. Am J Cardiol. 1991;68:1025–31.

42. Freemantle N, Cleland J, Young P, et al. Beta Blockade after myocardial infarction: systematic review and meta regression analysis. BMJ. 1999;318:1730–7.

43. McAlister FA, Wiebe N, Ezekowitz JA, et al. Meta-analysis: beta-blocker dose, heart rate reduction, and death in patients with heart failure. Ann Intern Med. 2009;150:784–94.

44. Waldo AL, Camm AJ, deRuyter H, et al. Effect of d-sotalol on mortality in patients with left ventricular dysfunction after recent and remote myocardial infarction. The SWORD Investigators. Survival with Oral d-Sotalol. Lancet. 1996;348:7–12.

45. Roy D, Talajic M, Dorian P, et al. Amiodarone to prevent recurrence of atrial fibrillation. Canadian Trial of Atrial Fibrillation Investigators. N Engl J Med. 2000;342:913–20.

46. Mason JW. A comparison of seven antiarrhythmic drugs in patients with ventricular tachyarrhythmias. Electrophysiologic Study versus Electrocardiographic Monitoring Investigators. N Engl J Med. 1993;329:452–8.

47. Roden DM. Usefulness of sotalol for life-threatening ventricular arrhythmias. Am J Cardiol. 1993;72:51A–5.

48. Lehmann MH, Hardy S, Archibald D, et al. Sex difference in risk of torsade de pointes with d, l-sotalol. Circulation. 1996;94:2535–4251.

49. Singh BN, Wellens HJ, Hockings BE. Electropharmacological control of cardiac arrhythmias. New York: Futura Publishing Co; 1994.

50. Goldschlager N, Epstein AE, Naccarelli G, et al. Practical guidelines for clinicians who treat patients with amiodarone. Heart Rhythm. 2007;4:1250–9.

51. Vassallo P, Trohman RG. Prescribing amiodarone. An evidence-based review of clinical indications. JAMA. 2007;298:1312–22.

52. Touboul P, Brugada J, Capucci A, et al. Dronedarone for prevention of atrial fibrillation: a dose-ranging study. Eur Heart J. 2003;24:1481–7.

53. Singh BN, Connolly SJ, Crijns HJ, et al. Dronedarone for maintenance of sinus rhythm in atrial fibrillation or flutter. N Engl J Med. 2007;357:987–99.

54. Davy JM, Herold M, Hoglund C, et al. Dronedarone for the control of ventricular rate in permanent atrial fibrillation: the Efficacy and safety of dRonedArone for the cOntrol of ventricular rate during atrial fibrillation (ERATO) study. Am Heart J. 2008;156:527–9.

55. Kober L, Torp-Pedersen C, McMurray JJ, et al. Increased mortality after dronedarone therapy for severe heart failure. N Engl J Med. 2008;358:2678–87.

56. Hohnloser SH, Crijns H, Eickels M, et al. Effect of dronedarone on cardiovascular events in atrial fibrillation. N Engl J Med. 2009;360:668–78.

57. Van Noord T, Van Gelder IC, Tieleman RG, et al. VERDICT: the Verapamil versus Digoxin Cardioversion Trial: a randomized study on the role of calcium lowering for maintenance of sinus rhythm after cardioversion of persistent atrial fibrillation. J Cardiovasc Electrophysiol. 2001;12:766–9.

58. Patten M, Maas R, Bauer P, et al. Suppression of paroxysmal atrial tachyarrhythmias – results of the SOPAT trial. Eur Heart J. 2004;25:1395–404.

59. Fetsch T, Bauer P, Engberding R, et al. Prevention of atrial fibrillation after cardioversion: results of the PAFAC trial. Eur Heart J. 2004;25:1385–94.

60. Sticherling C, Oral H, Horrocks J, et al. Effects of Digoxin on acute, atrial fibrillation – induced changes in atrial refractoriness. Circulation. 2000;102:2503–8.

61. Lerman BB, Belardinelli L. Cardiac electrophysiology of adenosine. Basic and clinical concepts. Circulation. 1991;83:1499–509.

62. Platia E, McGovern B, Scheinman MM, et al. Adenosine for paroxysmal supraventricular tachycardia: dose ranging and comparison with verapamil. Ann Intern Med. 1990;113:104–10.

63. DiMarco JP, Sellers TD, Lerman BB, et al. Diagnostic and therapeutic use of adenosine in patients with supraventricular tachyarrhythmias. J Am Coll Cardiol. 1985;6:417–25.

64. Di Francesco D, Camm JA. Heart rate lowering by specific and selective If current inhibition with ivabradine: a new therapeutic perspective in cardiovascular disease. Drugs. 2004;64:1757–65.

65. Calo L, Rebecchi M, Sette A, et al. Efficacy of ivabradine administration in patients affected by inappropriate sinus tachycardia. Heart Rhythm. 2010;7:1318–23.

66. Roy D, Pratt CM, Torp-Pedersen C, et al. Atrial Arrhythmia Conversion Trial Investigators. Vernakalant hydrochloride for rapid conversion of atrial fibrillation: a phase 3, randomized, placebo-controlled trial. Circulation. 2008;117:1518–25.

67. Scirica BM, Morrow DA, Hod H, et al. Effect of ranolazine, an antianginal agent with novel electrophysiological properties, on the incidence of arrhythmias in patients with non ST-segment elevation acute coronary syndrome: results from the Metabolic Efficiency With Ranolazine for Less Ischemia in Non ST-Elevation Acute Coronary Syndrome Thrombolysis in Myocardial Infarction 36 (MERLIN-TIMI 36) randomized controlled trial. Circulation. 2007;116:1647–52.

索 引

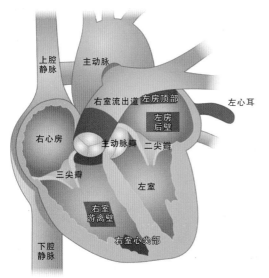

图 2.4

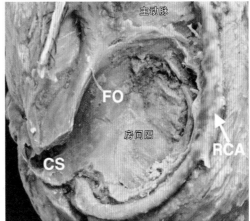

图 2.7

■ 容易发生心肌穿孔的心脏部位

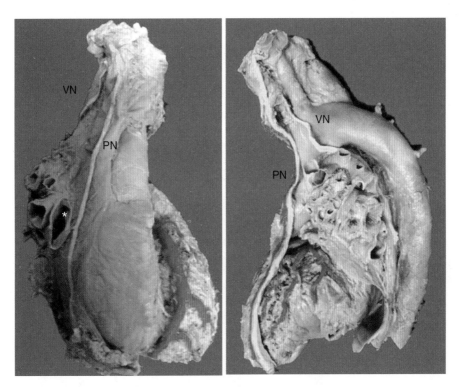

图 2.5

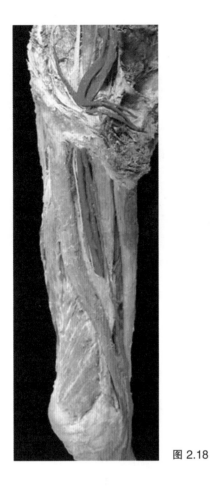

图 2.18

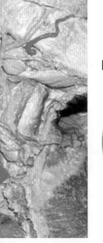

锁骨

上腔静脉

锁骨下静脉

腋静脉

第一肋骨前部

右室
流出道

主动脉

右房

右室

图 2.19

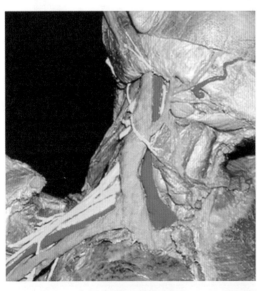

图 2.20

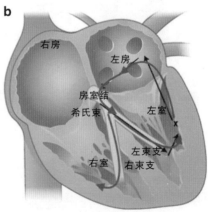

a

右房

左房

房室结

希氏束

左室

右室

左束支

右束支

b

右房

左房

房室结

希氏束

左室

右室

左束支

右束支

图 2.36

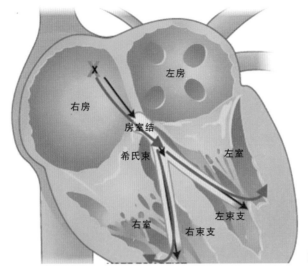

图 2.37

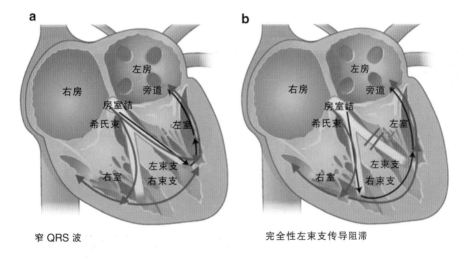

a 窄 QRS 波

b 完全性左束支传导阻滞

图 2.38

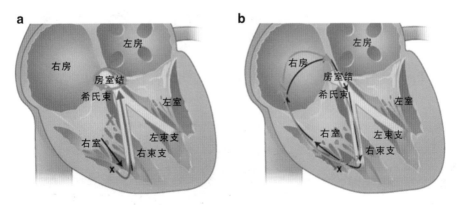

图 2.40

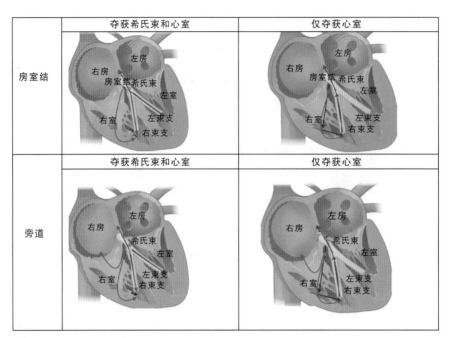

	夺获希氏束和心室	仅夺获心室
房室结		
旁道		

图 2.44

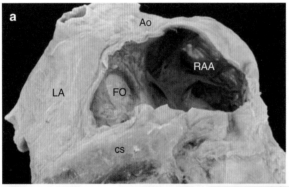

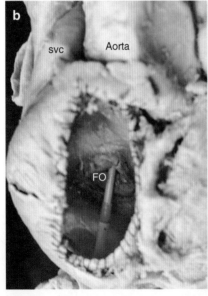
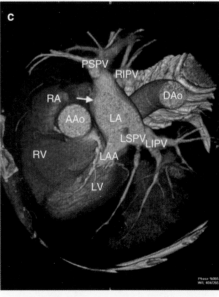

图 2.48

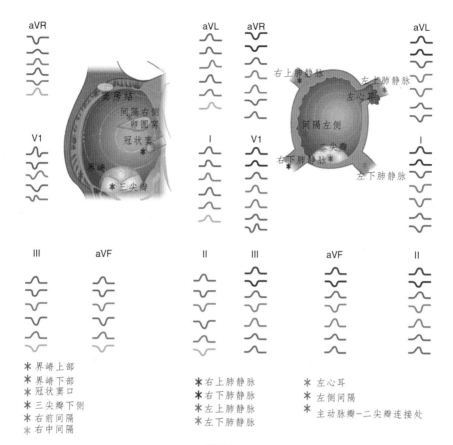

aVR   aVL   aVR   aVL

窦房结
间隔右侧
卵圆窝
冠状窦

界嵴

右上肺静脉   左上肺静脉
左心耳
间隔左侧
二尖瓣
右下肺静脉   左下肺静脉

V1   I   V1   I

三尖瓣

III   aVF   II   III   aVF   II

＊ 界嵴上部
＊ 界嵴下部
＊ 冠状窦口
＊ 三尖瓣下侧
＊ 右前间隔
＊ 右中间隔

＊ 右上肺静脉
＊ 右下肺静脉
＊ 左上肺静脉
＊ 左下肺静脉

＊ 左心耳
＊ 左侧间隔
＊ 主动脉瓣-二尖瓣连接处

图 6.2

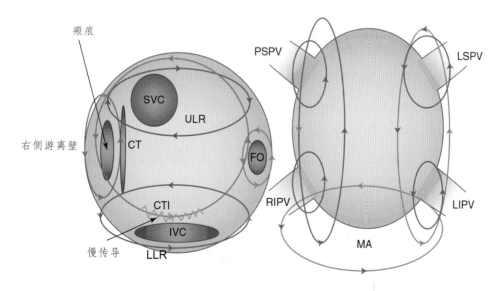

瘢痕

PSPV   LSPV

右侧游离壁

SVC
ULR
CT
FO

CTI

慢传导

IVC

RIPV   LIPV

MA

LLR

图 7.1

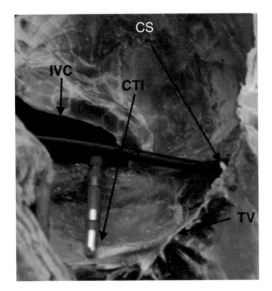

图 7.2

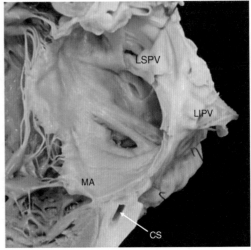

图 7.12

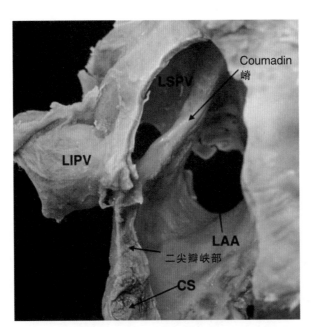

图 8.3

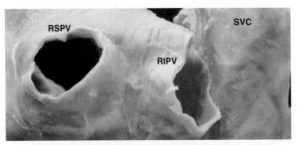

图 8.7

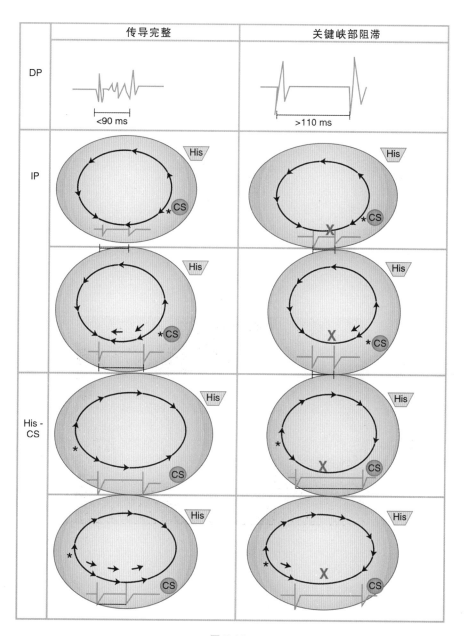

图 7.10

注意图中标注 * 的部位

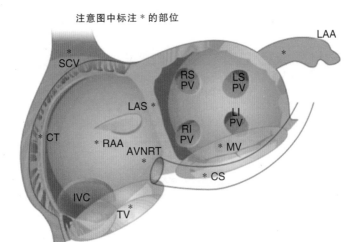

图 8.12

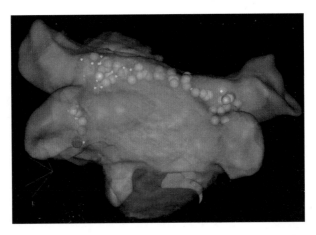

图 8.14

c 左房下壁的房颤转子
（相位标测）

d 消融位置/左房重建壳的大小

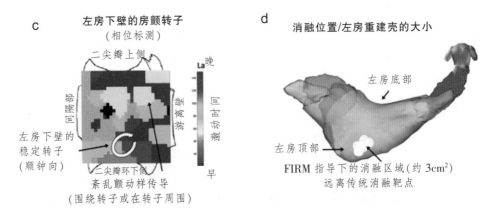

图 8.16 c,d